罕见病系列丛书

儿科罕见病
Rare Pediatric Diseases

丛书主编 丁 洁 袁 云

主 编 熊 晖

北京大学医学出版社

ERKE HANJIANBING

图书在版编目（CIP）数据

儿科罕见病/熊晖主编. —北京：北京大学医学出版社，2025.2

ISBN 978-7-5659-3075-1

Ⅰ.①儿… Ⅱ.①熊… Ⅲ.①小儿疾病－疑难病－诊疗 Ⅳ.①R72

中国国家版本馆CIP数据核字（2024）第038068号

儿科罕见病

主　　编：	熊　晖
出版发行：	北京大学医学出版社
地　　址：	（100191）北京市海淀区学院路38号　北京大学医学部院内
电　　话：	发行部 010-82802230；图书邮购 010-82802495
网　　址：	http://www.pumpress.com.cn
E-mail：	booksale@bjmu.edu.cn
印　　刷：	北京信彩瑞禾印刷厂
经　　销：	新华书店
责任编辑：董　梁　　责任校对：靳新强　　责任印制：李　啸	
开　　本：	889 mm×1194 mm　1/16　　印张：9.75　　字数：288千字
版　　次：	2025年2月第1版　2025年2月第1次印刷
书　　号：	ISBN 978-7-5659-3075-1
定　　价：	85.00元

版权所有，违者必究

（凡属质量问题请与本社发行部联系退换）

编者名单

主　编　熊　晖

编　者（按姓氏拼音排序）

　　　　　包新华　北京大学第一医院

　　　　　华　瑛　北京大学第一医院

　　　　　李　礼　北京大学第一医院

　　　　　王　芳　北京大学第一医院

　　　　　吴　晔　北京大学第一医院

　　　　　熊　晖　国家儿童医学中心，首都医科大学附属北京儿童医院

　　　　　闫　辉　北京大学第一医院

　　　　　杨艳玲　北京大学第一医院

　　　　　叶乐平　北京大学第一医院

　　　　　张月华　北京大学第一医院

序 言

罕见病是一类发病率、患病率低的疾病，分散出现在不同的学科，因罕见而存在诊断难和治疗难，在过去几十年的医学发展中，罕见病因社会进步及科技发展而被逐步认识，其庞大的疾病类型以及同样庞大的患者群体在任何国家都不能被忽视。然而，在临床医学工作中，常见病的诊治基于社会公平的原则被广泛重视，而罕见病因其罕见而在现行的医疗制度下易于被忽视，相关领域从业者的匮乏，导致罕见病诊断困难和治疗困难。而医师的培训又需要一本能够全面而系统性介绍各种罕见病的书籍，为此我们以北京大学第一医院为主要力量，编写了该丛书。

中国罕见病事业在过去十余年取得长足的进步，在许多领域和世界同步，随着检查技术的广泛使用，许多罕见病被我国首先诊断，而且各种罕见病都在队列研究中逐步形成资源优势，易于罕见病领域的从业者快速积累相关的知识和经验，这为编写罕见病系列丛书提供了人才保障，也代表了国际罕见病领域的最高水平。

本系列丛书包括15个分册，每个分册涉及一个人体系统，各个分册的主编所邀请的专家除北京之外，也涵盖全国其他省市的专家，具有广泛的代表性，因此该书也是国内罕见病领域众多专家集体智慧的结晶；每个系统所涉及的罕见病远超国家罕见病目录所列的疾病种类，基本反映我国罕见病的整体状态。

该丛书不仅是各个临床科室高年资医师的必备参考书，特别适合于指导多学科团队的临床工作，也是基础研究者进行相关疾病研究的主要参考书，该丛书的出版将大力推进我国罕见事业的基础研究和临床诊治能力的提高。

丁洁
2024年8月

前　言

罕见病（rare disease）是指发病率极低、患病人数相对很少的疾病或病变，诊疗难度较大、治疗具有不可替代性。罕见病作为医学研究的一个新领域进入中国已有数十年，目前公认新生儿发病率低于 1/10 000，患病率低于 1/10 000，患病人数低于 14 万，符合其中一项的疾病，即为罕见病。据 2022 年国际罕见病日会议上报道，全球约有 3 亿人受罕见病的影响，全球已知罕见病种类超过 7000 种，患者中近 50% 的受累人群是儿童，50% 在出生时或儿童期即可发病，约 30% 于 5 岁前死亡；其中约有 80% 为遗传病，90% 为严重疾病。在我国，由于人口众多以及罕见病病种繁多，罕见病患者并不罕见，患者数达总人口数的 3%～7%。

罕见病可造成多系统严重损害，约 75% 表现出神经系统症状。一项欧盟国家调研发现，约 40% 罕见病患者首诊时被误诊，约 25% 罕见病患者需要 5~30 年方得以明确诊断。罕见病不但漏诊误诊率高、诊断困难，而且迄今仅有不到 10% 的罕见病有针对性治疗药物或治疗方法，这些药物中绝大多数为价格高昂的进口药物。罕见病的疾病负担重，对整个家庭和社会的影响深远。尽管儿童罕见病的诊治存在诸多困难和不足，但随着经济发展和科技进步，儿科罕见病在诊疗和基础研究领域也取得了巨大进展。

由于罕见病多为单基因遗传病，研究罕见病不但能了解罕见病本身的发病机制，而且是研究生命科学领域重大问题的最佳模型，是研究重要常见病的良好工具，是精准医疗的最好案例。致病基因的发现不仅可以为认识罕见病的发病机制奠定基础，也可以为认识相关常见病的发病机制和研发相关治疗药物提供依据。随着分子生物学技术的发展和对基因组认知的完善，除传统小分子药物外，基于蛋白质（包括蛋白质、多肽和抗体）、小核酸类（反义寡核苷酸和小干扰 RNA），以及细胞基因治疗（CGT）等逐步进入罕见病治疗前线。细胞基因治疗领域的发展趋势从最初的体外疗法到体内疗法进展，从针对"超级罕见病"到向发病率相对较高的疾病甚至常见病发展，而且新的递送方法成为研究热点。

因此，只有认识这些罕见病，才能做到早期诊断，精准治疗，本丛书编写的目的就是向大家介绍一些相对常见，或者在近年取得治疗新进展的儿童罕见病。

熊　晖
2025 年 1 月

目 录

第一章　肾脏疾病 ············· 1
　第一节　Alport 综合征 ············· 1
　第二节　非典型溶血尿毒症综合征 ············· 5
　第三节　遗传性肾病综合征 ············· 10

第二章　血液与肿瘤疾病 ············· 16
　第一节　重型先天性中性粒细胞减少症 ······ 16

第三章　神经系统疾病 ············· 25
　第一节　Angelman 综合征 ············· 25
　第二节　先天性肌无力综合征 ············· 28
　第三节　先天性肌强直 ············· 35
　第四节　肝豆状核变性 ············· 38
　第五节　Prader-Willi 综合征 ············· 42
　第六节　进行性肌营养不良 ············· 46
　第七节　Dravet 综合征 ············· 52
　第八节　脊髓性肌萎缩症 ············· 56
　第九节　结节性硬化症 ············· 59
　第十节　X 连锁肾上腺脑白质营养不良 ······ 63

第四章　呼吸系统疾病 ············· 68
　第一节　特发性肺纤维化 ············· 68
　第二节　肺泡蛋白沉积症 ············· 72
　第三节　特发性肺含铁血黄素沉着症 ······ 77

第五章　消化系统疾病 ············· 82
　第一节　先天性胆汁酸合成障碍 ············· 82

第六章　心血管系统疾病 ············· 86
　第一节　先天性长 QT 间期综合征 ············· 86
　第二节　儿茶酚胺敏感性多形性室性心动过速 ············· 90
　第三节　心肌病 ············· 93
　第四节　特发性及遗传性肺动脉高压 ············· 98
　第五节　家族性高胆固醇血症 ············· 102

第七章　遗传代谢病 ············· 106
　第一节　21-羟化酶缺乏症 ············· 106
　第二节　遗传性高苯丙氨酸血症 ············· 109
　第三节　β酮硫解酶缺乏症 ············· 112
　第四节　原发性肉碱缺乏症 ············· 113
　第五节　丙酸血症 ············· 115
　第六节　瓜氨酸血症 1 型 ············· 117
　第七节　枫糖尿症 ············· 118
　第八节　希特林缺乏症 ············· 120
　第九节　鸟氨酸氨甲酰转移酶缺乏症 ············· 122
　第十节　精氨酸血症 ············· 123
　第十一节　同型半胱氨酸血症 ············· 125
　第十二节　甲基丙二酸血症 ············· 127
　第十三节　异戊酸血症 ············· 130
　第十四节　戊二酸血症 Ⅰ 型 ············· 132
　第十五节　生物素酶缺乏症及多种羧化酶缺乏症 ············· 133
　第十六节　多种酰基辅酶 A 脱氢酶缺乏症 ··· 135
　第十七节　中链酰基辅酶 A 脱氢酶缺乏症 ··· 137
　第十八节　极长链酰基辅酶 A 脱氢酶缺乏症 ············· 138
　第十九节　戈谢病 ············· 140
　第二十节　黏多糖贮积症 ············· 141

第一章 肾脏疾病

第一节 Alport 综合征

【概述】

Alport 综合征（Alport syndrome）是因编码基底膜Ⅳ型胶原的基因突变所致的一种遗传性肾病，主要的临床表现为血尿、肾功能进行性减退、感音神经性耳聋和眼部异常。

早在 1875 年，Dickinson WH 便报道了具有家族遗传性特点的肾病病例。1902 年，Guthrie LG 报道了一个家族性血尿的家系，之后多位学者报道了该家系患者疾病进展情况。1927 年，Alport AC 首次提出感音神经性耳聋是该家系的一个临床特征。随着类似家系的报道增多，1961 年，Williamson DA 建议将临床表现为血尿、耳聋，同时具有遗传特点及自然病程存在性别差异的疾病命名为 Alport 综合征（或 Alport's 综合征）。20 世纪 70 年代，电子显微镜技术的应用揭示了 Alport 综合征肾小球基底膜具有典型的超微病理改变，即：肾小球基底膜呈极不规则外观，肾小球基底膜弥漫性增厚或增厚与变薄相间，致密层劈裂、分层、篮网状改变；肾小球基底膜内含透亮区，该透亮区中可见直径 20～90 nm 的圆形颗粒（图 1-1-1）。此后，肾活检组织电镜检查观察到肾小球基底膜上述典型改变被作为诊断 Alport 综合征的金标准。20 世纪 80 年代明确了 Alport 综合征肾小球基底膜中正常Ⅳ型胶原成分发生了异常改变。直到 20 世纪 90 年代，有关 Alport 综合征的致病基因相继被定位和克隆，在大量患者中检测到基因突变，对该病发病机制的认识才取得了突破性的进展。国际罕见病网站 ORPHANET 显示 Alport 综合征发病率为（1～9）/100 000。我国于 1978 年始见 Alport 综合征临床病例报道，于 1982 年才有 Alport 综合征肾超微病理报道。北京大学第一医院分别于 1997 年和 1999 年首次报道了应用免疫荧光学方法检测皮肤基底膜Ⅳ型胶原 α5 链以及应用 PCR-SSCP 方法检测分析 COL4A5 基因对 Alport 综合征进行临床和基因诊断。2020 年北京大学第一医院作为牵头单位的中国多中心与全球同步开展 Alport 综合征新药早期（Ⅱ期）临床试验。

Alport 综合征具有三种遗传方式，即：X 连锁遗传（约占 80%）、常染色体隐性遗传（约占 15%）以及非常少见的常染色体显性遗传。其中 X 连锁遗传型 Alport 综合征由定位于 X 染色体的 q22 编码Ⅳ型胶原 α5 链的基因 COL4A5 和编码Ⅳ型胶原 α6 链的基因 COL4A6 突变所致，常染色体遗传型 Alport 综合征由定位于 2 号染色体 q37 编码Ⅳ型胶原 α3 链的基因 COL4A3 或编码Ⅳ型胶原 α4 链的基因 COL4A4 突变所致。近年研究显示，COL4A3、COL4A4 及 COL4A5 3 个基因中的 2 个基因突变可致双基因遗传 Alport 综合征。

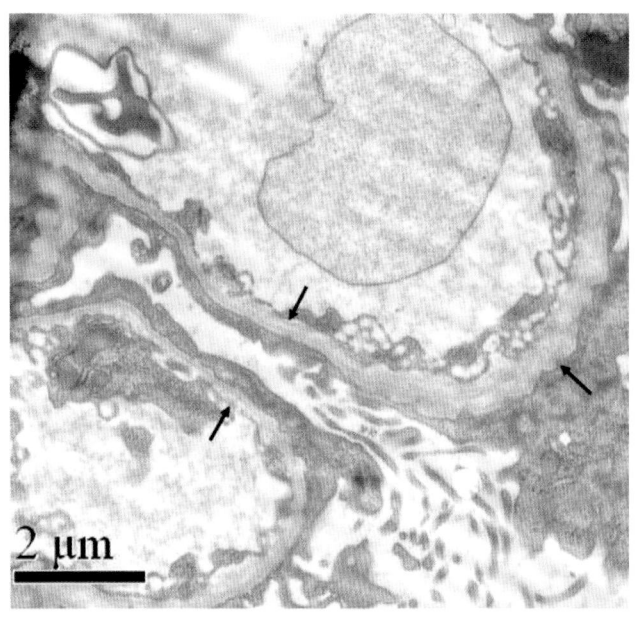

图 1-1-1 Alport 综合征肾活检组织电镜检查：肾小球基底膜弥漫薄厚不均（箭头）

【临床表现】

血尿是Alport综合征最常见的临床表现，为肾小球源血尿。X连锁遗传型Alport综合征男性患者表现为持续性镜下血尿，外显率为100%。大约67%的Alport综合征男性患者有发作性肉眼血尿，可出现在上呼吸道感染或劳累后。X连锁遗传型Alport综合征女性患者90%以上有镜下血尿，少数女性患者出现肉眼血尿。几乎所有常染色体隐性遗传型Alport综合征患者不论男性还是女性均表现有血尿；而常染色体隐性遗传型Alport综合征的杂合子亲属中50%~80%出现血尿。

X连锁遗传型Alport综合征男性迟早会出现蛋白尿。蛋白尿在小儿或疾病早期不出现或极微量，但随年龄增长而出现，甚至发展至大量蛋白尿。肾病综合征的发生率为30%~40%。同样高血压的发生率和严重性也随年龄而增加，且多发生于男性患者。

X连锁遗传型Alport综合征男性患者肾的预后极差，几乎全部将发展至终末期肾病，进展速度各家系间有差异，通常从肾功能开始异常至肾衰竭需要5~10年。值得注意的是，各家系中男性患者出现肾衰竭的年龄不同，故有些学者根据家系中男性发生终末期肾病的年龄将Alport综合征家系分为青少年型（31岁前发生）和成年型（31岁以后发生）。部分X连锁遗传型Alport综合征女性患者也会出现肾衰竭，40岁约12%、60岁以上30%~40%的患者出现肾衰竭。总体而言，X连锁遗传型Alport综合征女性患者临床表型较男性患者轻且差异很大，其可能机制推测与X染色体失活有关，但尚未得到证实。许多常染色体隐性遗传型Alport综合征患者于青春期出现肾衰竭，30岁前几乎所有患者均出现肾衰竭。常染色体显性遗传型Alport综合征患者临床表现相对轻。

Alport综合征可伴有感音神经性耳聋，听力障碍发生于耳蜗部位。因耳聋开始多累及高频区（2000~8000 Hz），尚未累及日常谈话频率区，故难以察觉，需做纯音测听才能发现。Alport综合征的耳聋为进行性的，随年龄增长耳聋将渐及全音域，甚至影响日常的对话交流。X连锁遗传型Alport综合征男性发生感音神经性耳聋较女性多，而且发生的年龄较女性早。而常染色体隐性遗传型Alport综合征约2/3的患者于20岁前即表现出感音神经性耳聋。

对Alport综合征具有诊断意义的眼部病变包括前圆锥形晶状体、黄斑周围点状和斑点状视网膜病变及视网膜赤道部视网膜病变。前圆锥形晶状体表现为晶状体中央部位突向前囊，患者可表现为进行性近视，甚至导致前极性白内障或前囊自发穿孔。前圆锥形晶状体并非出生时即有，多于20~30岁时出现。确认前圆锥形晶状体常需借助眼科裂隙灯检查。60%~70%的X连锁遗传型Alport综合征男性、10%的X连锁遗传型Alport综合征女性以及约70%的常染色体隐性遗传型Alport综合征患者出现前圆锥形晶状体病变。黄斑周围点状和斑点状视网膜病变和视网膜赤道部视网膜病变表现为暗淡，甚至苍白的斑点状病灶，最好用视网膜摄像的方法观察，这种病变常不影响视力，但病变会伴随肾功能的减退而进展。大约70%的X连锁遗传型Alport综合征男性、10%的X连锁遗传型Alport综合征女性，以及约70%的常染色体隐性遗传型Alport综合征患者伴有这种视网膜病变，且视网膜病变常与耳聋和前圆锥形晶状体同在，但视网膜病变发生常较前圆锥形晶状体早。

此外，少数Alport综合征伴弥漫性平滑肌瘤，肿瘤常位于食管、气管和女性生殖道（如阴蒂、大阴唇及子宫等），并因此出现相应的症状，如吞咽困难、呼吸困难等。Alport综合征还可以伴有精神发育落后、面中部发育不良以及椭圆形红细胞增多症等，又称为AMME综合征（AMME complex）。

【辅助检查】

1. 常规实验室检查

尿沉渣镜检以明确有无血尿。确定存在血尿者需要通过尿红细胞形态检查明确血尿是否为肾小球源性。此外，需对家族成员（至少父母）进行尿沉渣镜检以明确有无血尿家族史。

通过尿微量白蛋白与肌酐的比值判断Alport综合征患者出现显性蛋白尿前是否存在微量白蛋白尿，通过24 h尿蛋白定量或尿蛋白与肌酐比值判断有无显性蛋白尿。此外，需要通过尿蛋白电泳检查与肾小管性蛋白尿疾病进行鉴别。

肾小球滤过率是评价肾功能的最好指标。Alport综合征患者需要动态监测肾功能。临床实践中常用24 h内生肌酐清除率或Schwartz公式估算肾小球滤过率。

部分Alport综合征患者随年龄增长逐渐出现听

力障碍和（或）眼部异常，需要借助纯音测听和眼裂隙灯检查明确。

2. 免疫荧光学检查

应用抗Ⅳ型胶原不同α链的单克隆抗体，在肾活检以及皮肤活检组织进行免疫荧光学检查组织基底膜中Ⅳ型胶原α链的表达，不仅可用于诊断X连锁遗传型Alport综合征患者和筛查基因携带者，而且可用于判断遗传方式（表1-1-1）。

值得注意的是，皮肤基底膜α5（Ⅳ）链表达正常不能除外X连锁遗传型Alport综合征的诊断。研究显示，24例皮肤基底膜α5（Ⅳ）链表达正常的患者中，22例检测到*COL4A5*基因突变。

表1-1-1 Alport综合征患者组织基底膜中Ⅳ型胶原α链免疫荧光染色结果

	肾小球基底膜	肾小囊	远端肾小管基底膜	皮肤基底膜
正常情况				
α3（Ⅳ）链	+	/	+	/
α4（Ⅳ）链	+	/	+	/
α5（Ⅳ）链	+	+	+	+
X连锁遗传型Alport综合征男性				
α3（Ⅳ）链	−	/	/	/
α4（Ⅳ）链	−	/	/	/
α5（Ⅳ）链	−	−	−	−
X连锁遗传型Alport综合征女性				
α3（Ⅳ）链	S	/	S	/
α4（Ⅳ）链	S	/	S	/
α5（Ⅳ）链	S	S	S	S
常染色体隐性遗传型Alport综合征				
α3（Ⅳ）链	−	/	−	/
α4（Ⅳ）链	−	/	−	/
α5（Ⅳ）链	−	+	−	+

注：+，染色呈阳性；−，染色呈阴性；S，染色呈间断阳性；/，正常情况下不表达。

3. 肾活检组织电镜检查

如前所述，肾活检组织电镜下看到肾小球基底膜呈极不规则外观、肾小球基底膜弥漫性增厚或增厚与变薄相间、致密层劈裂、分层、篮网状改变是诊断Alport综合征的"金标准"。然而，并非所有Alport综合征患者肾小球基底膜均表现为典型超微结构改变。年幼的Alport综合征男性患者、任何年龄的Alport综合征女性患者及个别Alport综合征成年男性患者的肾小球基底膜可表现为弥漫性变薄，厚度仅100 nm左右。对Alport综合征男性患者及动物模型的研究显示，Alport综合征早期阶段肾小球基底膜表现为变薄，随着年龄增加，肾小球基底膜增厚及分层逐渐明显。大多数Alport综合征女性患者的肾小球基底膜呈轻至中度改变，但也可见到呈正常外观的肾小球基底膜、肾小球基底膜弥漫性增厚伴分层。此外，同一Alport综合征家系的受累成员肾小球基底膜超微结构改变并不一致。

4. 基因检测

检测、分析Alport综合征致病基因是明确诊断、确定遗传方式以及携带者的有利手段，更是产前基因诊断的必备检查。在迄今已报道的众多Alport综合征致病基因突变中，突变类型多种多样、未发现存在"热点"突变，故而需应用筛查的方法以检测出致病基因任意位置上已知或未知的突变。二代测序技术在临床实践中的广泛应用，使得应用包括*COL4A3*、*COL4A4*及*COL4A5*的基因包（panel）对怀疑Alport综合征的患者进行分子诊断成为较好的选择。

【诊断】

诊断Alport综合征主要依据临床表现、家族史、组织基底膜Ⅳ型胶原α链免疫荧光学检查、肾活检组织电镜检查以及致病基因分析。临床表现为持续性肾小球性血尿伴或不伴蛋白尿的患者符合以下任意一条便可确诊为Alport综合征：①组织（皮肤以及肾小球）基底膜Ⅳ型胶原α链异常表达；②肾活检组织电镜下观察到肾小球基底膜典型的超微病理改变；③*COL4An*（*n* = 3、4或5）基因突变。

【鉴别诊断】

1. 薄基底膜肾小球病

如前所述，年幼的Alport综合征男性患者、任何年龄的Alport综合征女性患者及个别Alport综合征成年男性患者的肾小球基底膜可表现为弥漫性变薄，需要与薄基底膜肾小球病（thin glomerular basement membrane disease）进行鉴别诊断。同Alport综合征一样，薄基底膜肾小球病亦为一种遗传性肾小球基底膜疾病。该病主要表现为持续性血尿，伴有显著蛋白尿、高血压、肾外症状，发展至终末期肾病很罕见，预后良好。肾小球基底膜弥漫性变薄是该病典型的病理改变。遗传方式主要为常染色体显性遗传，由 COL4A3 或 COL4A4 基因突变所致，然而肾小球基底膜中 α（Ⅳ）链免疫荧光学染色未发现 α3（Ⅳ）、α4（Ⅳ）及 α5（Ⅳ）链的表达存在异常。

2. HANAC 综合征

HANAC 综合征肾受累表现为血尿及轻度肾衰竭，需要与 Alport 综合征进行鉴别诊断。但前者无蛋白尿及高血压表现，不发展至终末期肾病，双侧肾皮质和髓质可出现囊肿，且肾外受累表现为视网膜血管扭曲、肌肉痉挛、血清肌酸激酶增高及颅内动脉瘤，肾活检组织电镜下看到肾小管、肾小囊及间质毛细血管基底膜不规则异常增厚，而肾小球基底膜的超微结构是正常的；遗传方式为常染色体显性遗传，由 COL4A1 基因突变所致。

3. Epstein/Fechtner 综合征

Epstein 综合征和 Fechtner 综合征主要的临床表现为巨大血小板、血小板减少、粒细胞内包涵体、肾受累［表现为血尿和（或）蛋白尿、进行性肾衰竭］及感音神经性耳聋，Fechtner 综合征还表现有白内障，而血小板减少症或白细胞包涵体曾被作为 Alport 综合征诊断标准之一，故两者需要进行鉴别诊断。前者的遗传方式为常染色体显性遗传，由 MYH9 基因突变所致。

4. 补体因子 H 相关蛋白 5（CFHR5）肾病

该病以血尿为主要临床表现，可伴有高血压及发展至终末期肾病（end-stage renal disease，ESRD），因而需要与 Alport 综合征进行鉴别诊断。但前者仅见于塞浦路斯人，无显著蛋白尿及肾外症状，且肾活检组织典型病理改变为 C3 肾小球肾炎（免疫荧光检查显示肾小球仅 C3 沉积，而无免疫球蛋白沉积），遗传方式为常染色体显性遗传，由 CFHR5 基因突变所致。

5. IgA 肾病

IgA 肾病以发作性肉眼血尿和持续性镜下血尿为最常见临床表现，可伴有不同程度的蛋白尿以及合并肾功能减退，需要与 Alport 综合征进行鉴别诊断。但前者无肾外症状，且肾小球系膜区有 IgA 或以 IgA 为主的免疫复合物沉积是该病典型的免疫病理改变，也是诊断该病的必备条件。而 Alport 综合征肾活检组织免疫荧光学检测多为阴性，且往往具有肾衰竭家族史、皮肤和肾小球基底膜Ⅳ型胶原 α 链表达异常以及 COL4An（n = 3、4 或 5）基因突变。

【治疗】

迄今尚无治愈 Alport 综合征的药物或治疗方案。对于 Alport 综合征进展至终末期肾病的患者，肾移植是有效的治疗措施之一。

1. 药物干预

目的是延缓 Alport 综合征肾病进展，但目前并不能完全阻止疾病进展。国内外关于 Alport 综合征治疗的专家共识/建议中提及的主要药物包括一线用药血管紧张素转化酶抑制剂（ACEI）和二线用药血管紧张素受体阻滞药（ARB）及醛固酮抑制剂螺内酯。螺内酯可直接用作二线药物，或联合 ARB 治疗。这些药物的联合治疗都应警惕诱发高钾血症和血肌酐增高。开始干预用药的指征为：①具有微量白蛋白尿的男性患儿，家族中有 30 岁前进入终末期肾病的患者或有严重致病基因突变（无义、缺失、剪接突变），即可开始干预治疗；②具有蛋白尿的所有患儿均建议干预治疗。目前较大宗的关于应用 ACEI 和（或）ARB 干预 Alport 综合征疾病进展的研究报道显示，经干预可以使该病患者延迟 13 年开始肾脏替代治疗。

2. 肾移植

Alport 综合征时的肾移植与其他疾病时的肾移植基本相似，但有以下几个特殊问题：①关于供体的选择，除了常规供体以外，杂合的 COL4A5 基因女性携带者如患者的母亲，如果临床表现没有蛋白尿、高血压、肾功能减退和耳聋，可以作为供肾者，而男性 Alport 综合征不能作为供肾者，因为他们可能处于肾病的进展期，移植肾的存活期下降；②移植的效果与其他疾病的肾移植效果相似甚至更优；③ 3%～5% 接受肾移植的 Alport 综合征患者移植后体内产生针对移植的正常肾中肾小球基底膜的抗体，进而发生抗肾小球基底膜肾炎，致使移植失败，且大多数（约 75%）均在肾移植后一年内发生，再移植可再次发生抗肾小球基底膜，因此移植后应密切追踪血清抗肾小球基底膜抗体、尿常规及肾功能至少一年。

【病例摘要】

患儿，男，7 岁，主因血尿伴蛋白尿 1 周就诊。1 周前因咽痛行尿常规检查示蛋白 2＋、镜检红细胞满视野。1 天前患儿咽痛缓解，复查尿常规显示蛋白 1＋、镜检红细胞 80～100/HP，24 h 尿蛋白定量为

680 mg。既往史、个人史、家族史：第1胎第1产，足月顺产，围生期无异常。生长发育正常。父母非近亲婚配，未进行过尿常规检查。患儿舅舅24岁自觉听力下降，经检查示双耳感音神经性耳聋，同时发现血尿、蛋白尿及肾功能减退，28岁因尿毒症行腹膜透析治疗。患儿外祖父母平素未进行过体检。体格检查：无异常体征。经皮肤活检组织Ⅳ型胶原α链免疫荧光学检查及基因检测明确诊断为X连锁遗传型Alport综合征。病例详细资料见二维码数字资源1-1。

数字资源1-1

（王 芳）

【参考文献】

［1］Kashtan CE. Alport Syndrome：Achieving Early Diagnosis and Treatment. Am J Kidney Dis，2021，77（2）：272-279.

［2］Mencarelli MA，Heidet L，Storey H，et al. Evidence of digenic inheritance in Alport syndrome. J Med Genet，2015，52（3）：163-174.

［3］Wang F，Zhao D，Ding J，et al. Skin biopsy is a practical approach for the clinical diagnosis and molecular genetic analysis of X-linked Alport's syndrome. J Mol Diagn，2012，14（6）：586-593.

［4］Savige J，Ariani F，Mari F，et al. Expert consensus guidelines for the genetic diagnosis of Alport syndrome. Pediatr Nephrol，2019，34（7）：1175-1189.

［5］Savige J，Gregory M，Gross O，et al. Expert guidelines for the management of Alport syndrome and thin basement membrane nephropathy. J Am Soc Nephrol，2013，24（3）：364-375.

［6］Alport综合征诊疗共识专家组. Alport综合征诊断和治疗专家推荐意见. 中华肾脏病杂志，2018，34（3）：227-231.

［7］Kashtan CE，Gross O. Clinical practice recommendations for the diagnosis and management of Alport syndrome in children，adolescents，and young adults-an update for 2020. Pediatr Nephrol，2021，36（3）：711-719.

［8］Gross O，Licht C，Anders HJ，et al. Early angiotensin-converting enzyme inhibition in Alport syndrome delays renal failure and improves life expectancy. Kidney Int，2012，81（5）：494-501.

第二节　非典型溶血尿毒症综合征

【概述】

非典型溶血尿毒症综合征（atypical hemolytic uremic syndrome，aHUS）是一类补体旁路途径过度活化而导致的以微血管病性溶血性贫血、血小板减少和急性肾损伤三联征为特征的临床综合征，肾组织病理特征为微血管血栓形成。该病未经治疗近70%的患者发展至终末期肾病。

aHUS属于血栓性微血管病（thrombotic microangiopathy，TMA）。TMA是一种病理诊断名称，因微动脉及毛细血管血管壁异常引起微血管血栓形成，进而临床表现为血小板减少、微血管病性溶血性贫血和器官受累，包括急性肾损伤。根据发病机制不同，TMA分为原发、继发和感染相关三类。HUS是儿童急性肾损伤的重要原因之一，除表现为TMA外，血管性血友病因子裂解蛋白酶（ADAMTS13）活性＞10%。该病根据病理生理学和触发因素不同分为6类：产志贺毒素相关HUS、肺炎链球菌相关HUS、其他感染相关HUS、继发性HUS、钴胺素代谢障碍以及aHUS（表1-2-1）。产志贺毒素相关HUS尤其是产志贺毒素大肠埃希菌HUS是儿童HUS最常见的类型。肺炎链球菌相关HUS主要见于婴幼儿，累及成人少见。aHUS极其罕见，确切发病率尚不清楚，在欧洲各年龄人群中年发病率为（0.23～1.9）/100万。

1981年英国学者提出补体旁路途径持续激活参与aHUS发病的概念，随后1998年英国Warwicker等报道编码补体H因子的基因*CFH*突变导致家族性HUS和散发性HUS，为补体旁路途径失调介导肾内皮细胞功能障碍和微血管血栓形成提供了首个证据。现已明确与aHUS相关的基因包括*C3*、*CD46*、*CFB*、*CFH*、*CFHR1*、*CFHR3*、*CFHR4*、*CFHR5*、*CFI*、*DGKE*、*THBD*及*VTN*（表1-2-2）。其中与易

表 1-2-1 溶血性尿毒症综合征分类

产志贺毒素相关 HUS
　产志贺毒素大肠埃希菌、1 型痢疾志贺菌、柠檬酸杆菌、弯曲杆菌

肺炎链球菌 HUS
　产神经氨酸酶肺炎链球菌的侵袭性感染

感染相关 HUS
　由甲型流感病毒、人类免疫缺陷病毒、新型冠状病毒、巨细胞病毒、EB 病毒、细小病毒 B19、柯萨奇病毒、艾柯病毒、水痘-带状疱疹病毒、甲型肝炎病毒、乙型肝炎病毒、丙型肝炎病毒、伤寒沙门菌、多杀巴斯德菌、钩端螺旋体、登革病毒和立克次体感染和疟疾触发

继发性 HUS
　系统性红斑狼疮；抗磷脂抗体综合征
　造血干细胞或实体器官移植
　恶性肿瘤
　恶性高血压
　药物：奎宁、丝裂霉素、噻氯匹定、氯吡格雷、钙调神经磷酸酶抑制剂、西罗莫司、口服避孕药、贝伐单抗
　疫苗：乙型肝炎疫苗、新型冠状病毒疫苗

钴胺素代谢障碍
　MMACHC 基因纯合或复合杂合致病性变异

非典型溶血性尿毒症综合征
　补体旁路途径过度活化

表 1-2-2 非典型溶血性尿毒症综合征相关基因

基因	编码蛋白	致病机制	起病年龄及肾结局
C3	补体 C3	获得异常功能	儿童至成年 > 60% 的患者进展至 ESKD
CD46	膜辅助因子蛋白	失去功能	儿童 60%～70% 的患者多次复发后仍不需要透析
CFB	补体 B 因子	获得异常功能	儿童至成年，具有家族内异质性 7% 的患者发展至 ESKD
CFH	补体 H 因子	失去功能	20% 的患者儿童早期起病、30% 的患者成年起病 复发率高，且 60%～80% 的患者发展至 ESKD 或死亡
CFH/CFHR1 hybrid allele	补体 H 因子、补体 H 因子相关蛋白 1	/	/
CFHR1/CFH hybrid allele	补体 H 因子相关蛋白 1、补体 H 因子	/	/
CFHR1/CFHR4 deletion	补体 H 因子相关蛋白 1、补体 H 因子相关蛋白 4	/	/
CFHR3/CFHR1 deletion	补体 H 因子相关蛋白 3、补体 H 因子相关蛋白 1	/	/
CFHR5	补体 H 因子相关蛋白 5	失去功能	/
CFI	补体 I 因子	失去功能	50% 的患者儿童期起病 58% 的患者发展至 ESKD

续表

基因	编码蛋白	致病机制	起病年龄及肾结局
DGKE	二酰甘油激酶ε	失去功能	往往婴儿期起病 5岁前复发，≤20岁出现慢性肾病
THBD	血栓调节蛋白	失去功能	90%的患者儿童期起病 >50%的患者发展至ESKD
VTN	透明质凝集素	/	/

注：ESKD，终末期肾病；/，不详。

患aHUS相关的C3、CD46、CFB、CFH（包括CFH杂交基因）、CFHR5、CFI、THBD或VTN基因致病性变异通常呈常染色体显性遗传，且伴外显率下降；DGKE基因致病性变异导致的aHUS呈常染色体隐性遗传；累及CFHR3/CFHR1及CFHR1/CFHR4的缺失呈常染色体隐性遗传；极少数aHUS患者可存在至少2种编码补体蛋白的基因变异，有研究报道CFH、CFI及C3致病性变异增加CD46相关aHUS患者终末期肾病和移植肾失功发生率；家族性aHUS仅占aHUS的20%～30%。这些使得训练有素的遗传学家和对补体生物学有全面了解的专家参与aHUS的遗传咨询至关重要。此外，2005年德国Dragon-Durey等首次报道抗CFH抗体介导aHUS。这样的患者往往具有编码CFH相关蛋白基因CFHR3-CFHR1纯合缺失或CFHR3-CFHR1及CFHR1-CFHR4复合杂合缺失。部分aHUS病因尚不清。我国对补体介导aHUS的认识过程始于2012年，北京大学第一医院儿科报道了1例抗CFH抗体HUS，此后在我国不同中心均有报道。

目前认为aHUS的发病机制为上呼吸道感染、腹泻、妊娠等前驱触发事件引起有补体蛋白基因变异或抗体的易感者补体替代途径过度活化，进而形成膜攻击复合物损伤肾血管内皮，形成TMA。

【临床表现】

aHUS从新生儿至成人均可发病。起病前往往有触发事件，包括上呼吸道或胃肠道感染、妊娠、化疗、系统性红斑狼疮、人类免疫缺陷病毒或新型冠状病毒感染、接种乙型肝炎疫苗等。20%～30%的aHUS患者可有HUS家族史。

作为一种TMA，aHUS除表现为微血管病性溶血性贫血、血小板减少和急性肾损伤外，可有肾外器官受累表现，包括神经系统、眼部、心血管系统、呼吸系统、消化系统和皮肤。表1-2-3总结了aHUS器官受累表现。

表1-2-3 非典型溶血性尿毒症综合征受累器官临床表现

器官	临床表现
肾	100%的患者在病初及68.4%的患者起病后≥6个月累及肾：表现为少尿/无尿、急性肾损伤、高血压、蛋白尿和（或）血尿、终末期肾病
神经	见于8%～48%的患者：表现为癫痫发作、头痛、意识改变、偏瘫、视力丧失、幻觉、脑病、易激惹、意识模糊、反射减弱、眼球震颤、复视、局灶性神经功能丧失和昏迷。头颅影像显示后头部皮质及白质、深部白质、脑干、基底节和丘脑改变
眼部	常见视力下降、眼部疼痛、视觉暗点、复视和视力模糊。儿童患者通常表现为视盘水肿、双侧视网膜内火焰状出血及扭曲
心血管	见于3%～10%的患者：表现为肥厚型心肌病、左心室肥厚、肌酸激酶同工酶（CK-MB）增高、扩张型心肌病、瓣膜功能不全、心动过速、心内血栓和大动脉狭窄闭塞性疾病
肺	肺栓塞、肺出血、肺水肿、呼吸衰竭
胃肠道	儿童患者可出现呕吐、胆结石、转氨酶升高、胰腺炎、肝炎、胃肠道出血及腹痛
皮肤	周围坏疽或皮疹

【辅助检查】

1. 确诊 TMA 的检查

（1）全血细胞计数：贫血及血小板减少。

（2）外周血涂片及 Coombs 试验：外周血涂片显示破碎红细胞计数百分比大于 1%，Coombs 试验结果阴性。

（3）除外弥散性血管内凝血：包括凝血酶原时间、活化部分凝血活酶时间、纤维蛋白降解产物和 D-二聚体水平。

（4）血触珠蛋白降低、血乳酸脱氢酶升高。

（5）器官受累评估：血肌酐、血尿素、尿常规、尿蛋白、转氨酶、胆红素、胰酶（包括淀粉酶和脂肪酶）、血碳酸氢盐和乳酸以及肌钙蛋白。

2. 排除血栓性血小板减少性紫癜的检查

ADAMTS13 活性检测。

3. 鉴别其他病因所致 TMA

（1）自身免疫性疾病：补体 C3 和 C4、抗核抗体、抗磷脂抗体、抗 Scl70 抗体、抗 β2 微球蛋白抗体。

（2）感染性疾病：产志贺毒素大肠埃希菌筛查（包括粪便志贺毒素检测、粪便培养及聚合酶链反应检测志贺毒素基因）、尿肺炎球菌抗原、血清 T 抗原、抗 HIV 抗体、H1N1 及新型冠状病毒相关检查。

（3）钴胺素代谢障碍：血同型半胱氨酸和维生素 B_{12} 以及尿有机酸检测。

4. 血补体检测

包括 H 因子、I 因子、B 因子、C3、C4、C5b-9 及 CH50/AH50，以及血补体 H 因子抗体检测。

5. 基因检测

应用二代测序技术检测分析表 1-2-2 中基因。

6. 肾活检

怀疑的病因需要或评价肾慢性病变。

【诊断及鉴别诊断】

aHUS 尚无金标准诊断方法，通常在除外常见 TMA 的基础上做出诊断（图 1-2-1）。

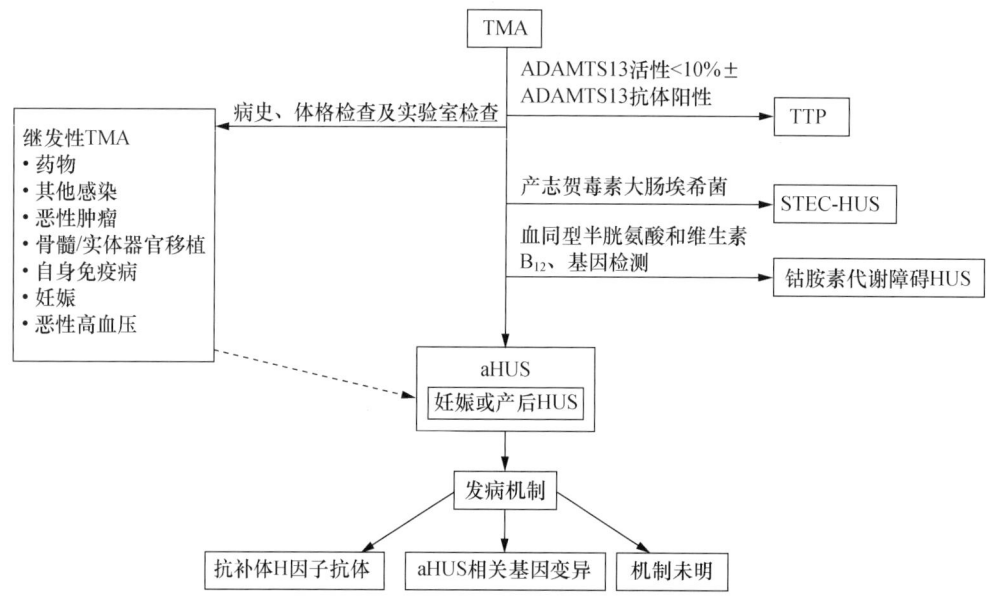

图 1-2-1 非典型溶血性尿毒症综合征诊断流程。TMA，血栓性微血管病；TTP，血栓性血小板减少性紫癜；STEC，产志贺毒素大肠埃希菌；HUS，溶血性尿毒症综合征；aHUS，非典型溶血性尿毒症综合征

【治疗】

除支持治疗外，aHUS 治疗还包括血浆疗法、补体阻滞剂（抗 C5 单抗）治疗及移植。

1. 支持治疗

包括控制高血压（一线药物为血管紧张素转化酶抑制剂或血管紧张素受体阻滞药）、纠正贫血（指征：儿童患者血红蛋白水平＜60 g/L 或红细胞比容＜18%）和血小板减少（指征：明显临床出血或需要进行侵入性操作）、治疗急性肾损伤并发症及提供充分的营养支持。

2. 血浆疗法

血浆疗法包括血浆输注和血浆置换。目前该治疗不再是 aHUS 一线治疗，除非无法获得补体阻滞剂。补体 H 因子抗体阳性的 aHUS 可采用补体阻滞剂或血浆置换联合免疫抑制疗法（糖皮质激素单用或联合吗替麦考酚酯等其他免疫抑制剂），待 TMA 缓解后则继续免疫抑制疗法，补体 H 因子抗体转阴则可停用免疫抑制疗法。此外，对于不确定的 aHUS 首次发作一线治疗可考虑采用血浆疗法。

3. 补体阻滞剂

补体蛋白 C5 抑制剂依库珠单抗是一种人源化单克隆抗体，能够减少膜攻击复合物 C5b-9 的生成，从而减少 aHUS 内皮损伤、血栓形成和随后的肾损伤。现已成为 aHUS 或移植后 aHUS 复发的一线治疗。值得注意的是，使用依库珠单抗期间有可能发生脑膜炎球菌、肺炎链球菌和 b 型流感嗜血杆菌所致的严重感染，因此应在开始依库珠单抗治疗前进行相应疫苗接种。对于那些因病初病情严重而无法在依库珠单抗治疗前接种疫苗的患者，一旦病情稳定，就应进行疫苗接种。与此同时，应给予 2 周预防性抗生素治疗以覆盖肺炎链球菌和 B 型脑膜炎球菌感染。

接受依库珠单抗治疗第 7 天 CH50 < 20%，第 10 天血小板 > $150×10^9$/L、血乳酸脱氢酶低于 2 倍正常上限值，第 15~21 天血肌酐下降大于 20% 或脱离透析，则可继续使用依库珠单抗。反之，需要重新考虑 aHUS 的诊断。

持续使用短效 C5 抑制剂 3~4 个月，且血肌酐（估算的肾小球滤过率）稳定 > 3 个月时，应结合 aHUS 相关基因检测结果考虑后续 C5 抑制剂使用疗程：未检测到致病性变异者可停用抗 C5 治疗，遇到感染、外科手术时需监测 aHUS 有无复发；检测到 CFH、C3 及 CFB 基因致病性变异者建议继续抗 C5 治疗；检测到 CD46 和 CFI 基因致病性变异者应告知其反复复发对肾的长远影响可能被低估，由患者决定是否继续抗 C5 治疗；DGKE 基因致病性变异所致 aHUS 不推荐抗 C5 治疗；抗 C5 治疗期间血浆可溶性 C5b-9 水平增加者停止治疗后复发风险较高。此外，抗 C5 治疗期间发生感染则予以抗感染治疗，同时继续抗 C5 治疗，监测 aHUS 有无复发；需要手术治疗时亦不停用抗 C5 治疗，同样需监测 aHUS 有无复发。

4. 移植

aHUS 进展至终末期肾病有三种移植策略：肝肾联合移植、单纯肝移植及单纯肾移植。由于大多数补体调节蛋白包括 CFH、CFI、CFB 和 C3 均在肝内合成，因此这些基因突变所致 aHUS 进行肝移植是一种合理的治疗选择。肾移植不仅提供了有功能的移植肾，还可降低终末期肾病 aHUS 伴慢性透析患者的发病率和死亡率。然而，移植和长期使用免疫抑制剂均有导致感染、补体过度活化和 aHUS 复发的风险（图 1-2-2）。因此，aHUS 患者需权衡移植带来的获益和风险。

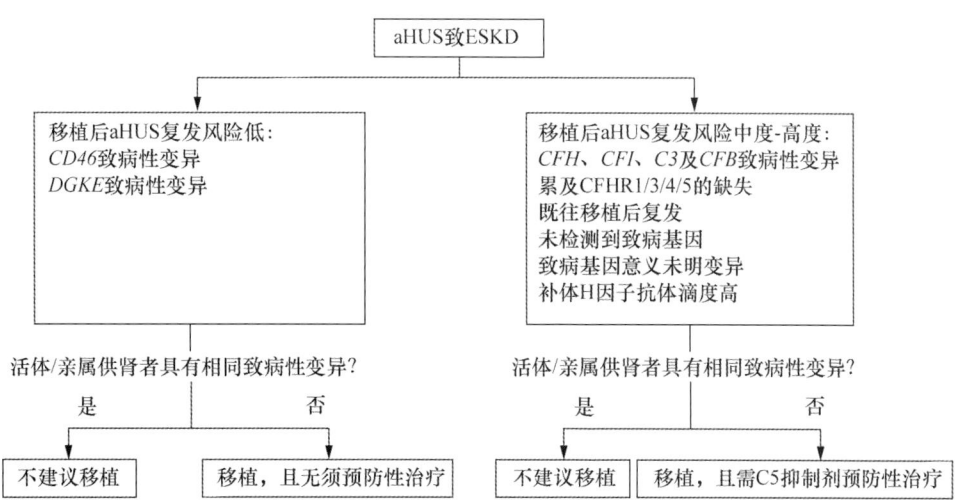

图 1-2-2 非典型溶血性尿毒症综合征致终末期肾病管理。aHUS，非典型溶血性尿毒症综合征；ESKD，终末期肾病

【病例摘要】

患儿，男，8 岁。6 年前表现为激素耐药肾病综合征，肾组织病理示内皮细胞增生伴明显泡沫变性。4 年前手指外伤和上呼吸道感染后蛋白尿复发 2 次，同时伴有贫血、血小板减少和急性肾损伤。2 年前上呼吸道感染后蛋白尿加重，同时出现肉眼血尿、高血压、血小板减少和急性肾损伤。1.5 年前出现不明原因持续头痛，头颅 MRI 示右侧额颞顶部慢性硬膜

下血肿，经手术治疗后头痛缓解。既往史、个人史及家族史无特殊。查体无异常体征。入院后辅助检测提示血尿、轻度蛋白尿及急性肾损伤。肾组织病理示血栓性微血管病。经基因检测明确 *DGKE* 基因突变致非典型溶血性尿毒症综合征。病例详细资料见二维码数字资源1-2。

数字资源1-2

（王 芳）

【参考文献】

[1] Raina R, Vijayvargiya N, Khooblall A, et al. Pediatric atypical hemolytic uremic syndrome advances. Cells, 2021, 10（12）：3580.

[2] Fakhouri F, Schwotzer N, Frémeaux-Bacchi V. How I diagnose and treat atypical hemolytic uremic syndrome. Blood, 2023, 141（9）：984-995.

[3] Brocklebank V, Wood KM, Kavanagh D. Thrombotic microangiopathy and the kidney. Clin J Am Soc Nephrol, 2018, 13（2）：300-317.

[4] Bagga A, Khandelwal P, Mishra K, et al. Hemolytic uremic syndrome in a developing country: Consensus guidelines. Pediatr Nephrol, 2019, 34（8）：1465-1482.

[5] Yan K, Desai K, Gullapalli L, et al. Epidemiology of atypical hemolytic uremic syndrome: a systematic literature review. Clin Epidemiol, 2020, 12：295-305.

[6] Tseng MH, Lin SH, Tsai JD, et al. Atypical hemolytic uremic syndrome: Consensus of diagnosis and treatment in Taiwan. J Formos Med Assoc, 2023, 122（5）：366-375.

[7] Fakhouri F, Frémeaux-Bacchi V. Thrombotic microangiopathy in aHUS and beyond: clinical clues from complement genetics. Nat Rev Nephrol, 2021, 17（8）：543-553.

[8] Noris M, Bresin E, Mele C, et al. Genetic Atypical Hemolytic-Uremic Syndrome. 2007 Nov 16 [Updated 2021 Sep 23]. In: Adam MP, Ardinger HH, Pagon RA, et al., editors. GeneReviews? [Internet]. Seattle (WA): University of Washington, Seattle; 1993-2021. Available from: https://www.ncbi.nlm.nih.gov/books/NBK1367/.

[9] Ardissino G, Longhi S, Porcaro L, et al. Risk of Atypical HUS Among Family Members of Patients Carrying Complement Regulatory Gene Abnormality. Kidney Int Rep, 2021, 6（6）：1614-1621.

[10] de Souza RM, Correa BHM, Melo PHM, et al. The treatment of atypical hemolytic uremic syndrome with eculizumab in pediatric patients: a systematic review. Pediatr Nephrol, 2023, 38（1）：61-75.

第三节　遗传性肾病综合征

【概述】

肾病综合征是因肾小球滤过屏障（由带窗孔的毛细血管内皮细胞、基底膜及位于足细胞足突之间的裂孔隔膜组成）功能受损，导致大量血浆蛋白从尿中丢失，进而引起大量蛋白尿、低白蛋白血症、高脂血症和水肿的一种临床综合征，为儿童期最常见的肾小球疾病。大量蛋白尿是该病最基本的病理生理改变，亦是导致其他三个临床特点的基本原因。

遗传性肾病综合征则是一种因基因突变导致的肾病综合征，初始激素治疗无效，往往对其他免疫抑制剂亦无反应，且进展至终末期肾病的比例高。依据有无家族史可将遗传性肾病综合征分为家族性和散发性；依据发病年龄可分为先天性（3月龄内起病）、婴儿型（3～12月龄起病）、儿童型（1～12岁起病）、青少年型（13～18岁起病）及成人型（大于18岁起病）；依据有无其他系统受累可分为非综合征型和综合征型。

导致遗传性肾病综合征的致病基因报道始见于1998年。现已明确大约60个基因的突变引起足细胞结构和功能异常（表1-3-1），从而导致激素耐药型肾病综合征，遗传方式包括常染色体隐性遗传、常染色体显性遗传、X连锁（隐性）遗传及母系遗传。我国对遗传性肾病综合征的认识始于2004年，北京大学第一医院丁洁课题组通过基因检测确诊了1个 *NPHS2* 基因突变导致的家族性激素耐药肾病综合征家系，此后我国不同地区报道不同致病基因突变。据报道，大约30%的儿童期起病的激素耐药型肾病综合征和10%～15%的成年期起病的激素耐药型肾

表 1-3-1 遗传性肾病综合征或蛋白尿致病基因

基因	编码蛋白	表型	遗传方式
非综合征型遗传性肾病综合征			
ACTN4	α-Actinin-4	FSGS	AD
ANLN	Anillin	FSGS	AD
ARHGAP24	Rho gtpase activating protein 24	FSGS	AR
ARHGDIA	Rho GDP dissociation inhibitor alpha	先天性 NS、SRNS、DMS	AR
CD2AP	CD2 associated protein	SRNS、FSGS	AR、AD
CDK20	Cyclin-dependent protein kinase 20	NS	AR
CRB2	Crumbs cell polarity complex component 2	SRNS、FSGS	AR
DGKE	Diacylglycerol kinase-epsilon	NS、非典型溶血性尿毒症综合征	AR
DLC1	DLC1 Rho gtpase activation protein	NS	AR
EMP2	Epithelial membrane protein-2	NS、FSGS	AR
ITSN1	Intersectin-1	NS	AR
ITSN2	Intersectin-2	NS	AR
KIRREL1	Kirre like nephrin family adhesion molecule 1	SRNS	AR
MAGI2	Membrane associated guanylate kinase, WW and PDZ domain containing 2	先天性 NS、SRNS	AR
MYO1E	Myosin IE	SRNS、FSGS	AR
NPHS1	Nephrin	先天性 NS、SRNS	AR
NPHS2	Podocin	先天性 NS、SRNS、蛋白尿	AR
NUP107	Nucleoporin 107	SRNS、FSGS	AR
NUP205	Nucleoporin 205	SRNS、FSGS	AR
NUP93	Nucleoporin 93	SRNS、FSGS	AR
SYNPO	Synaptopodin	蛋白尿、FSGS	AR
TRPC6	Transient receptor potential cation channel, subfamily C, member 6	SRNS、蛋白尿、FSGS	AD
PLCE1	Phospholipase C, ε1	先天性 NS、SRNS	AR
PODXL	Podocalyxin like	蛋白尿、FSGS	AR
PTPRO	Protein tyrosine phosphatase, receptor type O	SRNS	AR
TNS2	Tensin 2	NS	AR
综合征型遗传性肾病综合征			
ALG1	Chitobiosyldiphosphodolichol beta-mannosyltransferase	Ik 型先天性糖基化异常，SRNS	AR
COL4A3	Ⅳ型胶原 α3 链	Alport 综合征	AR、AD
COL4A4	Ⅳ型胶原 α4 链	Alport 综合征	AR、AD
COL4A5	Ⅳ型胶原 α5 链	Alport 综合征	XL
CUBN	Cubilin	芬兰型巨幼细胞性贫血 -1、SRNS、蛋白尿	AR
CD151	Cd151 抗原	伴有胫前大疱性表皮松解和耳聋的蛋白尿性肾病	AR

续表

基因	编码蛋白	表型	遗传方式
CLCN5	H（+）/Cl（-）exchange transporter 5	Dent 病 1 型（小分子蛋白尿）	XLR
CTNS	Cystinosin	胱氨酸病不典型肾病型、SRNS、蛋白尿	AR
E2F3	转录因子 e2f3	FSGS，智力低下（基因缺失）	AR
FAT1	Protocadherin fat 1	伴中枢神经系统受累的小球小管肾病：SRNS、蛋白尿	AR
GLA	A 半乳糖苷酶 A	法布里病	XL
INF2	Inverted formin-2	SRNS、蛋白尿、FSGS	AD
ITGA3	Integrinα3	间质性肺病、SRNS、FSGS、先天性大疱性表皮松解	AR
ITGA4	Integrin-β4	大疱性表皮松解、FSGS 及幽门闭锁	AR
KANK1	KN motif and ankyrin repeat domain-containing protein 1	四肢痉挛性脑瘫 -2、SRNS、FSGS	AR
KANK2	KN motif and ankyrin repeat domain-containing protein 2	SRNS、FSGS、掌跖角化病和毛发稀疏	AR
KANK4	KN motif and ankyrin repeat domain-containing protein 4	四肢痉挛性脑瘫 -2、SRNS	AR
LAMB2	Lamininβ2	Pierson 综合征、NS	AR
LMX1B	LIM homeobox transcription factor 1β	指甲髌骨综合征、LMX1B 相关肾病	AD
MYH9	Nonmuscle myosin heavy chain 9	伴或不伴蛋白尿或感音神经性耳聋的巨血小板减少症和粒细胞包涵体	AD
NXF5	Nuclear RNA export factor 5	FSGS 伴进行性心脏传导障碍	XL
OCRL1	Inositol polyphosphate 5-phosphatase OCRL	Dent 病 2 型（小分子蛋白尿）、眼脑肾综合征（小分子蛋白尿）	XLR
PAX2	Paired box protein Pax-2	Papillorenal 综合征：SRNS、蛋白尿、FSGS	AD
PMM2	Phosphomannomutase 2	先天性糖基化缺陷Ⅰa 型、蛋白尿	AR
SCARB2	Scavenger receptor class B member 2	进行性肌阵挛性癫痫、SRNS、FSGS	AR
SGPL1	Sphingosine-1-phosphate lyase 1	伴鱼鳞病与原发性肾上腺功能不全的 NS	AR
SMARCAL1	SWI/SNF-related matrix-associated actin-dependent regulator of chromatin subfamily A-like protein 1	Schimke 免疫骨发育不良	AR
TTC21B	Tetratricopeptide repeat protein 21B	肾单位肾痨 12 型、SRNS	AR
XPO5	Exportin-5	伴语言发育迟缓的 NS、SRNS	AR
WDR73	WD repeat-containing protein 73	Galloway-Mowat 综合征 1 型、SRNS	AR
WT1	Wilms tumor 1	Denys-Drash 综合征、Frasier 综合征、SRNS、蛋白尿	AD
ZMPSTE24	Zinc metallopeptidase STE24 homolog	下颌骶骨发育不良、蛋白尿	AR
导致遗传性肾病综合征的线粒体基因			
细胞核 DNA			
COQ8B	Aarf domain containing kinase 4	SRNS、终末期肾病 / 慢性肾病	AR

续表

基因	编码蛋白	表型	遗传方式
COQ2	Coenzyme Q10 biosynthesis mono-oxygenase 2	SRNS、孤立性蛋白尿、癫痫、脑病	AR
COQ6	Coenzyme Q10 biosynthesis mono-oxygenase 6	SRNS 伴感音神经性耳聋	AR
PDSS1	Decaprenyl diphosphate synthase subunit 1	SRNS、终末期肾病、神经系统、心脏、听力及眼部异常	AR
PDSS2	Prenyl diphosphate synthase subunit 2	SRNS、终末期肾病、神经系统、心脏、听力及眼部异常	AR
线粒体 DNA			
tRNA（Leu）		SRNS、FSGS、MELAS 综合征伴肾衰竭	母系遗传
tRNA（Tyr）		SRNS、FSGS	母系遗传
tRNA（Ser）		蛋白尿、肾小球硬化	母系遗传

注：FSGS，局灶节段肾小球硬化；AD，常染色体显性遗传；NS，肾病综合征；SRNS，激素耐药型肾病综合征；DMS，弥漫系膜硬化；AR，常染色体隐性遗传；XL，X 连锁；XLR，X 连锁隐性遗传。

病综合征为遗传性肾病综合征。遗传性肾病综合征的可能性受起病年龄、家族史、肾外表现及种族影响：起病年龄越小、肾病阳性家族史或肾外表现者遗传性肾病综合征的可能性增加；NPHS1、NPHS2、PLCE1 及 SMARCAL1 是导致欧美国家 25 岁内起病的遗传性肾病综合征最常见的致病基因，而 COQ8B 则为导致我国儿童遗传性肾病综合征最常见的致病基因之一。

【临床表现】

遗传性肾病综合征可以早在胎儿期或出生后 3 个月内起病，亦可在成年后起病。随着激素耐药肾病综合征（足量泼尼松治疗 4～6 周尿蛋白仍阳性）起病年龄增加，遗传性肾病综合征的可能性减小：出生后 3 个月内发病者 69.4%～75%、4～12 个月发病者 27.8%～49.7%、1～6 岁发病者 25.3%～25.9%、7～12 岁发病者 14.4%～17.8% 以及 13～18 岁发病者 10.8% 是单基因突变所致。

除了大量蛋白尿 [24 h 尿蛋白定量≥ 50 mg/kg，或晨尿蛋白 / 肌酐（mg/mg）≥ 2.0，或 1 周内 3 次晨尿蛋白定性≥＋＋＋] 和低白蛋白血症（血清白蛋白＜ 30 g/L）外，遗传性肾病综合征尚可伴有肾外异常，如 LAMB2 基因突变者眼部异常表现为小瞳孔、白内障、其他晶状体或视网膜异常，WT1 基因突变者可表现为外生殖器性别不清、肾母细胞瘤、泌尿生殖系统畸形，SMARCAL1 基因突变者表现为生长迟滞及 T 细胞功能缺陷，LMX1B 基因突变者表现为甲和指（趾）畸形、肢体和骨盆畸形，WDR73、WDR4、NUP107、NUP133 等基因突变者表现为小头畸形、颅脑结构异常、癫痫、食管裂孔疝、面部及骨骼畸形，原发线粒体病血乳酸水平可持续增高。

【辅助检查】

1. 常规实验室检查

尿常规蛋白定性≥＋＋＋，可伴有血尿。

通过 24 h 尿蛋白定量或尿蛋白与肌酐比值判断蛋白尿程度。通过尿蛋白电泳检查鉴别肾小球性蛋白尿与肾小管性蛋白尿。此外，需对家族成员（至少父母）进行尿液检查以明确有无蛋白尿家族史。

肾小球滤过率是评价肾功能的最好指标。遗传性肾病综合征需要动态监测肾功能。临床实践中常用 24 h 内生肌酐清除率或 Schwartz 公式估算肾小球滤过率。

血白蛋白通常＜ 30 g/L，可伴高脂血症。

2. 继发肾病综合征病因的有关检查。

如前所述，结合患者临床表现进行继发肾病综合征病因的有关检查。

3. 肾外表现相关检查

如前所述，结合患者临床表现进行相关肾外表现评估。

4. 肾活组织检查

虽然肾活组织检查并不能揭示遗传性肾病综合征致病基因，但是肾活组织病理改变为弥漫性肾小球系膜硬化者需考虑遗传性肾病综合征。

5. 基因检测

遗传性肾病综合征的确诊有赖于基因检测。明确致病基因有助于症状的评估、管理、判断预后以及遗传咨询。

出现下列情况之一者应考虑进行基因检测：1岁以内发病的肾病综合征开始治疗前；激素耐药肾病综合征患儿表现为对其他免疫抑制剂治疗无反应；激素耐药肾病综合征患儿家族中有类似病史者或父母为近亲婚配；激素耐药肾病综合征患儿存在肾外异常；激素耐药肾病综合征患儿肾活检组织病理改变为弥漫性肾小球系膜硬化；激素耐药肾病综合征患儿计划进行肾移植。

应用二代测序技术则可一次性同时检测60多个遗传性肾病综合征的致病基因，省时、快捷，适合临床推广应用。值得注意的是仅约30%的疑似遗传性肾病综合征的病例找到致病基因突变。

【诊断】

遗传性肾病综合征的诊断主要依据发病年龄、临床表现是否为原发激素耐药肾病综合征、是否对免疫抑制剂治疗无反应、是否有特殊的肾外表现、肾病理类型、父母是否近亲婚配、家族史和基因检测。有明确家族史的肾病综合征患儿确定其为遗传性难度不大；然而临床上以散发病例多见，且不同致病基因所致遗传性肾病综合征临床表现缺乏特异性、已有的基因检测技术仅能在近1/3的病例检测到致病基因，因此使得确诊尤为困难。如上所述，发病年龄可为遗传性肾病综合征的诊断提供一定帮助。

【鉴别诊断】

遗传性肾病综合征的鉴别诊断主要是明确致病基因。需要指出的是，仅约30%怀疑遗传性肾病综合征的病例可找到致病基因突变。

已明确致病基因的遗传性肾病综合征家庭可借助产前诊断以及植入前诊断以预防甚至避免疾病的再发生。然而，对于致病基因未知的家庭，如孕期体检发现甲胎蛋白明显升高、未发现胎儿无脑畸形或脐膨出异常者，亦应给予遗传咨询，鉴于 *NPHS1* 杂合突变携带者和 Denys-Drash 综合征胎儿可见甲胎蛋白升高，可能提示 *NPHS1* 或 *WT1* 突变导致的先天性肾病综合征。

【治疗】

遗传性肾病综合征尚无特异性治疗，主要是对症和支持治疗。对于发展至终末期肾病者，肾移植是有效的治疗措施之一。

检测到某些致病基因突变有助于指导临床用药。例如：影响辅酶Q10生物合成的致病基因 *COQ2*、*COQ6*、*COQ8B* 和 *PDSS2* 突变的患者，可试用辅酶Q10治疗；*CUBN* 突变的患者可试用维生素 B_{12} 治疗；*ARHGDIA* 突变的患者接受盐皮质激素受体阻滞剂依普利酮治疗理论上有效。

遗传性肾病综合征通常对激素治疗无反应，因此一旦考虑该病，应减停激素，予以肾素-血管紧张素-醛固酮系统抑制剂以减少蛋白尿。尽管新近一项回顾性研究报道显示高达27.6%的遗传性肾病综合征儿童应用6个月钙调磷酸酶抑制剂蛋白尿获得部分缓解，然而尚不足以推荐钙调磷酸酶抑制剂治疗遗传性肾病综合征。

【病例摘要】

患儿，女，7岁，主因水肿伴蛋白尿近3个月就诊。3个月前无诱因出现双眼睑水肿，伴尿中泡沫增多，无发热及皮疹，无尿频、尿急及尿痛，尿色正常，尿量较平素减少。就诊于当地医院，体检示血压正常，查尿常规蛋白3＋，血生化示白蛋白15 g/L，胆固醇12.96 mmol/L，肝肾功能均正常，补体C3和C4正常，自身抗体和感染筛查均阴性，口服醋酸泼尼松每日3次，每次10 mg，同时间断利尿等对症治疗。尿量一天200～300 ml，水肿无减轻，尿蛋白一直3＋。入院前2周醋酸泼尼松改为隔天一次，每次40 mg。既往史、个人史、家族史：易患呼吸道感染。第1胎第1产，32周发现宫内生长迟滞，34^{+2}周因胎膜早破剖宫产娩出。出生体重1600 g，身长不详，围生期无异常。智力运动发育正常。现上小学一年级，学习成绩中等。父母非近亲婚配，未进行过尿常规检查，否认类似疾病家族史。体格检查：体重15 kg，身长93.5 cm。库欣貌。双眼睑及双下肢水肿明显，腹部及阴阜内侧皮肤散在直径2～3 mm色素沉着。漏斗胸，肋缘外翻，心肺听诊无异常。腹膨隆，触诊腹软，肝脾肋下未触及，肠鸣音正常，移动性浊音（＋）。正常女童外阴，外阴水肿。双肾区叩击痛（－）。神经系统查体无阳性体征。经基因检测明确诊断为 Schimke 免疫骨发育不良。病例详细资料见二维码数字资源 1-3。

数字资源 1-3

（王　芳）

【参考文献】

[1] Kopp JB, Anders HJ, Susztak K, et al. Podocytopathies. Nat Rev Dis Primers, 2020, 6（1）: 68.

[2] Trautmann A, Vivarelli M, Samuel S, et al. IPNA clinical practice recommendations for the diagnosis and management of children with steroid-resistant nephrotic syndrome. Pediatr Nephrol, 2020, 35（8）: 1529-1561.

[3] Warejko JK, Tan W, Daga A, et al. Whole Exome Sequencing of Patients with Steroid-Resistant Nephrotic Syndrome. Clin J Am Soc Nephrol, 2018, 13（1）: 53.

[4] Finsterer J, Scorza FA. Renal manifestations of primary mitochondrial disorders. Biomed Rep, 2017, 6（5）: 487-494.

[5] Sadowski CE, Lovric S, Ashraf S, et al. A single-gene cause in 29.5% of cases of steroid-resistant nephrotic syndrome. J Am Soc Nephrol, 2015. 26（6）: 1279-1289.

[6] Fang Wang, Yanqin Zhang, Jianhua Mao, Zihua Yu, Zhuwen Yi, Li Yu, Jun Sun, Xiuxiu Wei, Fangrui Ding, Hongwen Zhang, Huijie Xiao, Yong Yao, Weizhen Tan, Svjetlana Lovric, Jie Ding, Friedhelm Hildebrandt. Spectrum of mutations in Chinese children with steroid-resistant nephrotic syndrome. Pediatr Nephrol, 2017, 32（7）: 1181-1192.

[7] Zhu X, Zhang Y, Yu Z, et al. The clinical and genetic features in Chinese children with steroid-resistant or early-onset nephrotic syndrome: a multicenter cohort study. Front Med（Lausanne）, 2022, 9: 885178.

[8] Drovandi S, Lipska-Ziętkiewicz BS, Ozaltin F, et al. Oral Coenzyme Q10 supplementation leads to better preservation of kidney function in steroid-resistant nephrotic syndrome due to primary Coenzyme Q10 deficiency. Kidney Int, 2022, 102（3）: 604-612.

[9] Malakasioti G, Iancu D, Milovanova A, et al. A multicenter retrospective study of calcineurin inhibitors in nephrotic syndrome secondary to podocyte gene variants. Kidney Int, 2023, 103（5）: 962-972.

[10] Malakasioti G, Iancu D, Tullus K. Calcineurin inhibitors in nephrotic syndrome secondary to podocyte gene mutations: a systematic review. Pediatr Nephrol, 2021, 36（6）: 1353-1364.

第二章 血液与肿瘤疾病

第一节 重型先天性中性粒细胞减少症

【概述】

重型先天性中性粒细胞减少症（severe congenital neutropenia，SCN）罕见。在国内，有些专家翻译SCN为严重先天性中性粒细胞减少症，或重症先天性中性粒细胞减少症。重型先天性中性粒细胞减少症应用最广泛。

儿童中性粒细胞减少诊断标准：2周至1岁的婴儿中性粒细胞低于1.0×10^9/L，1岁以上的儿童中性粒细胞低于1.5×10^9/L。

中性粒细胞减少分度：轻度是指中性粒细胞绝对值为$(1.0\sim1.5)\times10^9$/L，中度是指中性粒细胞绝对值为$(0.5\sim1.0)\times10^9$/L，重度是指中性粒细胞绝对值小于0.5×10^9/L（又称中性粒细胞缺乏）。

急性中性粒细胞减少是指病程小于3个月；慢性中性粒细胞减少是指病程大于3个月。

先天性中性粒细胞减少症的定义尚不统一。目前一般认为先天性中性粒细胞减少症是一组异质性遗传性疾病，表现为慢性或复发性中性粒细胞减少和容易感染。

SCN是一组罕见的遗传性疾病，中性粒细胞重度减少，导致患者容易感染。其患病率估计为每百万人3~8.5例。

【临床表现】

SCN一般是婴幼儿期起病，反复严重细菌感染是其主要临床表现。常有口咽感染（口腔溃疡及疼痛性牙龈炎）、中耳炎、呼吸系统感染、蜂窝织炎及皮肤感染，最见病原菌是葡萄球菌及链球菌。应用粒细胞集落刺激因子（granulocyte colony-stimulating factor，G-CSF）前，感染是SCN的主要死亡原因。Kostmann报道的22例SCN，仅2例存活超过1岁，脓毒症、肺炎和肠炎是主要的死亡原因，抗生素治疗是唯一的延长生命的方法。应用G-CSF后，G-CSF治疗有效的患者，其生存期明显延长。2010年Rosenberg等总结374例长期应用G-CSF的SCN患者，这些患者均是重型慢性中性粒细胞减少症国际登记处（Severe Chronic Neutropenia International Registry，SCNIR）随访的患者，每年脓毒症死亡风险，估计为0.81%［95%置信区间（CI）：0.56%~1.16%］。

随着G-CSF的长期应用，感染相关死亡减少，患者生存期延长，发现SCN患者存在骨髓增生异常综合征和白血病的易感性。G-CSF治疗10年后，骨髓增生异常综合征和白血病的年发病率估计为2.3%［95%置信区间（CI）：1.7%~2.9%］。

SCN患儿除有血液系统症状外，部分患儿有非血液相关症状。常见的有身材矮小、智力运动发育落后、骨骼畸形、肝脾大、先天性心脏病、肾发育异常、胰腺外分泌功能异常等。具体见下（不同亚型SCN的介绍）。

【病理机制】

目前已知SCN的中性粒细胞减少的机制是髓系细胞凋亡增加。目前已知有20多个损害中性粒细胞分化程序的基因突变。*ELANE*基因突变是最常见的。不同基因突变，发病机制不同，具体见下（不同亚型SCN的介绍）。

SCN患者白血病发生的一个主要危险因素是出现体细胞获得性*CSF3R*突变，主要是C-to-T无义突变，将谷氨酰胺密码子转化为过早的终止密码子，这导致G-CSFR细胞质结构域的大约100个氨基酸被截断。第二个白血病相关常见获得性突变是*RUNX1*突变。*CSF3R*和*RUNX1*突变分析不能用于诊断白血病，但是这些突变的存在是后期白血病发展的一个强有力的预测因子。因此，存在*CSF3R*和*RUNX1*突变的患儿应该更频繁地接受诊断监测，以评估白血病前期细胞克隆的生长。SCN 患者在发生白血病之前通常有一种或多种染色体异常（例如 7 单体和 21 三体）。

【辅助检查】

血常规是诊断 SCN 的基础。外周血慢性持续重度中性粒细胞减少（中性粒细胞缺乏），中性粒细胞绝对值小于 $0.5×10^9/L$，经常小于 $0.2×10^9/L$。常伴有外周血单核细胞增多，部分患儿有贫血、血小板减少、嗜酸性粒细胞增多、淋巴细胞减少或增多等。具体见下（不同亚型 SCN 的介绍）。

部分 SCN 亚型，感染初期查外周血中性粒细胞计数可能减少不明显。原因可能是炎症压力调动骨髓储备中所有可用的中性粒细胞，从而一过性提高中性粒细胞计数，但感染压力也可能耗尽中性粒细胞供应，从而导致更严重的中性粒细胞减少症。

怀疑 SCN 的患者需要行骨髓检查。骨髓检查有助于白血病、再生障碍性贫血和骨髓增生异常综合征的诊断与鉴别诊断。骨髓细胞形态学检查的典型表现是骨髓粒系成熟障碍，表现为早幼粒细胞和（或）中幼粒细胞相对增多，而中性晚幼粒细胞、杆状核粒细胞和分叶核粒细胞缺乏。骨髓成熟粒系发育停滞于早幼粒细胞是部分 SCN 的特征性表现。骨髓染色体检查也是需要的。

SCN 是一种遗传性疾病，根据致病突变可分为常染色体显性遗传、常染色体隐性遗传和 X 连锁隐性遗传。具体见下（不同亚型 SCN 的介绍）。目前大多数 SCN 可以找到致病基因。但是，在 SCNIR 的欧洲分部，仍然有 22%（118/537）的慢性重度中性粒细胞减少患者无法获得基因诊断。随着技术的进步，可以发现更多的致病基因。

小部分 SCN 患者有中性粒细胞功能异常、淋巴细胞功能异常、IgG 减少、骨髓纤维化、胰腺外分泌功能减低、超声发现胰腺脂肪浸润等。具体见下（不同亚型 SCN 的介绍）。

定期筛查体细胞 *CSF3R* 和 *RUNX1* 等突变和染色体核型异常来监控骨髓增生异常综合征和白血病转化。

【诊断】

SCN 是由先天性基因缺陷引起的，以慢性中性粒细胞重度减少为特征的一组遗传异质性疾病。2021年6月检索美国国家生物技术信息中心（National Center for Biotechnology Information，NCBI）人类孟德尔遗传在线（Online Mendelian Inrehitance in Man，OMIM）数据库资源，目前已知基因型的 SCN 有 9 种，分别是 SCN1～SCN8，以及 SCNX（表 2-1-1）。具体见下文亚型介绍。

除这 9 个疾病外，其他有慢性中性粒细胞重度减少表现的遗传性疾病还有 Shwachman-Diamond 综合征、糖原贮积病 Ib 型、Barth 综合征等。这些疾病都有先天基因缺陷，有各自独特的临床表现，部分患者有慢性重度中性粒细胞减少。有中性粒细胞持续重度减少的患者符合 SCN 诊断。具体见下文亚型介绍。

表 2-1-1 重型先天性中性粒细胞减少症已知基因型（2021年6月检索）

致病基因	基因位置	遗传模式	疾病又称
SCN1 *ELANE*	19p13.3	AD	
SCN2 *GFI1*	1p22.1	AD	
SCN3 *HAX1*	1q21.3	AR	Kostmann 病或婴儿粒细胞缺乏症
SCN4 *G6PC3*	17q21.31	AR	Dursun 综合征
SCN5 *VPS45*	1q21.2	AR	
SCN6 *JAGN1*	3p25.3	AR	
SCN7 *CSF3R*	1p34.3	AR	
SCN8 *SRP54*	14q13.2	AD	Shwachman-Diamond 样综合征
SCNX *WAS*	Xp11.23	XLR	X 连锁中性粒细胞减少症

注：AD，常染色体显性遗传；AR，常染色体隐性遗传；XLR，X 连锁隐性遗传。

【SCN 亚型介绍】

1. SCN1

SCN1 是常染色体显性遗传病，致病基因是 *ELANE* 基因。婴儿期起病，外周血中性粒细胞极重度缺乏，常小于 $0.2×10^9/L$，反复严重感染。外周血轻度贫血，血小板增多，单核细胞增多（正常的 2～3 倍），嗜酸性粒细胞增多。骨髓粒细胞成熟停滞，停滞于早幼粒细胞阶段，早幼粒细胞常有不典型细胞核及胞质空泡。白血病转化的风险高。大剂量 G-CSF 可以提升外周血中性粒细胞计数。

ELANE 基因的全称是中性粒细胞表达的弹性蛋白酶（elastase，neutrophil-expressed）基因。ELANE 基因编码中性粒细胞弹性蛋白酶。中性粒细胞弹性蛋白酶是中性粒细胞和单核细胞颗粒的丝氨酸蛋白酶，它的关键生理作用是先天宿主防御，是中性粒细胞发挥固有免疫功能的重要武器，但它也可以参与组织重塑，并且有局部炎症反应时，它具有促分泌作用。ELANE 基因突变导致 SCN 的病理机制是诱导内质网应激并激活未折叠蛋白反应，导致髓系祖细胞凋亡。没有 ELANE 基因表达的老鼠或携带人 SCN 相关突变的老鼠，表现为粒细胞正常生成和对感染高度敏感。

ELANE 基因突变是 SCN 最常见的已知原因。ELANE 基因也是周期性中性粒细胞减少症的致病基因。1999 年 Horwitz 等发现周期性中性粒细胞减少症的致病基因是 ELANE 基因。2000 年 Dale 等的研究表明 ELANE 基因突变是 SCN 最常见的原因。2010 年 Newburger 等报道一个遗传谱系，ELANE 基因外显子 4 发生错义突变（C8284T 转换），使得氨基酸 S97L 变化，导致 7 个 SCN1 临床表型和 1 个周期性中性粒细胞减少症临床表型（图 2-1-1）。精子捐赠者的淋巴细胞，中性粒细胞和颊黏膜细胞未见 ELANE 基因突变，而精子捐赠者的精子有 18.0%±0.9%（平均值 ± 标准差，$n=5$）的突变序列，表明是性腺嵌合。

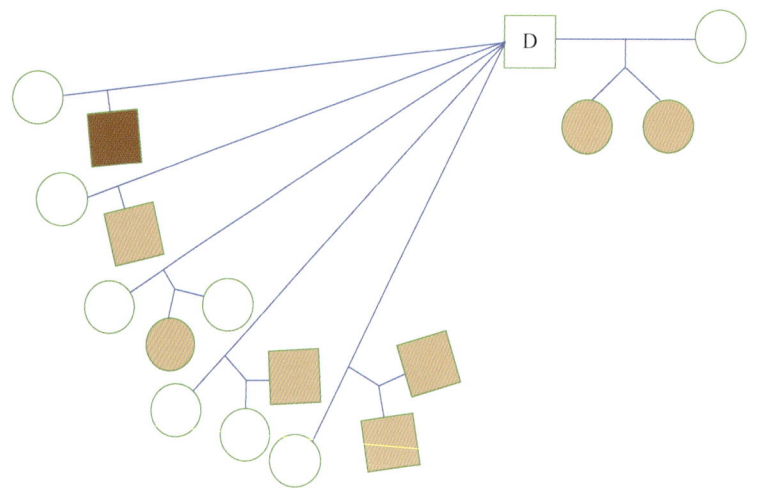

图 2-1-1 遗传谱系图。D，精子捐献者；深棕色代表周期性中性粒细胞减少症患者；浅棕色代表重型先天性中性粒细胞减少症患者；水平线是捐精者及其配偶；成簇的斜线是捐精受精谱系

2. SCN2

SCN2 是常染色体显性遗传病，致病基因是 GFI1 基因。GFI1 基因突变导致的 SCN2 非常罕见，临床表型不均一。部分患者在儿童期有反复肺炎和脓肿。外周血中性粒细胞减少，单核细胞增多，可见不成熟的中性粒细胞和不成熟的单核细胞。部分患者有 CD4＋T 淋巴细胞减少、B 淋巴细胞减少、幼稚 T 淋巴细胞增加和活化 T 淋巴细胞减少。

GFI1 基因的全称是独立生长因子 1 基因（growth factor-independent 1 gene）。GFI1 基因编码锌指蛋白 GFI1，该蛋白结合 DNA 并参与转录调控。GFI1 蛋白是一种转录抑制因子，在 T 细胞分化过程中被一过性诱导表达。GFI1 在增强辅助 T 淋巴细胞-2（Th2）的增殖和抑制 Th17 和 CD103＋可诱导的调节 T 淋巴细胞（Treg）的诱导方面，发挥关键性作用。GFI1 基因突变导致 SCN 的病理机制是髓系分化减弱。Karsunky 等发现 GFI1 基因缺陷（GFI1 －/－）小鼠，中性粒细胞严重缺乏，并在血液和骨髓中积聚未成熟的单核细胞。

GFI1 基因突变表型多变，有些患者可能表现为周期性中性粒细胞减少症，也可能表现为成人特发性慢性非免疫性中性粒细胞减少症。

3. SCN3

SCN3 是常染色体隐性遗传病，致病基因是 HAX1 基因，患者婴儿期发病，表现为中性粒细胞减少症，复发性细菌感染。部分患者有智力运动发育落后和惊厥发作。患骨髓增生异常综合征和白血病的风险增加。SCN3 又称为 Kostmann 综合征或婴儿粒细胞缺乏症。

瑞典医生 Rolf Kostmann 早在 1956 年就描述了

一种常染色体隐性遗传的血液系统疾病，称为婴儿粒细胞缺乏症，有重度中性粒细胞减少，中性粒细胞绝对计数小于 0.5×10^9/L，早期出现严重的细菌感染。这种疾病后来被称为 Kostmann 综合征。2007 年 Klein 等鉴定 HAX1 基因突变是导致 Kostmann 综合征的原因。

HAX1 基因的全称是 HCLS1 相关蛋白 X1（HCLS1 associated protein X-1）基因。HAX1 基因编码线粒体 HCLS1 相关蛋白 X1（HCLS1-associated protein X1，HAX1）。HCLS1 是造血细胞特异性 LYN 底物 1（hematopoietic cell-specific LYN substrate 1，HCLS1）的缩写。HAX1 蛋白的功能是信号转导和细胞骨架调控。Klein 等表明 HAX1 蛋白对维持线粒体内膜电位和抗髓系细胞凋亡至关重要。他们的研究结果表明，HAX1 蛋白是髓系稳态的主要调节因子，并强调了中性粒细胞发育中遗传控制细胞凋亡的重要性。HAX1 基因突变导致 SCN 的病理机制是线粒体膜电位降低，细胞凋亡增加，G-CSFR 信号减弱。敲除 HAX1 基因的小鼠模型表现为正常粒细胞生成和神经缺陷。

4. SCN4

SCN4 是常染色体隐性遗传病，致病基因是 G6PC3 基因。临床表型变异大，包括体格发育落后、宽鼻梁、高腭弓、拇指宽大、拇指近端异位、小指内弯、通贯掌、静脉浅露扩张、鸡胸、先天性心脏病、肝脾大、隐睾，部分患者有小头畸形、听力损伤、腭裂、肾积水肾发育不全、肺动脉高压，还有部分患者智力发育落后、第二性征不发育或发育落后、促甲状腺激素升高、贫血、白细胞减少、中性粒细胞减少、淋巴细胞减少、单核细胞增多、血小板减少或血小板间断减少、骨髓发育异常、胸腺发育不全、容易细菌感染、新生儿期脓毒症、反复呼吸道感染、肺功能不全。Dursun 综合征被认为是 SCN4 的一个子集。

G6PC3 基因的全称是葡萄糖 6 磷酸酶催化亚基 3（glucose-6-phosphatase，catalytic，3，G6PC3）基因。该基因编码葡萄糖 6 磷酸酶的催化亚基。葡萄糖 6 磷酸酶（G6Pase）位于内质网中，催化水解葡萄糖 6 磷酸（G6P）为葡萄糖和磷酸盐，这是糖异生和糖原分解途径的最后一步。该基因选择性剪接可以形成多个转录变体。该基因是人类三种葡萄糖 6 磷酸酶催化亚基编码的基因，即 G6PC1、G6PC2 和 G6PC3 之一。G6PC1 基因突变引起糖原贮积病Ⅰa 型（glycogen storage disease Ⅰa）。

G6PC3 基因突变导致 SCN 的病理机制是细胞内葡萄糖稳态受损，未折叠蛋白反应激活和髓系细胞凋亡增加。Cheung 等报道 G6pc3 -/- 小鼠中性粒细胞减少，中性粒细胞呼吸爆发、趋化性和钙通量有缺陷，对细菌感染的易感性增加。

5. SCN5

SCN5 是常染色体隐性遗传病，致病基因是 VPS45 基因。患者婴儿期发病，消瘦，部分患者精神运动发育落后，反复细菌和真菌感染，可能会因感染而过早死亡。髓外造血导致肝脾大和肾肿大，实验室检查可有贫血、血小板减少、白细胞减少、中性粒细胞减少、中性粒细胞功能障碍，髓外造血导致外周血见有核红细胞，骨髓纤维化，骨髓中性粒细胞发育异常，高丙种球蛋白血症。对 G-CSF 治疗无反应。

VPS45 基因的全称是液泡蛋白分选 45 同源物（vacuolar protein sorting 45 homolog）基因。该基因编码液泡蛋白分选相关蛋白 45，是一种与细胞膜相关的蛋白质，该蛋白在蛋白质运输和炎症介质的释放中起作用（特别是在白细胞中）。

囊泡介导的蛋白分选是将细胞内分子分选到不同细胞器的过程。液泡蛋白分选是从囊泡向液泡运输。酵母的遗传研究已经确定了 40 多个液泡蛋白分选（VPS）基因。该基因是 Sec1 域家族的成员，与小鼠、大鼠和酵母 VPS45 基因具有高度的序列相似性。VPS45 基因突变导致 SCN 的病理机制是 SNARE 复合物关键成分被降解、蛋白质从高尔基体到内涵体的转运缺陷、细胞运动受损、细胞凋亡增加、NADPH 氧化酶功能障碍和中性粒细胞产生的超氧化物减少以及 β1 整合素的表面表达缺乏。Vilboux 等敲除斑马鱼的 VPS45 基因，导致中性粒细胞数量减少。

6. SCN6

SCN6 是常染色体隐性遗传病，致病基因是 JAGN1 基因。患者儿童早期发病，反复细菌性中耳炎和呼吸道感染，皮肤脓肿，某些患者身材矮小。外周血中性粒细胞减少，骨髓粒系成熟停滞，停滞于早幼粒细胞。对 G-CSF 治疗反应不佳。

JAGN1 基因的全称是 jagunal 同源 1（jagunal homolog 1）基因。该基因编码的蛋白质是 jagunal 同源 1 蛋白，是一种跨膜蛋白。该蛋白是一种内质网驻留蛋白，在早期分泌途径中起作用，并且该蛋白是中性粒细胞分化和存活所必需的。JAGN1 基因突变导致 SCN 的病理机制是多种蛋白质的异常 N-糖基化、细胞凋亡增加和 G-CSF 反应差或无反应。敲除 *JAGN1* 基因的小鼠模型表现为粒细胞生成正常，对白色念珠菌的免疫反应严重受损。

7. SCN7

SCN7 是常染色体隐性遗传病，致病基因是 *CSF3R* 基因。患者婴幼儿起病，中性粒细胞减少，反复感染，G-CSF 治疗无效，可能对 GM-CSF 治疗有反应。

CSF3R 基因的全称是集落刺激因子 3 受体（colony stimulating factor 3 receptor）基因。该基因编码的蛋白质是集落刺激因子 3 的受体（CSF3R，又称为 CD114 或 GCSFR），这是一种由内毒素刺激的巨噬细胞产生的 20～25 kD 糖蛋白，是一种细胞因子受体家族的成员，控制粒细胞的产生、分化和功能的细胞因子，也可能在某些细胞表面黏附或识别过程中起作用。*CSF3R* 基因突变导致 SCN 的病理机制是细胞表面无 G-CSFR 表达，对 G-CSF 无反应。敲除 *CSF3R* 外显子 3～8 的小鼠表现为外周血中性粒细胞数量减少，骨髓造血干细胞、骨髓祖细胞和粒细胞减少 50%。

8. SCN8

SCN8 是常染色体显性遗传病，致病基因是 *SRP54* 基因。患者婴幼儿期发病，身材矮小，口腔炎，牙龈炎，反复细菌感染，中性粒细胞减少，单核细胞增多，淋巴细胞增多，骨髓增生低下，粒细胞成熟停滞和生成障碍，成熟停滞于原始粒细胞或早幼粒细胞，原始粒细胞和早幼粒细胞的胞浆含有异常的液泡，中幼粒细胞含有个大的内质网和自噬体。部分患者胰腺外分泌功能不全，轻度贫血，一过性血小板减少，粪便弹性蛋白酶降低，影像学上胰腺有脂肪浸润。G-CSF 治疗部分有效或无效。

临床有两个表型（A 组和 B 组），A 组患者的精神运动发育正常，B 组患者有发育迟缓和（或）自闭症特征。

SRP54 基因的全称是信号识别颗粒（signal recognition particle 54）基因。该基因编码 SRP54 蛋白。SRP54 是信号识别颗粒的一部分。SRP54 识别信号肽，并与信号识别颗粒受体（SRPR）相互作用，将核糖体连同相关的新生链一起靶向内质网。

Carapito 等发现，敲低斑马鱼 *SRP54* 同源物，导致中性粒细胞数量减少，（损伤后）中性粒细胞迁移和趋化性减少，以及胰腺发育受损和胰腺外分泌功能障碍。

9. SCNX

SCNX 又称为 X 连锁中性粒细胞减少症，是 X 连锁隐性遗传病，致病基因是 *WAS* 基因。*WAS* 基因突变导致的 SCNX 非常罕见。男性发病，表现为重度粒细胞减少，反复严重细菌感染。没有湿疹，血小板计数降低或处于正常低值，血小板体积（MPV）正常。活化的 CD8＋T 细胞增加，CD4＋/CD8＋比值下降，CD3（－）CD16/15（＋）NK 细胞减少，IgA 水平处于正常低值。发生骨髓增生异常综合征的可能性增加。

WAS 基因的全称是 WASP 肌动蛋白成核促进因子（WASP actin nucleation promoting factor）。该基因编码的蛋白质是 WAS 蛋白，一种细胞质蛋白，仅在造血细胞中表达，参与信号传导（从细胞表面的受体转导至肌动蛋白细胞骨架）。WAS 蛋白的功能是肌动蛋白重排的调节。*WAS* 基因突变主要临床表型是 Wiskott-Aldrich 综合征和 X 连锁血小板减少症。*WAS* 基因的"功能缺失性"突变导致 Wiskott-Aldrich 综合征和 X 连锁血小板减少症。而 *WAS* 基因的 GTPase 结合域的"功能获得性"错义突变引起 SCNX。GTPase 结合域全称为三磷酸鸟苷水解酶（guanosine triphosphate hydrolase，GTPase）细胞分裂控制蛋白 42 同源物（cell division control protein 42 homolog, Cdc42）结合域。GTPase 结合域独特的"功能获得性"错义突变，损伤分子的自抑制构象，导致肌动蛋白聚合增强、细胞骨架反应改变和基因组不稳定性，引起 SCNX。

10. Shwachman-Diamond 综合征（Shwachman-Diamond syndrome，SDS）

SDS 是常染色体隐性遗传病，患者主要表现为智力运动发育落后，胰腺外分泌功能异常，全血细胞减少等。部分 SDS 患者，中性粒细胞持续重度减少。有中性粒细胞持续重度减少的患者符合 SCN 诊断。致病基因是 *SBDS* 基因，位于 7q11.21，该基因全称是 Shwachman-Bodian-Diamond 综合征核糖体成熟因子（Shwachman-Bodian-Diamond syndrome ribosome maturation factor，*SBDS*）。该基因编码核糖体成熟蛋白 SBDS，这是一种高度保守的蛋白质，在核糖体生物发生中起重要作用。*SBDS* 基因突变导致 SDS 的病理机制是有丝分裂纺锤体失稳、基因组不稳定和造血干细胞凋亡增强。敲除 *SBDS* 基因的小鼠模型表现为胚胎致死性。

11. 糖原贮积病 I b 型（glycogen storage disease I b, GSD I b）

GSD I b 是常染色体隐性遗传病。主要表现为身材矮小、肝大、粒细胞减少、低血糖、高血脂。有中性粒细胞持续重度减少的患者符合 SCN 诊断。致病基因是 *SLC37A4* 基因，位于 11q23.3，该基因全称是溶质载体家族 37 成员 4（solute carrier family 37 member 4, *SLC37A4*）。该基因又称为葡萄糖 6 磷酸转运蛋白 1 基因（glucose-6-phosphate transporter 1 gene, *G6PT1*）。该基因编码葡萄糖 6 磷酸转位酶（glucose-6-phosphate translocase）。该蛋白质的功能是 6-磷酸葡萄糖从细胞质转运到内质网腔，维持内质网中的葡萄糖稳态和 ATP 介导的钙螯合作用。*SLC37A4* 基因突变导致糖原贮积病 I b 型的病理机制是内质网转运缺陷、糖酵解和糖异生异常、中性粒细胞凋亡增加和中性粒细胞功能障碍。敲除 *SLC37A4* 基因的小鼠模型表现为出生后不久即死亡。

12. Barth 综合征（Barth syndrome, BTHS）

BTHS 为 X 连锁隐性遗传病。主要表现为骨骼肌病、扩张型心肌病、身材矮小及部分患者中性粒细胞减少。有中性粒细胞持续重度减少的患者符合 SCN 诊断。该病致病基因是 *TAFAZZIN* 基因（又称 *TAZ* 基因），位于 Xq28，该基因又称磷脂-溶血磷脂转酰基酶（phospholipid-lysophospholipid transacylase）基因。该基因编码 TAFAZZIN 蛋白。该蛋白是脂代谢中的酰基转移酶，调节磷脂膜稳态。*TAZ* 基因突变导致 Barth 综合征的病理机制是线粒体呼吸链复合物失稳和细胞凋亡增加。

【鉴别诊断】

本病需要与获得性中性粒细胞减少鉴别。

1. 自身免疫性中性粒细胞减少（autoimmune immune neutropenia, AIN）

AIN 也称慢性自身免疫性中性粒细胞减少、良性中性粒细胞减少、婴儿期和儿童期慢性良性中性粒细胞减少。在儿科，通常见于 5~15 个月的患儿，不会导致反复重度感染。随自身抗体消失，常自发缓解，中位恢复年龄是 25 个月。中性粒细胞计数通常为（0.5~1.0）×10^9/L，部分患者可伴有单核细胞增多。骨髓粒系增生正常，伴粒细胞成熟停滞于杆状核阶段。绝大多数患者都有正常的骨髓贮备，且无论中性粒细胞减少的程度如何，感染倾向最多有轻微加重。小部分患者中性粒细胞计数持续小于 0.5×10^9/L，需要与重型先天性中性粒细胞减少症鉴别。临床上，自身免疫性中性粒细胞减少明显比先天性中性粒细胞减少多见。

2. 慢性特发性中性粒细胞减少症（chronic idiopathic neutropenia, CIN）

CIN 也称良性慢性中性粒细胞减少，通常发生于儿童后期或成年期，好发于女性，不伴严重感染，不会自发缓解。中性粒细胞计数通常为（0.5~1.0）×10^9/L，常伴有单核细胞增多。大多骨髓储备良好，临床病程大多为良性。小部分患者中性粒细胞计数持续小于 0.5×10^9/L，需要与重型先天性中性粒细胞减少症鉴别。

3. 新生儿同种免疫性中性粒细胞减少症（neonatal alloimmune neutropenia）

该病是新生儿期起病的中至重度的中性粒细胞减少。该病的发病机制是母亲产生针对父亲中性粒细胞特异性抗原的 IgG 抗体。该 IgG 抗体透过胎盘，破坏新生儿含父本抗原的中性粒细胞，引起新生儿中性粒细胞减少。这种发病机制类似于 Rh 溶血性疾病。中性粒细胞减少常在 12~15 周内恢复，但也有长达 24 周的中性粒细胞减少。

4. 纯白细胞再生障碍（pure white cell aplasia, PWCA）

PWCA 是一种罕见疾病，患者外周血中性粒细胞持续重度减少，容易发生重症感染，需要与重型先天性中性粒细胞减少症鉴别。PWCA 的发病机制考虑与免疫有关。与纯红细胞再生障碍性贫血相似，PWCA 常与胸腺瘤有关。PWCA 骨髓粒系完全缺失，而红系及巨核系造血正常。

5. 感染后中性粒细胞减少

该病可能是获得性单纯中性粒细胞减少最常见的原因。许多细菌、病毒、寄生虫和立克次体感染可导致该病。尤其是病毒感染后，可有短暂中性粒细胞减少。部分乙型肝炎病毒、EB 病毒和 HIV 感染后可致较长时间重度中性粒细胞减少。

6. 药物性中性粒细胞减少

该病是体质特异性不良反应，是中性粒细胞减少的第二大原因。常见诱发重度中性粒细胞减少的药物有氯氮平、硫脲类药物和柳氮磺吡啶。这些药物引起中性粒细胞减少的机制可能是通过药物依赖或药物诱发抗体的免疫介导破坏外周血中性粒细胞，或药物对骨髓前体髓系细胞的直接毒性作用。

7. 营养性中性粒细胞减少

见于重度维生素 B_{12} 缺乏、叶酸缺乏和铜缺乏。

8. 脾功能亢进

任何原因所致的脾大都可引起中性粒细胞被脾捕获破坏，引起中性粒细胞减少。

【治疗】

G-CSF 是目前 SCN 的首选治疗方法，可使外周血中性粒细胞提升，感染减少，生存期明显延长，生活质量改善，大部分 SCN 患儿用 G-CSF 治疗有效。G-CSF 治疗有效者，调整 G-CSF 剂量，建议外周血粒细胞维持在 $1.0×10^9/L$ 以上。G-CSF 剂量一般是 3～10 μg/（kg·d）。不到 5% 的患者 G-CSF 剂量加大至 100 μg/（kg·d）仍然无效。G-CSF 治疗有效的机制可能是大剂量 GCSF 治疗，增加对 G-CSFR 信号的刺激。G-CSF 治疗可诱导 SCN 患者粒细胞生成的代偿机制。

SCN 患者若长期应用 G-CSF，30% 可发生脾大。极小部分患者因血小板减少而行脾切除。SCN 患者长期应用 G-CSF 的另一个常见不良反应是骨量减少骨质疏松。应监测骨密度及 25- 羟维生素 D 水平，并按需治疗骨质疏松。

SCN 患者的骨髓增生异常综合征和白血病的易感性一般认为是 SCN 的并发症。G-CSF 应用使得生存期延长，恶性肿瘤（骨髓增生异常综合征和白血病）发生。不同 SCN 亚型，恶性肿瘤发生的可能性不同。尚不清楚 G-CSF 有无加剧恶性肿瘤发生的可能性。

一些具有胚系双等位基因 CSF3R 突变的患者可能对粒细胞-巨噬细胞集落刺激因子（granulocyte-macrophage colony-stimulating factor，GM-CSF）有反应。

烟酰胺（nicotinamide，维生素 B_3）通过 NAD＋/SIRT1 蛋白脱乙酰途径，导致 G-CSF 和 G-CSF 受体的表达上调。健康志愿者服用 20 mg/（kg·d）的烟酰胺，他们的中性粒细胞数量显著增加。Deordieva 等研究 15 例 SCN 患儿（12 例 ELANE 基因突变，2 例 WAS 基因突变，1 例基因突变未知），在原来应用 G-CSF 的基础上，加用 20 mg/（kg·d）的烟酰胺口服 12 个月。12 例（12/15，80%）加用烟酰胺治疗后，中性粒细胞计数增加和所需 G-CSF 剂量减少，获得临床和实验室持续有效反应。

造血干细胞移植（hematopoietic stem cell transplantation，HSCT）是一种可能治愈 SCN 的方法。对于 G-CSF 治疗有效的 SCN 患者，HSCT 治疗不再是挽救生命的必要手段。对于 G-CSF 治疗无反应的患者，HSCT 仍然是目前唯一可用的治疗选择。对发展为急性髓系白血病（acute myeloid leukemia，AML）或骨髓增生异常综合征（myelodysplastic syndrome，MDS）的 SCN 患者，HSCT 也是目前唯一可用的治疗选择。对 G-CSF 剂量要求高［如＞8～10 μg/（kg·d）］、不耐受 G-CSF 或 G-CSF 治疗后仍持续感染的患者，建议 HSCT 治疗。对在定期筛查中发现体细胞 CSF3R 或 RUNX1 等突变或染色体核型异常的患者，建议 HSCT 治疗。

【预后】

在抗生素时代之前（20 世纪 50 年代），SCN 的死亡率高达 90%。即使使用抗生素，80% 以上的 SCN 患者也会死于严重的细菌感染。G-CSF 的临床应用是具有里程碑意义的。目前 G-CSF 是 SCN 的首选治疗方法。大约 10% 的患者（主要是 G-CSF 无反应者）仍然死于脓毒症或严重细菌感染。

随着 G-CSF 的应用，大部分 SCN 患者生存期明显延长。SCN 患者骨髓增生异常综合征和急性髓系白血病的发病率增加。包括发展为恶性肿瘤的患者，目前估计 SCN 总生存率超过 80%。

【病例摘要】

患儿，男，1 岁 11 个月，主因间断发热 3 周余，左额颞部软组织肿胀 2 周余就诊。出生后 4 个月起，反复多次出现牙龈炎、口腔溃疡，予抗感染及对症治疗后好转。多次查血常规提示白细胞及中性粒细胞减低。查体：左侧额颞部可见软组织包块，范围 2.5 cm×3 cm，高出皮肤表面，高约 1.5 cm，可及波动感。双侧外耳道口可见软组织肿胀，局部可见结痂，未见分泌物，触痛。双侧下颌及颈部可及数个肿大淋巴结，活动好，最大为 1 cm×0.5 cm。牙龈充血肿胀，咽充血，双扁桃体Ⅰ度，未见脓性分泌物。心肺未见异常，腹部软，肝肋下 1.5 cm 质中边稍钝。血常规 WBC $3.01×10^9/L$，N $0.17×10^9/L$，CRP 30 mg/L。骨髓细胞学检查报告：骨髓增生明显活跃，M/E＝0.6/1，粒系占 19.25%，嗜酸性粒细胞多，早幼粒细胞 7.5% 增多，中性中幼、晚幼、杆及分叶粒细胞明显减少。基因检测发现 ELANE 基因杂合突变（c.398T＞A）（p.V133E）。诊断：①重型先天性中性粒细胞减少症，②脓毒症，③左侧额颞部软组织感染，④左侧中耳炎，⑤贫血，轻度。病例详细资料见二维码数字资源2-1。

数字资源2-1

（华　瑛）

【参考文献】

[1] 王娟娟，陈同辛．先天性中性粒细胞减少症的研究进展．国际儿科杂志，2010，37（5）：509-511.

[2] 杨湖，蓝丹．先天性中性粒细胞减少症遗传机制新进展．中华实用儿科临床杂志，2013，28（21）：1665-1668.

[3] 迟作华，朱平．重症先天性中性粒细胞减少症基因突变和急性白血病转化．中国实验血液学杂志，2017，25（5）：1580-1584.

[4] 魏蔚，竺晓凡．先天性中性粒细胞减少症发病机制研究进展．中华儿科杂志，2012，50（11）：868-871.

[5] 吴南海．重型先天性中性粒细胞减少症研究现状．中国小儿血液与肿瘤杂志，2014，19（4）：220-223.

[6] 苏霞丽，陈建斌．先天性粒细胞减少症的研究进展．现代医药卫生，2016，32（15）：2345-2348.

[7] 孟新，侯佳，张萍，等．先天性中性粒细胞减少症研究进展．中国循证儿科杂志，2018，13（4）：310-318.

[8] 师晓东，罗丹青．儿童中性粒细胞减少症的最新分类与治疗进展．中华实用儿科临床杂志，2018，33（3）：173-176.

[9] 胡亚美，臧晏．粒细胞异常性疾病//胡亚美，江载芳．实用儿科．7版．北京：人民卫生出版社，2002：1785.

[10] Donadieu J, Beaupain B, Fenneteau O, et al. Congenital neutropenia in the era of genomics: classification, diagnosis, and natural history. Br J Haematol, 2017, 179（4）: 557-574.

[11] Dale DC, Link DC. The Many Causes of Severe Congenital Neutropenia. N Engl J Med, 2009, 360（1）: 3-5.

[12] Skokowa J, Dale DC, Touw IP, et al. Severe congenital neutropenias. Nat Rev Dis Primers, 2017, 3: 17032.

[13] Carlsson G, Andersson M, Putsep K, et al. Kostmann syndrome or infantile genetic agranulocytosis, part one: Celebrating 50 years of clinical and basic research on severe congenital neutropenia. Acta Paediatr, 2006, 95（12）: 1526-1532.

[14] Rosenberg PS, Zeidler C, Bolyard AA, et al. Stable long-term risk of leukaemia in patients with severe congenital neutropenia maintained on G-CSF therapy. Br J Haematol, 2010, 150（2）: 196-199.

[15] Dale DC, Cottle TE, Fier CJ, et al. Severe Chronic Neutropenia: Treatment and Follow-Up of Patients in the Severe Chronic Neutropenia International Registry. Am J Hematol, 2003, 72（2）: 82-93.

[16] Horwitz M, Benson KF, Person RE, et al. Mutations in ELA2, encoding neutrophil elastase, define a 21-day biological clock in cyclic haematopoiesis. Nat genet, 1999, 23（4）: 433-436.

[17] Belaaouaj A, Kim KS, Shapiro SD. Degradation of Outer Membrane Protein A in Escherichia coli Killing by Neutrophil Elastase. Science, 2000, 289（5482）: 1185-1188.

[18] Weinrauch Y, Drujan D, Shapiro SD, et al. Neutrophil elastase targets virulence factors of enterobacteria. Nature, 2002, 417（6884）: 91-94.

[19] Pham CTN. Neutrophil serine proteases: specific regulators of inflammation. Nat Rev Immunol, 2006, 6（7）: 541-550.

[20] Grenda DS, Johnson SE, Mayer JR, et al. Mice expressing a neutrophil elastase mutation derived from patients with severe congenital neutropenia have normal granulopoiesis. Blood, 2002, 100（9）: 3221-3228.

[21] Horwitz M, Benson KF, Person RE, et al. Mutations in ELA2, encoding neutrophil elastase, define a 21-day biological clock in cyclic haematopoiesis. Nat Genet, 1999, 23（4）: 433-436.

[22] Dale DC, Person RE, Bolyard AA, et al. Mutations in the gene encoding neutrophil elastase in congenital and cyclic neutropenia. Blood, 2000, 96（7）: 2317-2322.

[23] Newburger PE, Pindyck TN, Zhu ZQ, et al. Cyclic neutropenia and severe congenital neutropenia in patients with a shared ELANE mutation and paternal haplotype: evidence for phenotype determination by modifying genes. Pediatr Blood Cancer, 2010, 55（2）: 314-317.

[24] Boxer LA, Stein S, Buckley D, et al. Strong evidence for autosomal dominant inheritance of severe congenital neutropenia associated with ELA2 mutations. J Pediatr, 2006, 148（5）: 633-636.

[25] Bell DW, Taguchi T, Jenkins NA, et al. Chromosomal localization of a gene, GF1, encoding a novel zinc finger protein reveals a new syntenic region between man and rodents. Cytogenet Cell Genet, 1995, 70（3-4）: 263-267.

[26] Zhu J, Davidson TS, Wei G, et al. Down-regulation of Gfi-1 expression by TGF-beta is important for differentiation of Th17 and CD103＋ inducible regulatory

T cells. J Exp Med, 2009, 206(2): 329-341.

[27] Karsunky H, Zeng H, Schmidt T, et al. Inflammatory reactions and severe neutropenia in mice lacking the transcriptional repressor Gfi1. Nat Genet, 2002, 30(3): 295-300.

[28] Klein C, Grudzien M, Appaswamy G, et al. HAX1 deficiency causes autosomal recessive severe congenital neutropenia(Kostmann disease). Nat Genet, 2007, 39(1): 86-92.

[29] Skokowa J, Germeshausen M, Zeidler C, et al. Severe congenital neutropenia: inheritance and pathophysiology. Curr Opin Hematol, 2007, 14(1): 22-28.

[30] Boztug K, Appaswamy G, Ashikov A, et al. A Syndrome with Congenital Neutropenia and Mutations in G6PC3. N Engl J Med, 2009, 360(1): 32-43.

[31] Martin CC, Oeser JK, Svitek CA, et al. Identification and characterization of a human cDNA and gene encoding a ubiquitously expressed glucose-6-phosphatase catalytic subunit-related protein. J Mol Endocrinol, 2002, 29(2): 205-222.

[32] Guionie O, Clottes E, Stafford K, et al. Identification and characterisation of a new human glucose-6-phosphatase isoform. FEBS Lett, 2003, 551(1-3): 159-164.

[33] Cheung YY, Kim SY, Yiu WH, et al. Impaired neutrophil activity and increased susceptibility to bacterial infection in mice lacking glucose-6-phosphatase-β. J Clin Invest, 2007, 117(3): 784-793.

[34] Vilboux T, Lev A, Malicdan MC, et al. A Congenital Neutrophil Defect Syndrome Associated with Mutations in VPS45. N Engl J Med, 2013, 369(1): 54-65.

[35] Stepensky P, Saada A, Cowan M, et al. The Thr224Asn mutation in the VPS45 gene is associated with the congenital neutropenia and primary myelofibrosis of infancy. Blood, 2013, 121(25): 5078-5087.

[36] Boztug K, Järvinen PM, Salzer E, et al. JAGN1 deficiency causes aberrant myeloid cell homeostasis and congenital neutropenia. Nat Genet, 2014, 46(9): 1021-1027.

[37] Wirnsberger G, Zwolanek F, Stadlmann J, et al. Jagunal homolog 1 is a critical regulator of neutrophil function in fungal host defense. Nat Genet, 2014, 46(9): 1028-1033.

[38] Triot A, Järvinen PM, Arostegui JI, et al. Inherited biallelic CSF3R mutations in severe congenital neutropenia. Blood, 2014, 123(24): 3811-3817.

[39] Klimiankou M, Klimenkova O, Uenalan M, et al. GM-CSF stimulates granulopoiesis in a congenital neutropenia patient with loss-of-function biallelic heterozygous CSF3R mutations. Blood, 2015, 126(15): 1865-1867.

[40] Fukunaga R, Seto Y, Mizushima S, et al. Three different mRNAs encoding human granulocyte colony-stimulating factor receptor. Proc Natl Acad Sci USA, 1990, 87(22): 8702-8706.

[41] Carapito R, Konantz M, Paillard C, et al. Mutations in signal recognition particle SRP54 cause syndromic neutropenia with Shwachman-Diamond-like features. J Clin Invest, 2017, 127(11): 4090-4103.

[42] Bellanné-Chantelot C, Schmaltz-Panneau B, Marty C, et al. Mutations in the SRP54 gene cause severe congenital neutropenia as well as Shwachman-Diamond-like syndrome. Blood, 2018, 132(12): 1318-1331.

[43] Pool MR, Stumm J, Fulga TA, et al. Distinct Modes of Signal Recognition Particle Interaction with the Ribosome. Science, 2002, 297(5585): 1345-1348.

[44] Ancliff PJ, Blundell MP, Cory GO, et al. Two novel activating mutations in the Wiskott-Aldrich syndrome protein result in congenital neutropenia. Blood, 2006, 108(7): 2182-2189

[45] Devriendt K, Kim AS, Mathijs G, et al. Constitutively activating mutation in WASP causes X linked severe congenital neutropenia. Nat Genet, 2001, 27(3): 313-317.

[46] Beel K, Cotter MM, Blatny J, et al. A large kindred with X-linked neutropenia with an I294T mutation of the Wiskott-Aldrich syndrome gene. Br J Haematol, 2009, 144(1): 120-126.

[47] Kobayashi M, Yokoyama K, Shimizu E, et al. Phenotype-based gene analysis allowed successful diagnosis of X-linked neutropenia associated with a novel WASp mutation. Ann Hematol, 2018, 97(2): 367-369.

[48] Farruggia P, Fioredda F, Puccio G. et al. Autoimmune neutropenia of infancy: Data from the Italian neutropenia registry. Am J Hematol, 2015, 90(12): E221-222.

[49] Zeidler C, Boxer L, Dale DC, et al. Management of Kostmann syndrome in the G-CSF era. Br J Haematol, 2000, 109(3): 490-495.

[50] Deordieva E, Shvets O, Voronin K, et al. Nicotinamide (vitamin B3) treatment improves response to G-CSF in severe congenital neutropenia patients. Br J Haematol, 2021, 192(4): 788-792.

第三章 神经系统疾病

第一节 Angelman 综合征

【概述】

Angelman 综合征（Angelman syndrome，AS）又称"快乐木偶综合征"，是一种罕见的神经遗传病，是由于母亲遗传的泛素-蛋白连接酶 E3A（ubiquitin-protein ligase E3A，UBE3A）基因在大脑中功能丧失所致，发病率为 1/（12 000～20 000）[1]。典型的表现包括严重智力障碍和独特的面部特征、语言缺乏、癫痫发作、步态和平衡功能异常。

1965 年英国儿科医生 Harry Angelman 首次描述了这种疾病，他报告了 3 名患儿的相似特征，包括言语缺失、严重的学习障碍、癫痫发作、共济失调、面带笑容且容易发出笑声[2]。我国对 Angelman 综合征的报道始于 2005 年，李洪义[3] 等通过基因检测确诊了 1 名 Angelman 综合征患儿，此后该病在我国不同地区被报道。目前我国报道 Angelman 综合征患者多为散发病例，共约 230 例，诊断年龄为 4 个月～6 岁，其中男 109 例，女 121 例[4]。

UBE3A 基因定位于染色体 15q11.2-q13，UBE3A 受基因组印迹的影响，遗传信息差异表达依据是遗传自父亲还是母亲。正常情况下，在脑的特定区域中，母亲传递的 UBE3A 有功能，而父源失活或沉默。Angelman 综合征可能是由以下四种不同的分子缺陷引起：母源染色体 5～7Mb 缺失（75%）、母源 UBE3A 基因突变（5%～10%）、15 号染色体父源单亲二体（1%～2%）或印迹中心缺陷（1%～3%）[5]。其中，印迹中心缺陷可能是由表观遗传改变引起，影响了 15q11.2-q13 中印迹结构域的甲基化和基因表达。这些患者具有 15 号染色体的双亲遗传，但母源拷贝缺乏 SNRPN 启动子/Exon1 区域的甲基化，导致母源 UBE3A 转录抑制[6]。

研究表明，UBE3A 基因编码的蛋白主要有以下两种功能：一是作为 E3 泛素连接酶，对底物蛋白进行泛素化修饰，继而通过泛素-蛋白酶体途径降解底物；二是作为甾醇类激素受体的共激活因子来调节下游基因的转录。若 UBE3A 基因功能丧失，会导致海马、小脑和黑质区等区域的底物蛋白浓度增加[4]。目前已鉴定出几种被 UBE3A 定位或调节的底物蛋白，包括 ECT2、p53、p27、HR23A、Arc 和 ephexin-5 等，这些蛋白在神经元的增殖和存活、突触形成和传递等过程中发挥重要作用[5]。

Angelman 综合征患者父母是正常的，同胞再发风险取决于 UBE3A 基因功能丧失的遗传机制。一般来说，如果患者是新发缺失、新发 UBE3A 基因致病性变异或父源单亲二体，下一胎再发风险小于 1%，如果患者是母源印迹中心缺陷或母源 UBE3A 基因致病性变异，下一胎再发风险可高达 50%[5]。极少数父母有染色体异位、生殖细胞嵌合体，后代再发风险也比较高。

【临床表现】

Angelman 综合征患者出生时正常，出生后 6 个月内常常表现为喂养困难，肌张力低下。6 个月后逐渐出现智力、运动发育落后，抬头、独坐、独站较同龄孩子晚，会独立行走的平均年龄为 2 岁半到 6 岁，10% 的患儿不会走。患儿不会咿呀发音，不能理解表达，无法与人正常沟通交流，但随年龄增长不会丧失已获得的能力，会有一定进步。

一般 1 岁后出现 Angelman 综合征的典型特征：严重智力障碍，表情愉快，阵发性无原因拍手大笑，语言表达障碍，小头，短头，后头部扁平，斜视，眼色素浅，大嘴，下颌突出，牙齿稀疏，流涎。神经系统异常表现为独走延迟，走路不稳，木偶样步态，双上肢上举，四肢颤抖动作，运动或平衡障碍，腱反射活跃。2 岁时 80% 可有癫痫发作，发作形式多样，常表现为全面强直阵挛发作、不典型失神发作、失张力发作等，可出现非惊厥性癫痫持续状态。

Angelman综合征患儿情绪不稳定，容易兴奋，兴奋时双手拍动，多动，注意力不集中。睡眠障碍表现为易醒、睡眠少、睡眠周期紊乱。胃肠道症状表现为便秘、胃食管反流、周期性呕吐、吞咽困难等。

Angelman综合征患者因为智力障碍生活不能自理，但是寿命正常。一般进入青春期的年龄和发育正常，生育能力正常，青壮年时一般有较好的躯体健康状态，多动、注意力不集中和睡眠障碍会改善。尽管很多症状持续到青春期和成人，比如癫痫发作可能长期存在并持续到成年。后期的表现有肥胖、脊柱侧弯、焦虑、运动障碍、语言交流障碍、自残行为，经常出现便秘。关节挛缩可以影响活动、行走，有些患者需要依靠轮椅[7]。

Williams等[8]在2005年的Angelman综合征诊断共识中，根据其发生频率将临床表现分为三大类：①均出现的典型表现（100%）、②频繁出现的症状（>80%）和③其他相关表现（20%~80%）（表3-1-1）。

【辅助检查】

Angelman综合征患者辅助检查中血生化、代谢检查正常，脑电图具有诊断特征性表现，头颅磁共振可发现异常，确诊金标准是抽血进行基因检测。

脑电图：即使没有癫痫发作，确诊时应该进行脑电图检查。Angelman综合征患儿脑电图具有诊断特征性表现，即额区广泛的高波幅棘慢波、枕后区的棘慢复合波、发作期弥漫性慢波，同期可以不伴癫痫发作。

影像学检查：中枢神经系统病变患者，进行MRI检查是临床医学常规。Angelman综合征患儿的头颅MRI检查可以发现轻度脑萎缩和轻度髓鞘化障碍，但是没有结构改变。

基因检测：对于临床疑诊病例，检测流程上先进行DNA甲基化分析，如果在染色体15q11.2-q13存在甲基化异常，进一步用比较基因组杂交技术（aCGH）判断是否为母亲来源的15q11-15q13缺失；如果阴性，就要用微卫星DNA标记物或SNP做单亲二体（UPD）分析来确认患儿是否存在父源单亲二体；如果此检查阴性，应该做印迹中心研究，是否为印迹中心缺失。若上述检查阴性，则行Sanger测序检测*UBE3A*基因的致病变异。

另外，在临床上拟诊断为Angelman综合征的患者，若其甲基化分析为阴性，在选择*UBE3A*基因分析的时候也可以选择包含*UBE3A*基因在内的二代测

表3-1-1　Angelman综合征的临床特点

A.均出现的典型表现（100%）

（1）发育迟缓

（2）运动或平衡障碍，通常为共济失调和（或）四肢震颤；运动障碍可能是轻微的；可能不会表现为明显的共济失调，可以是蹒跚步态，不稳定、笨拙或快速、突然的动作

（3）行为独特，包括频繁大笑/微笑；明显的快乐举止；容易兴奋，往往伴有拍手和舞动；多动

（4）语言障碍，不使用或极少使用词语；非言语交流能力高于言语交流能力

B.频繁出现的症状（>80%）

（1）头围小或头围增长缓慢；小头畸形在15q11.2-q13缺失患者中更为明显

（2）癫痫发作，通常在3岁以下发病；癫痫的严重程度通常随着年龄的增长而降低，但癫痫的症状会持续到成年期

（3）脑电图异常，具有特征性高波幅、棘慢波；脑电图异常可发生在2岁之前，可先于癫痫发作出现，通常与临床发作事件不相关

C.其他相关表现（20%~80%）

（1）后头部扁平

（2）枕部凹陷

（3）吐舌

（4）吞咽困难

（5）婴儿期喂养困难和（或）躯干肌张力低

（6）上颌前突

（7）嘴大，牙缝宽

（8）流涎

（9）咀嚼等嘴部动作多

（10）斜视

（11）与其他家庭成员相比，皮肤色素减退，头发和眼睛颜色浅，仅见于缺失型患者

（12）下肢腱反射过度活跃

（13）抬起的、弯曲的手臂姿势，在走路时尤为明显

（14）宽基底步态，踝关节内旋或外翻

（15）热敏感

（16）睡眠-觉醒周期异常，睡眠需求减少

（17）喜欢水，容易被纸张和塑料等易起皱的物品吸引

（18）与食物相关的异常行为

（19）肥胖（年龄较大的儿童）

（20）脊柱侧弯

（21）便秘

序基因 panel，可同时将其鉴别诊断的基因纳入其中[4]。

【诊断】

当患儿出现发育迟滞、言语障碍、共济失调、发作性大笑、多动等典型临床表现，并伴有小头畸形、癫痫发作等症状，以及脑电图具有特征性改变，可考虑诊断为 Angelman 综合征[4]。行基因检测发现母源 *UBE3A* 基因存在表达或功能缺陷时可以明确诊断。

【鉴别诊断】

Angelman 综合征的鉴别诊断包括几种染色体微缺失综合征以及几种单基因病[9]。

1. 染色体微缺失综合征

（1）Phelan-McDermid 综合征（22q13.3 缺失）：Phelan-McDermid 综合征，由染色体 22q13.3 缺失所致。与 Angelman 综合征相似，这种疾病通常表现为中度至重度的发育迟缓——婴儿期喂养困难，言语极少或语言缺失，肌张力低可能持续到成年期。然而，Phelan-McDermid 综合征表现出正常甚至快速的身体生长、大耳朵、大手和趾甲发育不良，影像学上可有小脑蚓部发育不全或后颅窝增大，而 Angelman 综合征通常无这些特征。Phelan-McDermid 综合征患者大多数有社交障碍，避免与他人有眼神接触，而 Angelman 综合征无这些表现。*SHANK3* 基因被认为是 22q13.3 染色体缺失综合征的关键基因，但该区域其他基因的单倍剂量不足影响该综合征的表型和严重程度。

（2）MBD5 单倍剂量不足综合征（2q23.1 缺失）：MBD5 单倍剂量不足综合征，由染色体 2q23.1 缺失所致。临床表现包括严重的智力残疾、运动迟缓、不同程度的言语迟缓（从完全无语言到能够说短句子）、自闭症、注意力持续时间短、癫痫和便秘。与 Angelman 综合征不同的是，MBD5 单倍剂量不足综合征患儿常出现重复刻板行为、鼻畸形、手/脚骨骼异常，且脑电图无特征性改变。

（3）KANSL1 单倍剂量不足综合征（17q21.31 缺失）：KANSL1 单倍剂量不足综合征，由染色体 17q21.31 缺失所致。表现为轻度至中度的发育迟缓和智力残疾，但语言迟缓更为严重。这种情况类似于 Angelman 综合征，即认知发展似乎比语言发展更好；然而，Angelman 综合征极少出现"轻度"智力残疾。与 Angelman 综合征相似，KANSL1 单倍剂量不足综合征患儿也会出现婴儿期喂养困难，肌张力低，性格友好，经常大笑，癫痫发作。与 Angelman 综合征患者不同，50%～75% 患者出现以下常见特征，包括：大头畸形，面部畸形如高或宽的前额、球状鼻尖、大耳朵、下唇外翻、狭窄或高的上颚、手指长、关节松弛和隐睾症。多发性色素痣和广泛性色素沉着在老年人中非常常见，提示这种色素沉着异常可能是该综合征很好的诊断线索。

2. 单基因病

（1）Pitt-Hopkins 综合征（*TCF4*）：Pitt-Hopkins 综合征是由染色体 18q21.2 上 *TCF4* 基因致病性变异引起的。类似于 Angelman 综合征，Pitt-Hopkins 综合征患者有严重的智力障碍，完全缺乏或仅有极少的语言表达，肌张力减退，牙齿间距大。与 Angelman 综合征患者不同，Pitt-Hopkins 综合征患者常出现以下特征，包括耳畸形、高度近视、严重便秘、呼吸异常、刻板的手部和头部动作、自我攻击行为以及小脑萎缩和小脑蚓部发育不全。

（2）Christianson 综合征（*SLC9A6*）：Christianson 综合征是由 Xq26.3 上 *SLC9A6* 基因致病性变异引起的 X 连锁疾病。与 Angelman 综合征的共同特征包括严重的智力残疾，几乎所有患者都有言语障碍、癫痫发作和共济失调。Christianson 综合征患者也有小头畸形、快乐的性格、爱笑和流涎。一些患者体重增加得非常少，导致他们在年轻时看起来"憔悴"。青少年患者通常不能行走。脑电图表现为正常到前额部高波幅 2～3 Hz 棘慢波，这与 Lennox-Gastaut 综合征一致。将这些患者与 Angelman 综合征区分的最典型特征是眼外肌麻痹（表现为水平/垂直凝视麻痹），以及发育倒退伴有运动功能丧失、小脑蚓部进行性萎缩，磁共振波谱（MRS）显示大脑基底节区谷氨酰胺-谷氨酸峰值增加。

（3）Rett 综合征（*MECP2*）：Rett 综合征主要累及女性患儿，由 Xq28 上的 *MECP2* 基因杂合致病性变异所致，表现为经过早期的正常发育至 6～18 个月龄后，出现已获得技能的迅速退化、典型手部运动、小头畸形、自闭症、共济失调以及呼吸节律紊乱等。发育倒退可以区分典型的 Rett 综合征和 Angelman 综合征，在 Angelman 综合征中，除非癫痫发作未得到很好的控制，否则倒退是不常见的。

【治疗】

至今尚无治愈 Angelman 综合征的方法，但是对症治疗、多学科管理能够改善患儿的生活质量。

1. 一般治疗

对患儿进行语言训练，包括非语言交流方法，尽早使用辅助交流工具，如图片卡或交流板。对于严重共济失调的患儿需要特殊的矫正椅或固定器具。早期的康复训练可以提高Angelman综合征患儿的认知和运动功能。

2. 抗癫痫发作治疗

Angelman综合征患儿的癫痫发作形式多种多样，一般采用单药治疗。但对于重度发育迟缓且伴癫痫频繁发作的患儿，需联合用药。目前Angelman综合征中应用最广泛的抗癫痫发作药物为丙戊酸、氯硝西泮，其次是左乙拉西坦、拉莫三嗪、托吡酯和氯巴占。避免应用卡马西平、氨己烯酸。也有研究表明，生酮饮食有助于控制Angelman综合征患儿的癫痫发作。

3. 改善睡眠

Angelman综合征患者体内褪黑素水平明显降低，可考虑用褪黑素缓解严重睡眠障碍。

【病例摘要】

患儿，男，1岁1个月，自幼智力、运动发育落后。出生后半个月开始频繁呕吐，考虑"牛奶过敏"，特殊配方奶粉喂养，呕吐减少。8个半月抬头及翻身，10个月扶坐不稳，现仍不能独坐，不会爬。语言及交流差，不会叫"爸爸妈妈"，无有意义发音，可逗笑。半年前有2次发热后抽搐，体温39.4℃，四肢抽搐，全身青紫，无尿失禁，2～3 min后抽搐停止。有时突然肢体抖动。个人史：G2P2，足月顺产，出生后无窒息史。家族史（-）。查体：头围45 cm，爱笑，独坐不稳，皮肤白，四肢肌张力低，肌力可，双膝腱反射对称引出，病理征阴性。辅助检查：肌酸激酶正常，乳酸正常。血/尿代谢筛查无疾病提示意义。发育商（DQ）低下。脑电图未见明显异常。头颅磁共振示双侧侧脑室略宽、前部著，双侧额颞部脑外间隙略增宽。基因检测发现15号染色体chr15：23605835-28544736母源杂合缺失（其中包括*UBE3A*、*SNRPN*等共106个基因）。诊断：Angelman综合征。

（刘艺丹　熊　晖）

【参考文献】

［1］Buiting K，Clayton-Smith J，Driscoll DJ，et al. Clinical utility gene card for：Angelman Syndrome. Eur J Hum Genet，2015，23（2）：ejhg201493.

［2］Angelman H. 'Puppet children'：a report of three cases. Dev Med Child Neurol，1965，7：681-688.

［3］李洪义，郑辉. Angelman综合征并眼皮肤白化病一例. 中华儿科杂志，2005（8）：635-636.

［4］程书欢，程亚颖. Angelman综合征的研究进展. 中国综合临床，2021，37（1）：93-96.

［5］Buiting K，Williams C，Horsthemke B. Angelman syndrome-insights into a rare neurogenetic disorder. Nat Rev Neurol，2016，12（10）：584-593.

［6］Buiting K，Gross S，Lich C，et al. Epimutations in Prader-Willi and Angelman syndromes：a molecular study of 136 patients with an imprinting defect. Am J Hum Genet，2003，72（3）：571-577.

［7］丁洁，王琳. 121种罕见病知识读本. 北京：中国医药科技出版社，2019：18-21.

［8］Williams CA，Beaudet AL，Clayton-Smith J，et al. Angelman syndrome 2005：updated consensus for diagnostic criteria. Am J Med Genet A，2006，140（5）：413-418.

［9］Tan WH，Bird LM，Thibert RL，et al. If not Angelman, what is it? A review of Angelman-like syndromes. Am J Med Genet A，2014，164A（4）：975-992.

第二节　先天性肌无力综合征

【概述】

先天性肌无力综合征（congenital myasthenic syndrome，CMS）是一组临床表型和严重程度具有高度异质性，影响神经肌肉接头（neuromuscular junction，NMJ）形成、维持与功能的罕见遗传病，主要特征是易疲劳，眼部、面部、延髓、躯干、呼吸或四肢肌的短暂或持续性肌无力[1-2]。

梅奥诊所的Engel等于1976年报道了首例CMS患者，该患儿出生5天后起病，表现为全身性肌无力，运动后加重，易疲劳，肌张力减低，脊柱侧弯，抗胆碱酯酶药物治疗无效，肌电图显示所有频率的重复刺激均有递减反应，单一神经刺激有重复反应，病理和生化研究发现其终板乙酰胆碱酯酶缺乏，神经末梢体积小，乙酰胆碱释放减少[3]。1995

年Gomez等在编码乙酰胆碱受体（AChR）ε亚基的CHRNE基因中报道了与CMS相关的第一个突变[4]。目前已报道32个可导致CMS的致病基因[2]。CMS的发病率和致病基因分布在各地区和种族之间略有差异，英国18岁以下的儿童中患病率约为9.2/100万[5]。患病率可能被低估，因为许多CMS病例在症状轻微的人群中被误诊或未被发现。此外，尽管不太常见，但由于基因测序技术的应用，越来越多的成年人被诊断为CMS（特别是血清阴性重症肌无力患者）[26]。各地区报道的常见的致病基因分别是CHRNE、RAPSN和COLQ，而中国人群中常见的致病基因分别是GFPT1、AGRN、CHRNE和COLQ[6]。依据突变蛋白的不同，将CMS分为突触前膜缺陷、突触间隙缺陷、突触后膜缺陷和糖基化缺陷[7]。

【临床表现】

CMS的所有亚型都有疲劳性肌肉无力的临床特征，但由于遗传机制的不同，各亚型的发病年龄、表现症状、肌无力分布和治疗反应并不相同。通常具有一些共同的临床表现：①起病早，常在出生后或婴幼儿期发病，缓慢进展。②表型通常为眼部、躯干、肢体肌无力。表现为喂养困难、哭声低、眼睑下垂、吞咽呛咳和运动发育迟滞。③不耐受疲劳，症状可能在发热、感染等诱因下突然加重。④心肌和平滑肌通常不受累[2,8]。

1. 突触前膜缺陷

随着NGS的应用，目前已报道8种引起突触前膜缺陷的基因突变。依据致病机制，进一步可细分为轴突运输障碍（SLC5A7）、乙酰胆碱合成和再循环障碍（CHAT、SLC18A3）及突触囊泡胞吐功能障碍（SNAP25、VAMP1、SYB1、SYT2、MUNC13-1）[2,7-9]。该组中相当大比例的患者出现早发性严重疾病、间歇性呼吸暂停，由于编码的蛋白在中枢神经系统表达，从而出现中枢受累的表现[7]。SLC5A7基因编码突触前、钠依赖的高亲和力胆碱转运蛋白-1（CHT），该基因突变也可导致常染色体显性遗传（AD）的远端运动神经病[10]，患者表现从产前致命的关节强直、严重的肌张力减低到新生儿间歇性呼吸暂停，也可出现伴脑萎缩的重度神经发育迟缓[11]。突触前膜缺陷中以CHAT基因突变最多见，该基因编码胆碱乙酰转移酶，它促进乙酰胆碱的再合成，临床表现为上睑下垂、四肢肌无力、易疲劳和反复发作的潜在致命性呼吸暂停[12]，呼吸暂停发作期间

脑缺氧/缺血可能会继发导致整体发育迟缓、髓鞘形成延迟和影像学上的缺氧缺血性脑损伤特点[27]。SLC18A3基因突变患者的肌无力表现在冷水环境中加重，可伴有学习困难和左室收缩功能障碍[13]。突触囊泡胞吐功能障碍极罕见，仅见于一些个案报道[2]，多数基因编码可溶性N-乙基-马来酰亚胺敏感因子附着蛋白（SNARE）复合物和相关蛋白，其参与突触小泡与中枢和神经肌肉突触的突触前膜的对接和Ca^{2+}触发的融合，因此具有严重的中枢神经系统受累的表现[7,28]。VMP1和SYT2基因突变导致的CMS可有关节受累的表现，如关节挛缩、松弛、脊柱后凸或足部畸形等[2]。

2. 突触间隙缺陷

突触间隙缺陷的致病基因已报道4个，分别是COLQ、LAMB2、LAMA5和COL13A1，其中COLQ基因突变引起的CMS最常见。COLQ基因编码一种NMJ的多结构域功能蛋白，将乙酰胆碱酯酶锚定在NMJ基底膜，其突变导致乙酰胆碱酯酶（AchE）缺乏[14]。COLQ基因相关的CMS临床表现和严重程度差异较大，典型表型是新生儿或早发严重疾病，伴上睑下垂、眼肌麻痹、全身无力、呼吸困难，呈进展性病程[15]，也有报道为肢带型肌营养不良（LGMD）样表型[16]。一些患者可能会经历短期或长期的复发，由胆碱酯酶抑制剂（AchEI）、感染、青春期或妊娠加重诱发[17]。LAMB2、LAMA5和COL13A1基因分别编码层黏连蛋白β2、层黏连蛋白α5和XIII型胶原蛋白α1，突变可导致NMJ基底膜缺陷，仅见于一些个案报道[2,7]。LAMB2编码的层黏连蛋白β2是肾小球基底膜和眼内肌的重要组成部分，该基因突变还可导致Pierson综合征（肾病综合征和瞳孔持续收缩）[29]。

3. 突触后膜缺陷

由于编码突触后蛋白的基因突变引起CMS的亚型最多见，目前已报道15种。进一步细分为原发性AChR缺乏症（CHRNA1、CHRNB1、CHRND、CHRNE、CHRNG）、AChR动力学异常（快通道综合征、慢通道综合征）和AChR聚集信号通路缺陷（AGRN、LRP4、DOK7、MUSK、RAPSN、PREPL、MYO9A、SCN4A、PLEC1、SLC25A1）。CHRNA1、CHRNB1、CHRND、CHRNE和CHRNG分别编码突触后烟碱型乙酰胆碱受体（nicotinic acetylcholine receptor，nAChR）的α亚基、β亚基、δ亚基、ε亚基和γ亚基，基因突变可导致AChR数量减少和

突触后折叠的完整性破坏，也可引起 AchR 的动力学异常[7]。原发性 AchR 缺乏症的表型谱从轻度到重度不等[18]，大多数患者的眼球运动明显受限。根据 AchR 的动力学改变，分为快通道综合征（fast channel CMS，FCCMS）和慢通道综合征（slow channel CMS，SCCMS）。FCCMS 是由 AchR 亚基的功能丧失（loss of function）突变引起，通常表现为早期起病，而 SCCMS 通常是功能获得（gain of function）突变引起，多数呈常染色体显性遗传，发病年龄在青春期以后，表型较轻[2, 9]。CHRNG 基因突变可伴 Escobar 综合征（特征：多发翼状胬肉，关节挛缩，外生殖器畸形）的表型[30]。AchR 聚集信号通路对 NMJ 的形成和维持至关重要。DOK7 相关 CMS 可表现为声带麻痹引起的喘鸣[19]，MUSK 突变引起的 CMS 很少见，表现为呼吸功能不全、新生儿上睑下垂、近端肢体肌肉无力以及眼球、面部肌肉无力[20]。AGRN 基因突变在表型上表现为早发型和晚发型 CMS，早发型以肌无力和下肢消瘦为特征，晚发型以上睑下垂、眼肌麻痹、轻度面部及眼球无力为特征[2]。SCL25A1 编码跨线粒体内膜的线粒体柠檬酸盐载体，是脂肪酸和类固醇生物合成的关键因子，其突变可引起癫痫、胼胝体发育不全、听力受损和尿有机酸升高[31]。PLEC1 基因编码网蛋白（plectin），主要在皮肤、胃肠道和神经肌肉接头普遍表达，PLEC1 相关的 CMS 可伴皮肤或黏膜的水疱[32]。

4. 糖基化缺陷

N- 连接糖基化途径是真核细胞中普遍存在的过程，该途径中成分的突变产生了一系列严重的多系统疾病，称为先天性糖基化障碍。NGS 帮助发现了 N- 连接糖基化途径早期阶段的缺陷与 CMS 有关，尽管糖基化普遍存在，但功能障碍主要局限在 NMJ，原因尚不明确[7]。AchR 亚单位的糖基化是 AchR 五聚体正确组装和有效输出到细胞表面所必需的[21]，因此异常糖基化导致肌肉终板 AchR 减少，这很可能是导致神经肌肉传递受损的主要机制[21]。这些患者构成了一个独特的临床群体，在这个群体中，肌肉无力通常局限于肢带肌，并且不存在典型的肌肉无力表现，如上睑下垂、眼肌麻痹或面部无力，导致诊断困难[7]。目前已知 5 个参与 AChR 糖基化的基因，分别是 ALG2、ALG14、DPAGT1、GFPT1 和 GMPPB。GFPT1 基因突变最多见，临床表现为早发突出的 LGMD 样无力、易疲劳和轻微的面部和眼部症状[22]。DPAGT1 基因突变引起的 CMS 发病年龄在婴儿期或儿童期，伴有明显的肢带无力和轻微的面部和眼部无力表现，严重程度有差异[23]，认知表现从无到轻度学习困难或严重智力障碍不等[24]。GMPPB 基因编码鸟苷二磷酸甘露糖焦磷酸化酶 B，还参与蛋白质的 O- 连接糖基化，也是抗肌萎缩相关糖蛋白病（dystroglycanopathy，DPG）的致病基因之一，其突变相关的 CMS 以肢带无力为主要表现[25]。

【辅助检查】

1. 电生理检查

电生理检查是重要的辅助检查手段。CMS 患者重复电刺激（repetitive nerve stimulation，RNS）可见低频刺激下（通常为 3 Hz）波幅递减，部分突触前膜缺陷亚型在安静状态下 RNS 可能正常，在肌肉短暂强直收缩后才能检测到重频递减现象。CMS 患者单纤维肌电图（single-fiber electromyogram，SF-EMG）可见颤抖增宽。重复复合肌肉动作电位（repetitive compound muscle action potential，R-CMAP）是 AChE 缺失型 CMS 和慢通道综合征特征性的电生理表现，在其他亚型 CMS 中不会出现[2]。

2. 血液检查

肌酸激酶（CK）可能是正常的或轻度升高的，但 GMPPB 相关的 CMS 除外。抗 AchR、MUSK 和 RLP4 抗体均阴性。

3. 肌肉活检

肌活检在多数病例中是正常的，但是在由 GFPT1 基因突变引起的糖基化障碍中，可以发现具有突触稳定性和突触后功能折叠显著丧失的管状聚集体，以及影响三种主要 NMJ 成分的去神经/神经再支配过程的证据。携带 MUSK 突变的患者中，可观察到肌纤维大小变异性增加。COLQ 或 GMPPB 相关 CMS 的患者可能会在肌肉活检中表现出肌营养不良的特征，COLQ 和 ALG2 相关的 CMS 患者可能表现为 I 型肌纤维占优势[2]。

4. 新斯的明试验

各亚型 CMS 对新斯的明的反应不同，可能出现阳性。但 COLQ、LAMB2、DOK7、MUSK 及 LRP4 基因相关的 CMS，新斯的明试验可能使肌无力症状加重[1-2]。

【诊断】

CMS 的诊断依赖于详细的病史、体格检查、全面血液检测、电生理检查、肌肉病理及基因检测。基因检测是 CMS 确诊和分型的金标准，尤其是对于临床强烈提示时,应进行基因检测。当具有以下临床表现时,应怀疑CMS。

(1)易疲劳或肌无力,最常见于从出生到童年起病的眼部、面部、延髓、呼吸或四肢肌肉。

(2)有CMS阳性的家族史。

(3)病史和临床检查提示为重症肌无力,但抗AchR、MUSK和LRP4抗体为阴性。

(4)低频重复神经电刺激(LF-RNS)递减超过10%,或单纤维肌电图(SF-EMG)出现颤抖值增宽或传导阻滞。

(5)胆碱酯酶抑制剂(AchEI)治疗有效。

(6)免疫抑制剂治疗无改善。

(7)肌肉活检无特异性表现。

(8)具有一些综合征的表现,如Escobar综合征,Pierson综合征[2]。

【鉴别诊断】

新生儿、婴儿或儿童期早发起病的CMS需要与新生儿暂时性重症肌无力,先天性肌病,先天性肌营养不良,线粒体肌病,脊髓性肌萎缩症等鉴别,而诊断成年起病的CMS,需要排除重症肌无力、运动神经元病、肢带型肌营养不良、面肩肱型肌营养不良、线粒体肌病、遗传性周围神经病等(表3-2-1)。CMS的临床表型与线粒体肌病的临床表现有明显的重叠,给正确诊断带来了挑战[1-2, 33]。

表3-2-1 CMS的鉴别诊断

起病年龄	鉴别诊断
早发起病	先天性肌病
	脊髓性肌萎缩症(1、2、3型)
	先天性肌营养不良
	新生儿暂时性重症肌无力
	线粒体肌病
	婴儿肉毒中毒
	血清学阴性的自身免疫性重症肌无力
	其他:Möbius综合征、脑干异常、先天性眼外肌纤维化
晚发起病	运动神经元病
	线粒体肌病
	遗传性周围神经病
	肢带型肌营养不良(LGMD)或面肩肱型肌营养不良(FSHD)
	血清学阴性的自身免疫性重症肌无力
	慢性疲劳综合征

【治疗】

由于CMS的病例较少,其基因型和表型具有高度异质性,目前没有足够有效的治疗研究,尚无标准的治疗方法。主要治疗包括以下方面。

1. 药物治疗

对药物治疗的反应取决于CMS的亚型和分子机制(表3-2-2),目前用于治疗CMS的药物如下。

(1)胆碱酯酶抑制剂(AchEI,主要是溴吡斯的明):是最常见的CMS治疗药物,但不是所有亚型都有效,COLQ、LAMB2、DOK7、MUSK及LRP4基因相关的CMS,应用胆碱酯酶抑制剂后,肌无力症状可能会加重。感染的情况下,推荐预防性联合应用AchEI和抗生素,可能会避免呼吸暂停和呼吸衰竭的发生[1-2, 34]。

(2)增加Ach释放的药物:如钾通道阻滞剂3,4-二氨基吡啶(3,4-diaminopyridine, 3,4-DAP),不仅对突触前膜缺陷的CMS有效,对突触后CMS也有效。但对于常染色体隐性遗传的功能丧失突变导致的快通道综合征,可能会使症状加重,应避免使用[2, 34]。

(3)β2-肾上腺素能受体激动剂:如沙丁胺醇和麻黄碱。据报道,沙丁胺醇对SLC5A7、COLQ、CHRNE、DOK7、MUSK、COL13A1和GMPPB相关的CMS治疗有效。麻黄碱通常耐受性良好,对COLQ、LAMB2、DOK7和AGRN相关的CMS治疗有效,但对MUSK相关的CMS治疗无效[2, 35]。长期使用AchEI影响神经肌肉传递和运动终板精细结构,因此随着时间的推移,治疗可能不那么有效,但联合使用β2-肾上腺素能受体激动剂,可减轻这种效应[34]。

(4)AChR通道开放阻滞剂:如氟西汀、奎尼丁,能改善慢通道综合征的肌无力,但可能使MYO9A和RAPSN相关CMS的症状加重[36]。

2. 非药物治疗

(1)非侵入性治疗:包括理疗、语言治疗、职业疗法和无创呼吸支持,可以使用矫形器、步行器或轮椅帮助移动。CMS患者应避免剧烈运动或感染。

(2)侵入性治疗:对吞咽困难,生长发育迟缓或营养不良的患儿,可行胃造瘘手术。如无创呼吸支持不能满足需要,需要气管插管和机械通气。严重的脊柱或足部畸形,需手术矫正[2]。

3. 反寡义核苷酸(AONs)治疗

动物实验已证明AONs是CHRNA1相关CMS

的一种有前途的治疗方法[37]。

【病例摘要】

患儿男，1岁3个月，自幼发育落后，6个月会抬头，8个月翻身，1岁独坐，8个月时能逗笑，1岁时偶可无意识发"baba，mama"音。运动耐力差，运动能力有波动，睡醒后症状减轻，呼吸道感染时咳嗽费力。查体表观无畸形，四肢肌张力低，腱反射可引出。辅助检查：CK 125 U/L；头颅MRI、听觉诱发电位、视频脑电图、血尿代谢筛查无异常；神经重复刺激阳性。经基因检测示 *DPAGT1* 基因相关CMS，予以溴吡斯的明治疗好转。病例详细资料见

表3-2-2 CMS的亚型和药物选择

亚型		基因	蛋白	位置	遗传方式	诊断线索提示	药物选择
突触前膜缺陷	轴突运输障碍	SLC5A7	胆碱转运蛋白-1（ChT）	2q12.3	AD	神经发育迟缓、脑萎缩	AChEI或沙丁胺醇
	乙酰胆碱合成和再循环障碍	CHAT	乙酰胆碱转移酶（CHAT）	10q11.23	AR		AChEI
		SLC18A3	囊泡乙酰胆碱转运蛋白VAchT	10q11.23	AR	先天性副肌强直症样表现，遇冷水加重	AChEI
	突触囊泡胞吐作用功能障碍	SNAP25	可溶性N-乙基-马来酰亚胺敏感因子附着蛋白（SNARE）	20p12.2	AD	严重的中枢神经系统受累表现	3,4-DAP
		VAMP1	囊泡相关膜蛋白1	12p13.21	AR	关节挛缩	AChEI
		SYB1	突触泡蛋白1	12p	未知		AChEI
		SYT2	突触结合蛋白	1q32.1	AD	足部关节畸形	3,4-DAP或AChEI*
		MUNC13-1	哺乳动物不协调13蛋白	19	AR		AChEI*或3,4-DAP*
突触间隙缺陷	乙酰胆碱酯酶缺乏	COLQ	乙酰胆碱酯酶的胶原尾亚单位	3p24.2	AR		麻黄碱，沙丁胺醇或3,4-DAP*
	突触基底膜缺损	LAMB2	层黏连蛋白β2	3p21.31	AR	Pierson综合征	麻黄碱，沙丁胺醇或3,4-DAP*
		LAMA5	层黏连蛋白α5	20q13.33	未知		AChEI或3,4-DAP
		COL13A1	XIII型胶原蛋白α1	10q22.1	AR	关节松弛	沙丁胺醇或3,4-DAP
突触后膜缺陷	原发性AChR缺乏	CHRNA1	烟碱型乙酰胆碱受体α亚基	2q31.1	AD/AR		AChEI
		CHRNB1	烟碱型乙酰胆碱受体β亚基	17p13.1	AD/AR	翼状肩，脊柱侧凸	氟西汀，麻黄碱*
		CHRND	烟碱型乙酰胆碱受体δ亚基	2q37.1	AD/AR		3,4-DAP，AChEI*
		CHRNE	烟碱型乙酰胆碱受体ε亚基	17p13.2	AD/AR		沙丁胺醇，氟西汀
		CHRNG	烟碱型乙酰胆碱受体γ亚基	2q37.1	AR	Escobar综合征	—
	AChR聚集信号通路中的缺陷	AGRN	蛋白聚糖	1p36.33	AR		麻黄碱
		LRP4	低密度脂蛋白相关蛋白4	11p11.2	AR		沙丁胺醇
		DOK7	激酶7下游	4p16.3	AR		沙丁胺醇，麻黄碱
		MUSK	肌肉特异性酪氨酸激酶	9q31.3	AR		沙丁胺醇
		RAPSN	突触后膜乙酰胆碱受体缔合蛋白	11p13-q1	AR		AChEI联合3,4-DAP，麻黄碱
		PREPL	丙基-肽链内切酶-样蛋白	2p21	AR		AChEI
		MYO9A	肌球蛋白IXA	15q23	AR		AChEI单用或与3,4-DAP联合应用

续表

亚型		基因	蛋白	位置	遗传方式	诊断线索提示	药物选择
突触后膜缺陷	AChR聚集信号通路中的缺陷	SCN4A	钠电压门控通道α4	17q23.3	AR		AChEI*
		PLEC1	网蛋白	8q24.3	AR	皮肤、黏膜水疱	AChEI
		SLC25A1	跨线粒体内膜的线粒体柠檬酸盐载体	22q11.21	AR	癫痫、胼胝体发育不全、听力受损和尿有机酸升高	3,4-DAP
糖基化缺陷		GFPT1	谷氨酰胺-果糖-6-磷酸转氨酶1	2p13.3	AR	肢带型肌无力为主，波动性	AChEI
		GMPPB	鸟苷二磷酸甘露糖焦磷酸化酶B	3p21.31	AR	近端肌无力，晨轻暮重	AChEI单独或与3,4-DAP和（或）沙丁胺醇联合使用
		ALG2	α-1,3-甘露糖转移酶	9q22.33	AR		AChEI
		ALG14	鸟苷二磷酸-N-乙酰氨基葡萄糖基转移酶	1p21.3	AR	进行性脑萎缩，癫痫，关节挛缩	AChEI*
		DPAGT1	长萜基磷酸-N-乙酰氨基葡萄糖基转移酶1	11q23.3	AR	肢带型肌无力表现伴智力障碍、自闭症	AChEI，3,4-DAP

注：AChEI，乙酰胆碱酯酶抑制剂；AD，常染色体显性遗传；AR，常染色体隐性遗传；3,4-DAP，3,4-二氨基吡啶；*，部分有效。

二维码数字资源 3-2。

数字资源 3-2

（黄秀丽　熊晖）

【参考文献】

[1] Engel AG, Shen XM, Selcen D, et al. Congenital myasthenic syndromes: pathogenesis, diagnosis, and treatment. Lancet Neurol, 2015, 14（4）: 420-434.

[2] Finsterer J. Congenital myasthenic syndromes. Orphanet J Rare Dis, 2019, 14（1）: 57.

[3] Engel AG, Lambert EH, Gomez MR. A new myasthenic syndrome with end-plate acetylcholinesterase deficiency, small nerve terminals, and reduced acetylcholine release. Ann Neurol, 1977, 1（4）: 315-330.

[4] Gomez CM, Gammack JT. A leucine-to-phenylalanine substitution in the acetylcholine receptor ion channel in a family with the slow-channel syndrome. Neurology, 1995, 45（5）: 982-985.

[5] Parr JR, Andrew MJ, Finnis M, et al. How common is childhood myasthenia? The UK incidence and prevalence of autoimmune and congenital myasthenia. Arch Dis Child, 2014, 99（6）: 539-542.

[6] Zhao Y, Li Y, Bian Y, et al. Congenital myasthenic syndrome in China: genetic and myopathological characterization. Ann Clin Transl Neurol, 2021, 8（4）: 898-907.

[7] Rodríguez Cruz PM, Palace J, Beeson D. The neuromuscular junction and wide heterogeneity of congenital myasthenic syndromes. Int J Mol Sci, 2018, 19（6）: 1677.

[8] 肖婷, 吴丽文. 先天性肌无力综合征的诊治进展. 中国当代儿科杂志, 2020, 22（6）: 672-676.

[9] Engel AG. Congenital Myasthenic Syndromes in 2018. Curr Neurol Neurosci Rep, 2018, 18（8）: 46.

[10] Bauché S, O'Regan S, Azuma Y, et al. Impaired presynaptic high-affinity choline transporter causes a congenital myasthenic syndrome with episodic apnea. Am J Hum Genet, 2016, 99（3）: 753-761.

[11] Wang H, Salter CG, Refai O, et al. Choline transporter mutations in severe congenital myasthenic syndrome disrupt transporter localization. Brain, 2017, 140（11）: 2838-2850.

[12] Barisic N, Müller JS, Paucic-Kirincic E, et al. Clinical variability of CMS-EA (congenital myasthenic syndrome with episodic apnea) due to identical CHAT mutations in two infants. Eur J Paediatr Neurol, 2005, 9（1）: 7-12.

[13] O'Grady GL, Verschuuren C, Yuen M, et al. Variants in SLC18A3, vesicular acetylcholine transporter, cause congenital myasthenic syndrome. Neurology, 2016, 87(14): 1442-1448.

[14] Arredondo J, Lara M, Ng F, et al. COOH-terminal collagen Q (COLQ) mutants causing human deficiency of endplate acetylcholinesterase impair the interaction of ColQ with proteins of the basal lamina. Hum Genet, 2014, 133(5): 599-616.

[15] Ohno K, Brengman J, Tsujino A, et al. Human endplate acetylcholinesterase deficiency caused by mutations in the collagen-like tail subunit (ColQ) of the asymmetric enzyme. Proc Natl Acad Sci USA, 1998, 95(16): 9654-9659.

[16] Mihaylova V, Müller JS, Vilchez JJ, et al. Clinical and molecular genetic findings in COLQ-mutant congenital myasthenic syndromes. Brain, 2008, 131(3): 747-759.

[17] Wargon I, Richard P, Kuntzer T, et al. Long-term follow-up of patients with congenital myasthenic syndrome caused by COLQ mutations. Neuromuscul Disord, 2012, 22(4): 318-324.

[18] Burke G, Cossins J, Maxwell S, et al. Distinct phenotypes of congenital acetylcholine receptor deficiency. Neuromuscul Disord, 2004, 14(5): 356-364.

[19] Jephson CG, Mills NA, Pitt MC, et al. Congenital stridor with feeding difficulty as a presenting symptom of Dok7 congenital myasthenic syndrome. Int J Pediatr Otorhinolaryngol, 2010, 74(9): 991-994.

[20] Ohno K, Ohkawara B, Mikako I. Recent advances in congenital myasthenic syndromes. Clin Experiment Neuroimmunol, 2016, 7(3): 246-259.

[21] Gehle VM, Walcott EC, Nishizaki T, et al. N-glycosylation at the conserved sites ensures the expression of properly folded functional ACh receptors. Brain Res Mol Brain Res, 1997, 45(2): 219-229.

[22] Zoltowska K, Webster R, Finlayson S, et al. Mutations in GFPT1 that underlie limb-girdle congenital myasthenic syndrome result in reduced cell-surface expression of muscle AChR. Hum Mol Genet, 2013, 22(14): 2905-2913.

[23] Basiri K, Belaya K, Liu WW, et al. Clinical features in a large Iranian family with a limb-girdle congenital myasthenic syndrome due to a mutation in DPAGT1. Neuromuscul Disord, 2013, 23(6): 469-472.

[24] Selcen D, Shen X, Brengman J, et al. DPAGT1 myasthenia and myopathy: Genetic, phenotypic, and expression studies. Neurology, 2014, 82(20): 1822-1830.

[25] Belaya K, Rodríguez Cruz PM, et al. Mutations in GMPPB cause congenital myasthenic syndrome and bridge myasthenic disorders with dystroglycanopathies. Brain, 2015, 138(8): 2493-2504.

[26] Stanley JP, Iyadurai. Congenital Myasthenic Syndromes. Neurol Clin, 2020, 38(3): 541-552.

[27] Barisic N, Müller JS, Paucic-Kirincic E, et al. Clinical variability of CMS-EA (congenital myasthenic syndrome with episodic apnea) due to identical CHAT mutations in two infants. Eur J Paediatr Neurol, 2005, 9(1): 7-12.

[28] Chen YA, Scheller RH. SNARE-mediated membrane fusion. Nature, 2001, 2(12): 98-106.

[29] Maselli RA, Ng JJ, Anderson JA, Cagney O, et al. Mutations in LAMB2 causing a severe form of synaptic congenital myasthenic syndrome. J Med Genet, 2009, 46(3): 203-208.

[30] Hoffmann K, Muller JS, Stricker S, et al. Escobar syndrome is a prenatal myasthenia caused by disruption of the acetylcholine receptor fetal gamma subunit. Am J Hum Genet, 2006, 79(2): 303-312.

[31] Chaouch A, Porcelli V, Cox D, et al. Mutations in the mitochondrial citrate carrier SLC25A1 are associated with impaired neuromuscular transmission. J Neuromuscul Dis, 2014, 1(1): 75-90.

[32] Selcen D, Juel VC, Hobson-Webb LD, et al. Myasthenic syndrome caused by plectinopathy. Neurology, 2011, 76(4): 327-336.

[33] Souza PV, Batistella GN, Lino VC, et al. Clinical and genetic basis of congenital myasthenic syndromes. Arq Neuropsiquiatr, 2016, 74(9): 750-760.

[34] Vanhaesebrouck AE, Beeson D. The congenital myasthenic syndromes: expanding genetic and phenotypic spectrums and refining treatment strategies. Curr Opin Neurol, 2019, 32(5): 696-703.

[35] Maselli RA, Arredondo J, Cagney O, et al. Mutations in MUSK causing congenital myasthenic syndrome impair MuSK-Dok-7 interaction. Hum Mol Genet, 2010, 19(12): 2370-2379.

[36] Chaouch A, Müller JS, Guergueltcheva V, et al. A retrospective clinical study of the treatment of slow-channel congenital myasthenic syndrome. J Neurol, 2012, 259(3): 474-481.

[37] Tei S, Ishii HT, Mitsuhashi H, et al. Antisense oligonucleotide-mediated exon skipping of CHRNA1 pre-mRNA as potential therapy for congenital Myasthenic syndromes. Biochem Biophys Res Commun, 2015, 461(3): 481-486.

第三节　先天性肌强直

【概述】

先天性肌强直（myotonia congenita，MC）是由 CLCN1 基因突变导致的一种遗传性神经肌肉离子通道病，通常儿童早期起病，由于骨骼肌收缩后不能及时放松，主要临床表现为肌肉强直，可伴不同程度肌肥大[1]。根据遗传方式不同，MC 可分为常染色体显性遗传的 Thomsen 型和常染色体隐性遗传的 Becker 型。

1876 年丹麦医生 Julius Thomsen 详细描述了他本人及其家系 4 代受累患者的肌强直症状，此为该病最早的描述，故其后 MC 被称为 Thomsen 病[2]。1948 年 Thomasen 描述了一个连续 7 代 64 名以肌强直为突出表现的 Thomsen 病大家系[3]。1907 年 Te Kamp 提出先天性肌强直可能存在隐性遗传，1966 年 Becker 提出隐性遗传的 Becker 型比显性遗传的 Thomsen 型更常见，且症状更严重[4]。1977 年 Becker 总结 Becker 型起病比 Thomsen 型晚，多为 4～12 岁，首先累及下肢，其后上肢及面部受累明显[5]。1992 年 Koch 等对 4 个 Thomsen 病家系进行遗传连锁分析，发现其致病基因为定位于 7q35 的 CLCN1 基因[6]。这一发现使基因检测成为诊断 MC 及其鉴别诊断的重要方法。MC 的全球患病率约为 1/100 000，但在斯堪的纳维亚半岛，2 种亚型的 MC 患病率都比较高，MC 的患病率为 1/10 000[7]。一项英国 300 例基因确诊的 MC 队列研究表明，常染色体显性遗传的 Thomsen 型占 MC 的 37%，提示 Thomsen 型比 Becker 型更罕见[8]。我国对 MC 的认识过程始于 1956 年，黄大有描述了一例 6 岁起病以肌强直、肌肉肥大为主要表现的 MC 患者[9]，其后该病临床病例陆续被报道。2010 年 Gao Feng 等报道了 2 个基因确诊（CLCN1 基因突变）的中国 MC 家系[10]。目前已发现了 200 多种 CLCN1 基因突变，我国报道了 20 多个 CLCN1 基因突变位点。

MC 的致病基因 CLCN1 定位于 7q35，有 23 个外显子，编码由 988 个氨基酸组成的氯离子通道蛋白-1（chloride channel 1，CLCN1）。CLCN1 调控的氯离子通道是一种骨骼肌纤维细胞膜上的电压门控通道，CLCN1 通道电导占静息状态下肌膜总电导的 80%，对维持细胞兴奋性及离子运输等至关重要[11]。CLCN1 蛋白为同源二聚体结构，每个单体由 18 个 α 螺旋组成，其中 17 个部分嵌入细胞膜，但在膜内走向相反，形成独立的氯离子通道孔洞，单通道电导为 1.5pS。由于存在两个离子导电孔，ClCN1 通道有两种不同的门控机制，即快速门控和慢速门控。CLCN1 突变可导致氯离子通道功能丧失，对骨骼肌肌膜兴奋性的抑制作用减弱，导致重复去极化，从而产生肌强直症状（图 3-3-1）[12]。

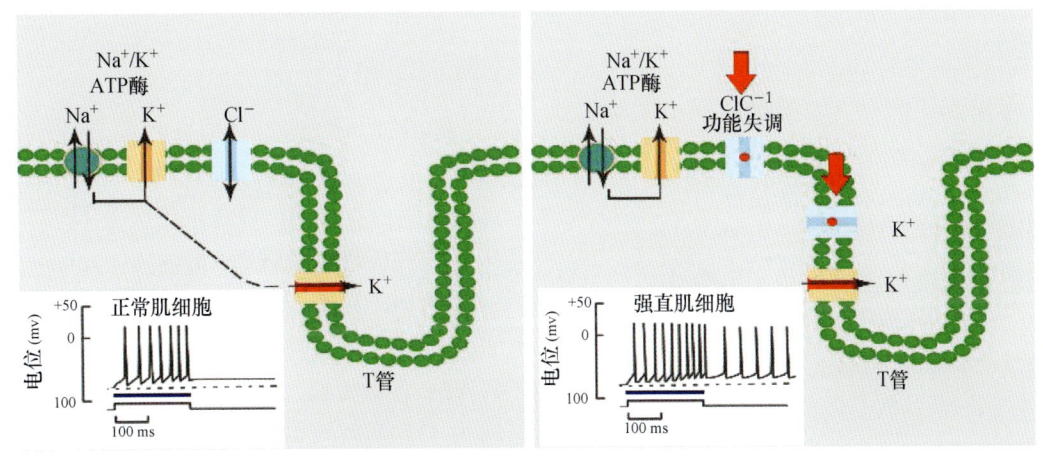

图 3-3-1　先天性肌强直发病机制

【临床表现】

MC 患者的起病年龄主要为婴幼儿期至儿童期，少数患者成年后起病，男女均可患病，男性患者临床症状较重，通常不危及生命，注意预防意外伤害事件。根据临床表现及遗传方式的不同，MC 分为 2 个亚型，即常染色体显性遗传的 Thomsen 型和常染色体隐性遗传的 Becker 型[13]。

MC 的主要临床表现为肌肉强直，但具有一定的临床异质性。患者的肌肉强直多在儿童早期出现，最早出生后 1 天内发病，少数可成年后起病。由于肌强直可累及全身骨骼肌，肌强直症状的表现形式多样，包括久坐后起身困难、初始起步困难、双手握拳后伸展费力、突然张口或闭口不能、用力闭眼后睁眼困难、转颈缓慢、翻身费力等。肌强直症状具有明显的"热身"现象（即肌强直在休息及长时间维持相同姿势后突然再运动时明显，反复运动后缓解），寒冷、饥饿、疲劳、紧张、女性月经期或孕期等可能加重，可伴有肌肉疼痛（41%）、短暂性肌无力等。患者可出现全身肌肥大，呈运动员体型。叩击患者肌肉可引起肌肉持续性收缩，可见"肌球"现象。

Thomsen 型和 Becker 型的共同临床特征主要为肌肉僵直、"热身"现象及不同程度的肌肥大。但两种表型又存在明显区别。Thomsen 型起病略早于 Becker 型，于婴儿早期出现肌强直，轻-中度，上肢受累为主，伴轻度肌肥大，不伴肌无力及肌萎缩。Becker 型发病晚，平均发病年龄在 10 岁左右（3～34 岁），肌强直症状相对严重，呈中-重度肌强直，通常下肢先受累，逐渐累及上肢、面部、舌部及躯干肌等，伴中度肌肥大，下肢肌肥大为著，可有短暂或持续性肌无力。

【辅助检查】

临床上考虑到该病后，需要通过肌电图确定肌强直的电生理特点，评估血清肌酸激酶水平，在此基础上进行 CLCN1 基因致病突变检测明确诊断。

1. 肌电图

针极肌电图表现肌强直放电（呈轰炸机俯冲声音），且不合并肌源性损害及神经源性损害，具有重要的诊断意义。两种 MC 亚型的肌电图不存在明显差异。

2. 血清肌酶谱

肌酸激酶（CK）通常正常或轻度升高（一般不超过正常上限的 3～4 倍）。

3. 肌肉活检

MC 的肌肉病理可出现异常肌纤维、肌细胞核数量增加及 2B 型肌纤维缺失。但肌肉病理不具有特征性改变，对该病的诊断没有特殊意义，通常不要求完成。

4. 基因检测

基因检测被认为是诊断 MC 的金标准。对于首诊高度怀疑 MC 的患者需进行 CLCN1 基因序列分析。二代测序技术如包括 CLCN1 基因和其他多种强直性肌肉病及离子通道病基因的测序 panel 广泛应用于临床后，有助于疾病的鉴别诊断。

Thomsen 型 MC 患者的 CLCN1 基因为杂合突变，Becker 型 MC 患者的 CLCN1 基因为复合杂合突变或纯合突变。突变类型包括错义突变、无义突变、插入/缺失突变和剪切突变等，拷贝数变异如外显子缺失或重复相对少见。CLCN1 突变位点目前已报道了 200 多个，可见于基因全长，第 8 外显子为热点突变区域。大多数突变位点位于蛋白功能区及保守位点，突变可导致转运通道减少，或通道功能改变，如快速门控通道和慢速门控通道变化、单通道电导降低及离子选择性的改变等。

【诊断】

当患者于婴幼儿期或儿童期出现肌强直症状，"热身"现象，伴肌肥大，可伴肌痛，肌电图发现肌强直放电，且不伴肌源性损害及神经源性损害，首先考虑到 MC 的临床诊断，出现肌强直或肌肥大的阳性家族史，更支持该病的诊断。有短暂性肌无力的患者需考虑 Becker 型 MC。进行基因检测发现致病变异可以明确诊断。

【鉴别诊断】

临床上 MC 需与其他几种强直性肌病进行鉴别诊断。在和其他疾病进行鉴别出现困难时，需要通过肌电图检查和基因检查进行区分。

1. 先天性副肌强直

与 MC 具有类似的肌强直症状，肌电图可见肌强直放电，但伴肌源性损害，由钠离子通道基因 SCN4A 突变所致。肌强直以眼外肌、面肌及手部肌肉为主，下肢较少受累，无"热身"现象。肌强直典型特征为寒冷时加重，温暖状态下症状轻微。除此之外，长时间持续运动、饥饿、高钾饮食等也可诱发。患者可出现发作性肌无力，持续数分钟至数小时不等。部分患者可出现肌痛、肌肥大、横纹肌溶解等，血清 CK 可一过性显著升高。值得注意的是，部分基因确诊的先天性副肌强直先证者同时也检测出了一个 CLCN1 基因致病变异，这种双基因突变导致的肌强直可能加重了患者的表型。

2. 钾加重型肌强直

部分患者与 CLCN1 基因突变所致的 MC 的临床表现一致，临床上难以鉴别，但该病是 SCN4A 基因突变所致。钾加重型肌强直患者可出现高钾性周期性麻痹，补钾或高钾饮食后肌强直症状加重，运动中出现肌强直，常伴肌痛，眼外肌受累更常见。新生儿患者可出现严重的发作性喉痉挛，导致发作性呼吸困难，危及生命。

3. 强直性肌营养不良（myotonic dystrophy, DM）

强直性肌营养不良多为中青年起病，表现为特征性肌无力、肌萎缩、肌强直症状，主要累及四肢远端肌、头面部肌和胸锁乳突肌，患者可出现"斧状脸"。除了骨骼肌受累，还伴有其他系统症状，如早发性白内障、房室传导阻滞、额秃、多汗、糖尿病、月经不调、勃起功能障碍、性欲下降、不孕和智力异常等。该病分为 DM1 型和 DM2 型，分别由于 DMPK 基因 3' 端非编码区（CTG）n 异常重复扩增（大于 50 次考虑为致病性变异）及 ZNF9 基因第 1 内含子（CCTG）n 异常重复扩增（致病性重复扩增次数为 75～11 000 次）所致。

【治疗】

MC 患者病情较轻，一般进展不明显，部分患者成年后症状可能减轻，一般不影响寿命。因此，根据 MC 患者疾病程度和需求进行个体化临床管理，以对症支持治疗为主，避免诱发因素，预防意外伤害，注重心理治疗。

1. 一级预防

主要目的在于控制肌强直的诱发和加重因素，预防意外伤害。避免寒冷、饥饿、疲劳、紧张及高强度运动等。女性患者孕期及经期症状可加重，应注意防护。不要登高或者独自横过马路，乘坐公共交通工具时避免因急刹车而摔倒，起身或行走初始阶段要注意动作缓慢，预防跌倒。避免使用去极化肌松剂类的麻醉药、利尿剂、大剂量肾上腺素或选择性 β 肾上腺素能激动剂、普萘洛尔等导致肌强直症状加重的药物。

2. 对症治疗

当肌强直症状明显影响日常生活、学习和工作时，可考虑药物治疗以控制肌强直症状。主要使用能够让肌肉兴奋性恢复正常的药物，如美西律、拉莫三嗪、卡马西平、苯妥英钠、乙酰唑胺等药物。

美西律（Mexiletine）是一种钠通道阻滞剂，是利多卡因衍生物，可有效降低骨骼肌过度兴奋性，是 FDA 批准的唯一适应证药物，为一线用药[14]。在一项双盲随机试验中，美西律显著降低了 59 例强直性肌病患者的肌强直症状，其中 34 例为 MC 患者[15]。临床上，从小剂量（每次 150 mg，每日 2 次）开始，逐渐缓慢增加剂量至每次 200～300 mg，每日 3 次，根据病情调整剂量。在使用前和使用过程中进行心电图检查，评估 QT 间期。常见的副作用包括上腹不适、恶心、头晕、震颤和共济失调等，减少药物剂量后副作用可缓解。

当美西律无反应时，可考虑使用二线药物，包括拉莫三嗪、卡马西平、苯妥英钠、乙酰唑胺等。拉莫三嗪是一种钠通道阻滞剂，一项随机对照试验中，拉莫三嗪显著减轻了钠和氯离子通道病患者的肌强直症状。其他钠离子通道阻滞剂如苯妥英钠和卡马西平，以及碳酸酐酶抑制剂乙酰唑胺等也可改善肌强直症状。

3. 心理支持

在成长过程中，当出现运动受限、摔倒等不同于同龄儿表现时，患儿容易出现心理变化，必要时建议心理咨询。

（谈丹丹　熊　晖）

【参考文献】

[1] Jeng CJ, Fu SJ, You CY, et al. Defective gating and proteostasis of human clc-1 chloride channel: molecular pathophysiology of myotonia congenita. Front Neurol, 2020, 11: 76.

[2] Thomsen J. Tonische Kraempfe in willkuerlich beweglichen Muskeln in Folge von ererbter psychischer Disposition: Ataxia muscularis? Arch Psychiat Nervenkr, 1876, 6: 702-718.

[3] Thomasen E. Myotonia, Thomsen's disease. Paramyotonia, and dystrophia myotonica. Op Ex Domo Biol HeredmHum U Hafniensis, 1948, 17: 11-251.

[4] Becker PE, Zur Genetik der Myotonien. In: Kuhn, E. Progressive Muskel dystrophie, Myotonie, Myasthenie.

Berlin: Springer-Verlag (pub.), 1966: 247-255.
[5] Becker PE. Myotonia congenita and syndromes associated with myotonia. Vol. III. Topics in Human Genetics. Stuttgart: Georg Thieme (pub.), 1977.
[6] Koch M, Harley H, Sarfarazi M, et al. Myotonia congenita (Thomsen's disease) excluded from the region of the myotonic dystrophy locus on chromosome 19. Hum Genet, 1989, 82 (2): 163-166.
[7] Sun C, Tranebjaerg L, Torbergsen T, et al. Spectrum of CLCN1 mutations in patients with myotonia congenita in northern Scandinavia. Europ J Hum Genet, 2001, 9 (12): 903-909.
[8] Fialho D, Schorge S, Pucovska U, et al. Chloride channel myotonia: exon 8 hot-spot for dominant-negative interactions. Brain, 2007, 130 (Pt 12): 3265-3274.
[9] 黄大有, 焦承741. 先天性肌强直病一例报告. 中华神经精神科杂志, 1956, 2 (2): 149-151.
[10] Gao F, Ma FC, Yuan ZF, et al. Novel chloride channel gene mutations in two unrelated Chinese families with myotonia congenita. Neurol India, 2010, 58 (5): 743-746.
[11] Pedersen TH, Riisager A, de Paoli FV, et al. Role of physiological ClC-1 Cl- ion channel regulation for the excitability and function of working skeletal muscle. J Gen Physiol, 2016, 147 (4): 291-308.
[12] Altamura C, Desaphy JF, Conte D, et al. Skeletal muscle ClC-1 chloride channels in health and diseases. Pflugers Arch, 2020, 472 (7): 961-975.
[13] Orsini C, Petillo R, D'Ambrosio P, et al. CLCN1 Molecular Characterization in 19 South-Italian Patients With Dominant and Recessive Type of Myotonia Congenita. Front Neurol, 2020, 11: 63.
[14] Cannon SC. Channelopathies of skeletal muscle excitability. Compr Physiol, 2015, 5 (2): 761-790.
[15] Statland JM, Bundy BN, Wang Y, et al. Consortium for clinical investigation of neurologic channelopathies. mexiletine for symptoms and signs of myotonia in nondystrophic myotonia: a randomized controlled trial. JAMA, 2012, 308 (13): 1357-1365.

第四节 肝豆状核变性

【概述】

肝豆状核变性（hepatolenticular degeneration）又称 Wilson 病（Wilson disease），是由 Samuel Alexander Kinnier Wilson 于 1912 年首先报道。本病为一种常染色体隐性遗传病，患病率为 1/30 000，致病基因携带率为 1/90。致病基因 ATP7B 位于染色体 13q14.3，编码 P 型铜转运 ATP 酶，基因缺陷导致铜与脱辅基铜蓝蛋白结合障碍及铜经胆汁排泄障碍。未结合铜的脱辅基铜蓝蛋白在血中很快降解，引起血浆铜蓝蛋白降低。铜排泄障碍引起铜在肝、脑、肾、角膜、血细胞和骨关节等沉积，通过产生自由基与氧化应激损害细胞膜和多种细胞内成分，如线粒体、过氧化物体、溶酶体、DNA 等，并影响多种酶的功能，导致肝功能受损、Kayser-Fleisher 环（凯-弗环，K-F 环）阳性、神经系统受累、精神症状、肾功能损害等一系列临床表现。

【临床表现】

肝豆状核变性患者的起病年龄、临床症状与体征差异很大，容易误诊及漏诊。肝豆状核变性患者的诊断年龄可早至 18 个月，晚至 70 多岁，大多数为 5～35 岁（平均 13 岁）。患者初始症状各异，儿童最常见的初始表现为肝病，平均年龄为 9～13 岁，而年龄较大（15～17 岁）的患者更可能因神经系统症状就诊，出现神经系统症状的平均年龄在 15～21 岁。

1.肝病

肝是肝豆状核变性铜蓄积的初始部位，患者在诊断时通常都存在一定程度的肝病。其临床表现多样，包括无症状的生化异常和脂肪变性、急性肝炎和急性肝衰竭（伴有 Coomb's 试验阴性的溶血性贫血）、慢性肝炎以及肝硬化。

患者尤其是低龄儿童可以无任何临床症状，仅在体检时偶然发现肝酶增高。也可以起病时已有肝硬化，表现为进行性倦怠、乏力、恶心、腹胀、水肿、腹水、黄疸、出血倾向、食管静脉破裂出血等肝硬化、门脉高压、脾功能亢进的表现，此时常常有脾大，肝质硬缩小，患者可因消化道大出血或肝衰竭而死亡。起病时表现为慢性活动性肝炎者亦较常见，患者的临床、生化和组织病理均类似于慢性活动性肝炎。偶见以急性重型肝炎起病，表现为急剧进行性的黄疸、水肿、腹水、出血、高氨血症、肝昏迷，可在数周内死亡。

2. 神经系统表现

以锥体外系症状为主，常见肌张力不全，表现为头部或肢体异常姿势、扭转、精细动作困难、构音障碍（语速减慢、口齿不清）、咀嚼吞咽困难、流涎等；肢体震颤也较常见，活动时更为明显；舞蹈手足徐动也可见。患者常有帕金森样症状，如动作缓慢、肢体僵硬、表情呆板、震颤、构音不清、书写时字体过小。其他少见的神经系统表现有癫痫发作、轻瘫、腱反射亢进、病理征阳性、共济失调等。

3. 精神症状

患者可表现为幼稚行为、攻击行为、脾气暴躁、易激惹、强哭强笑、欣快、躁狂、抑郁、淡漠、注意力不集中等，也可出现幻觉、妄想等精神症状。

4. 角膜K-F环

为铜在角膜后弹力层沉积，在角膜边缘形成的色素环，呈棕色、棕灰色或棕黄色。先出现在角膜的上缘，随后出现在角膜的下缘，最后延伸至角膜的两侧形成完整的色素环。K-F环需在裂隙灯下检查，严重者肉眼亦可见到。K-F环见于98%具有神经系统症状的患者，以及50%具有肝表现的患者。经治疗后K-F环可消退。

5. 血液系统表现

溶血性贫血可以作为首发症状出现，也可与肝病同时出现，为铜对红细胞膜的氧化损伤所致。对任何原因不明的溶血性贫血患儿，当Coomb's试验阴性时，均应排除本病。以急性肝衰竭为表现的患者常常合并严重的急性血管内溶血，可能是肝细胞的大量坏死导致大量的铜释放入血所引起。除溶血性贫血外，本病也可发生失血性贫血、脾功能亢进性贫血以及骨髓造血功能减低导致的贫血。

6. 肾脏表现

以肉眼血尿、持续性镜下血尿、蛋白尿以及肾小管酸中毒为主要表现。有肾损害症状的患者不多，但实验室检查有肾损害者不少见。

7. 骨关节表现

常见症状有骨关节痛、骨质稀疏、活动期佝偻病样改变，少数患者可有自发性骨折。骨关节损害可能与铜沉积在软骨和滑膜引起胶原和蛋白聚糖降解有关，部分与肾小管酸中毒有关。另外，肝、肾功能损害影响活性维生素D的生成，引起维生素D缺乏性佝偻病。

【辅助检查】

1. 眼科检查

裂隙灯下进行角膜K-F环的检查是诊断肝豆状核变性与治疗效果评价的重要指标，治疗后角膜K-F环缩小、减淡或消失说明治疗有效。

2. 血清铜蓝蛋白

95%的患者血清铜蓝蛋白降低（急性肝衰竭时可以不低），20%的 *ATP7B* 基因突变的杂合子血清铜蓝蛋白也可降低。

3. 24 h尿铜

正常人尿铜在50 μg/24 h以下。患者尿铜大多超过100 μg/24 h，在急性肝衰竭的患者以及在青霉胺治疗的早期，尿铜会显著增多，可达2000 μg/24 h，在青霉胺维持治疗期间，尿铜常常在200～500 μg/24 h。由于尿铜微量，在收集尿液时要严防污染。

4. 肝铜

正常人肝铜为20～45 μg/g干重，患者的肝铜多数超过250 μg/g干重，部分 *ATP7B* 基因突变杂合子的肝铜也增高，但不超过250 μg/g干重。

5. 血清铜

为铜蓝蛋白结合铜与非铜蓝蛋白结合铜的总和。90%～95%的血清铜与铜蓝蛋白结合称为铜蓝蛋白结合铜；其余5%～10%与白蛋白或氨基酸疏松结合称为非铜蓝蛋白结合铜，非铜蓝蛋白结合铜测定困难，可按以下公式推算：非铜蓝蛋白结合铜 = 血清铜 − 0.3% 血清铜蓝蛋白。非铜蓝蛋白结合铜正常值为50～120 μg/L，患者该值显著增高，但患者铜蓝蛋白结合铜降低，故血清铜常常降低。血清铜对本病的诊断价值有限。

6. 其他化验

血常规可见红细胞、血小板降低；可存在溶血性贫血的相关指标；当脾功能亢进时，可见三系降低；肾受损时，可见肾小管性酸中毒、血尿、氨基酸尿；生化检查常见血清转氨酶增高，发生肝硬化时可有白蛋白降低与凝血功能异常，发生溶血性贫血时，可有胆红素增高。

7. 头颅影像学检查

头颅CT可见基底节区双侧对称性低密度灶。头颅MRI较CT更敏感，病灶呈T1低信号和T2高信号，位于基底节、丘脑、内囊、中脑、大脑白质、齿状核等区域，还可见脑萎缩和脑室扩大。

8. 脑电图

约 50% 的患者有脑电图异常，多无特异性，以背景波减慢为主。

9. 基因突变分析

ATP7B 基因存在纯合突变或复合杂合突变。

【诊断】

当患者出现以下表现时应考虑本病的可能：①原因不明的急、慢性肝病；②以锥体外系为主的神经系统症状；③Coomb's 试验阴性的急性血管内溶血；④不明原因的血尿、肾小管功能不全；⑤不明原因的骨关节症状。需要进一步的辅助检查，明确诊断。

若符合以下三项中的任何一项化验指标，且有血清铜蓝蛋白降低时可确定本病的诊断：① K-F 环阳性；② 24 h 尿铜 > 100 μg，需除外铜污染；③肝铜 > 250 μg/g 干重。另外，*ATP7B* 基因存在纯合突变或复合杂合突变可帮助诊断。

在德国莱比锡召开的国际会议上制定了肝豆状核变性的诊断评分系统（表 3-4-1），该评分系统已在成人和儿童中进行验证，也已被纳入了欧洲肝脏研究协会的肝豆状核变性的诊疗指南。

表 3-4-1 肝豆状核变性的评分系统

常规检查	分值	特殊检查	分值
K-F 环		肝铜（无胆汁淤积者）	
有	2	> 5× 正常上限（> 4 μmol/g）	2
无	0	0.8～4.0 μmol/g	1
神经系统症状		正常（< 0.8 μmol/g）	-1
重度	2	罗丹宁阳性颗粒	1
轻度	1	尿铜（无急性肝炎者）	
无	0	正常	0
铜蓝蛋白		1～2× 正常上限	1
正常（> 0.2 g/L）	0	> 2× 正常上限	2
0.1～0.2 g/L	1	正常，应用青霉胺后 > 5× 正常上限	2
< 0.1 g/L	2	基因突变分析	
Coomb's 试验阴性溶血性贫血		纯合或复合杂合突变	4
有	1	杂合突变	1
无	0	未检测到突变	0

注：≥ 4 分，诊断成立；3 分，疑似诊断；≤ 2 分，排除诊断。

【鉴别诊断】

肝豆状核变性临床表现多样，不同的临床表现需与相应的疾病相鉴别。

1. 铜蓝蛋白降低

除见于肝豆状核变性外，还可见于肾病综合征、蛋白缺乏性营养不良、吸收不良综合征、慢性肝炎、*AP1S1* 基因突变导致的 MEDNIK 综合征等，需要根据患者的临床表现及其他辅助检查进行鉴别。

2. 肝功能异常

肝豆状核变性常有转氨酶增高，而多种其他疾病同样会出现转氨酶异常，如病毒性肝炎、酒精滥用、自身免疫性肝炎、应用肝毒性药物、遗传性血色病和 α1-抗胰蛋白酶缺乏等，注意鉴别。在肝豆状核变性患者中，血清转氨酶通常轻至中度升高，AST 通常高于 ALT。

3. 肝硬化

具有肝硬化的患者，需除外导致慢性肝病的其他病因，如病毒性肝炎等。

4. 急性肝衰竭

病毒性肝炎、毒素、酒精、缺血、遗传性代谢性疾病和自身免疫性肝炎均可导致急性肝衰竭。肝豆状核变性导致的急性肝衰竭患者，血清转氨酶通常低于 2000 U/L，AST/ALT 比值 > 2。此外，碱性磷酸酶水平通常正常或低于正常，碱性磷酸酶（U/L）与总胆红素（mg/dl）的比值＜4。另外，肝豆状核变性导致的急性肝衰竭患者通常伴有Coomb's试验阴性的溶血性贫血，尿酸水平可能偏低。

5. 神经系统表现

肝豆状核变性的神经系统表现以锥体外系症状为主，需与特发性震颤、少年帕金森病、特发性肌张力不全、亨廷顿病、泛酸激酶相关神经变性病、舞蹈病-棘状红细胞增多症等相鉴别。98%的具有神经系统症状的肝豆状核变性患者K-F环阳性，可资鉴别。

6. 精神症状

具有精神症状的肝豆状核变性需要与抑郁、双相障碍、精神分裂症、痴呆和物质滥用等相鉴别。K-F环的存在有助于鉴别。

【治疗】

肝豆状核变性的治疗原则是尽早治疗，终身治疗，定期随访。治疗方案包括限制铜的摄入、减少铜的吸收、促进铜的排出，以及肝移植与对症治疗。其中药物是主要的治疗措施，不同药物的适应证、不良反应及治疗人群有所不同，应根据患者的临床特点选择药物，制定特定的治疗策略。

1. 低铜饮食

避免或限制富含铜的食物，如肝、水生贝壳、坚果、巧克力、豆类、蘑菇等；控制饮用水的铜摄入量，尽量饮用纯净水。使每日铜的摄入量低于1 mg。

2. 减少铜的吸收

（1）锌盐：锌盐可诱导肠黏膜上皮细胞内金属硫蛋白（metallothionein，MT）的合成，MT与铜有高度的亲和力，阻止吸收到肠黏膜细胞内的铜进一步入血，铜随自然更新脱落的肠黏膜由粪便排出。另外，吸收入体内的锌也可诱导肝和神经细胞内MT的生成，起到缓解铜毒性的作用。临床常用的锌盐有葡萄糖酸锌（每片35 mg，含元素锌5 mg）、硫酸锌（每片100 mg，含元素锌20 mg）和醋酸锌，推荐剂量，成人元素锌150 mg/d，小于50 kg的儿童锌元素75 mg/d，分3～4次，餐前1 h或餐后2 h服用。锌剂的特点为毒性低、不良反应少，但是起效慢。因此，国内外指南推荐锌剂作为神经型患者或者无症状患者的一线治疗以及普通患者的维持治疗。

（2）四硫钼酸胺：可以与食物中的铜结合阻止铜的吸收，并与非铜蓝蛋白铜结合，使其不能被细胞摄取。每天3 mg/kg，分6次服用（3次与食物同服，3次餐间空腹服用）。该药不会引起体内铜再分布，故不会加重神经系统症状，较青霉胺或曲恩汀更适合于有神经系统症状的患者。少数患者出现骨髓抑制和贫血。

3. 促进铜的排出

（1）青霉胺：是一种铜的螯合剂，可螯合体内的铜使之成为可溶性物质而随尿排出。青霉胺应从小剂量逐渐递增，至治疗剂量，成人为每天1～1.5 g，儿童为每天20 mg/kg，分2～4次服。需于餐前1 h或餐后2 h空腹服用。当临床症状好转、稳定，肝功能基本恢复正常，24 h尿铜降至500 μg以下时，青霉胺可减量至每天0.5～1.5 g维持。

青霉胺的副作用较多，约30%的患者因严重不良反应而最终停药。可发生过敏反应，应用前应行青霉素皮试，过敏反应表现为发热、皮疹、浅表淋巴结肿大、血小板和白细胞减少等，常在服药后1～3周发生，停药后消失。过敏症状消失后再次应用时需行脱敏治疗，即从小剂量开始，逐渐增加到治疗剂量，并可短期内加用抗过敏药物（如小剂量的糖皮质激素、抗组胺药等），密切观察是否脱敏；因青霉胺可能拮抗维生素B_6的作用，故应同时补充维生素B_6；少数已有神经系统症状的患者，在应用青霉胺的初期，可能出现神经症状加重，可能与青霉胺引起肝内蓄积的铜再分布有关，故此类患者应选择较低的初始剂量，或选用其他铜螯合剂；其他副作用有骨髓抑制、肾损害、皮肤和结缔组织损害、视神经炎和各种自身免疫疾病，如肾病综合征、肺出血肾炎综合征（Goodpasture syndrome）、狼疮样综合征、急性多发性关节炎等。

（2）曲恩汀：曲恩汀也是一种铜螯合剂，其临床疗效与青霉胺相当且副作用较少。主要用于青霉胺不耐受的患者，以及有神经系统症状的患者，较少出现神经症状的加重，曲恩汀的用量与用法同青霉胺。主要副作用包括骨髓抑制、肾毒性、皮肤黏膜病变及缺铁性贫血。

（3）二巯基丙磺酸钠：是强排铜药，具有水溶性好以及高效低毒等特点，排铜机制在于其含有两个巯基，平均排铜作用是青霉胺的3倍，是治疗神经型以及暴发型重症患者的理想选择。推荐剂量为5 mg/kg加入10%葡萄糖溶液250 ml中静脉滴注，1次/日，6日为1疗程，休息2日后可以进行第2个疗程，总疗程7～9周。不良反应包括发热、皮疹、出血倾向以及白细胞和血小板减少。二巯基丙磺酸钠可与青霉胺联合应用或用于暂时不适合青霉胺口服患者的替代治疗。

4. 肝移植治疗

大部分肝型患者在药物治疗1～2年后肝功能恢复正常，持续治疗则可使病情稳定。但有少数患者需要肝移植，其适应证：①急性肝衰竭作为首发表现或停止驱铜治疗后发生急性肝衰竭的患者；②慢性肝病进展为肝硬化且对螯合剂治疗无反应的患者，或没有及时驱铜治疗的失代偿期肝硬化患者。对神经系统症状恶化进展的患者如药物治疗无效能否行肝移植，仍存在争议，有研究显示部分患者有受益；法国的研究显示，男性、移植前存在肾功能不全以及有神经症状的患者肝移植后预后差。

5. 对症治疗

对有锥体外系受累的患者，可根据患者的症状选用左旋多巴、盐酸苯海索等治疗；有肝异常者需针对具体合并症进行治疗。

【预后与预防】

如果不治疗，肝豆状核变性是致命的。铜在肝内蓄积最终导致肝硬化，在神经系统蓄积导致严重的肌张力不全、运动不能。大多数患者会死于肝硬化或急性肝衰竭，而其余患者则会死于进行性神经系统疾病的并发症。接受治疗且依从性好的患者预后好，即使已发生晚期肝病也常常可以逆转。已出现严重的神经系统症状才开始治疗者，常遗留不同程度的运动障碍。在症状前开始治疗，可以预防发病，故应对患者同胞进行症状前诊断。父母为 ATP7B 基因变异携带者的家庭，为避免再发风险，需进行产前诊断。

（包新华）

【参考文献】

[1] Wilson SAK. Progressive lenticular degeneration：A familial nervous disease associated with cirrhosis of the liver. Brain，1912，34（4）：295-507.

[2] Roberts EA，Schilsky ML，Division of Gastroenterology and Nutrition，Hospital for Sick Children，Toronto，Ontario，Canada. A practice guideline on Wilson disease. Hepatology，2003，37（6）：1475-1492.

[3] Roberts EA，Schilsky ML，American Association for Study of Liver Diseases（AASLD）. Diagnosis and treatment of Wilson disease：an update. Hepatology，2008，47（6）：2089-2111.

[4] Mulligan C，Bronstein JM. Wilson Disease：An Overview and Approach to Management. Neurol Clin，2020，38（2）：417-432.

[5] European Association for Study of Liver. EASL Clinical Practice Guidelines：Wilson's disease. J Hepatol，2012，56（3）：671-685.

[6] Ferenci P，Caca K，Loudianos G，et al. Diagnosis and phenotypic classification of Wilson disease. Liver Int，2003，23（3）：139-142.

[7] Roberts EA. Update on the diagnosis and management of Wilson disease. Curr Gastroenterol Rep，2018，20（12）：56.

[8] Fernando M，van Mourik I，Wassmer E，et al. Wilson disease in children and adolescents. Arch Dis Child，2020，105（5）：499-505.

第五节　Prader-Willi 综合征

【概述】

Prader-Willi 综合征（Prader-Willi syndrome，PWS），俗称小胖威利综合征，是第一个被阐明的基因组印迹异常所导致的罕见遗传病，是父源染色体15q11.2-q13区域的基因表达异常所引起。该病临床表现多样，为多系统疾病，累及内分泌、代谢、神经、精神及行为等多个方面。不同年龄患儿临床表现不同，胎儿期可出现胎动少；新生儿期主要表现为哭声弱、喂养困难、肌张力低下等；婴幼儿期表现为发育迟缓；儿童期表现为肥胖、身材矮小和认知功能障碍等；青春期则表现为矮胖、性腺发育不良及行为异常等[1]。

1956年，Prader和Willi首次对Prader-Willi综合征进行了描述[2]；1981年，Ledbetter等发现染色体15q11.2-q13区域缺失是该病的病因[3]；1989年，Nicholls等进一步报道了非缺失型PWS[4]。绝大多数PWS患者为散发病例，发病率介于1/（10 000～30 000）[5]，无明显种族差异。

PWS是一种依赖亲本来源的遗传病，即印迹基因病。该病为父源染色体15q11.2-q13区域印记基因的功能缺陷所致，与PWS相关的区域长约6 Mb，这些基因的母系贡献已被表观遗传因素抑制。相反，若该区域母系优先表达的基因功能缺失则可导致Angelman综合征。在与PWS相关的6 Mb区域内，共有3个常见的缺失断裂点，将该区域分为大致4个部分，包括非印记区、PWS印记区（包括5个父源的编码基因等）、Angelman综合征印记区（包括母系优先表达基因，即*UBE3A*基因和*ATP10A*基因）和远端非印记区[6]。该病发病的遗传机制主要有3个：父源缺失、母源单亲二体（maternal uniparental disomy，mUPD）和印记中心缺陷。父源15q11.2-q13区域缺失是最常见的遗传学类型，在西方患者人群中占65%～75%，在亚洲人群中占约为80%。mUPD是指2条15号染色体都来源于母亲，没有一条来自父亲，等同于父源15q11.2-q13区域缺失。在PWS患者中，mUPD占20%～30%，已被证实与高龄产妇有关。而印记中心缺陷是由表观遗传因素引起的，尽管存在双亲等位基因，但只有母体的DNA是甲基化模式。在PWS患者中，印记中心缺陷占1%～3%。

【临床表现】

PWS患儿常存在多系统受累，年龄不同，临床表现不同：

1. 肌张力低下

肌张力低下是PWS患者婴儿期非常突出的一个临床表现，在胎儿期可表现为胎动减少，新生儿期及婴儿期表现为肢体活动少、吸吮无力、喂养困难，部分患儿需鼻饲喂养。

2. 体格发育异常

该病患儿在婴儿期因喂养困难可出现生长受限、体重低下，但在幼儿期食欲增加，如果不限制进食，常表现为进行性的肥胖，出现代谢综合征。

3. 外貌特征性表现

包括窄额头、杏仁眼、矮鼻梁、薄上唇及小下颌等；部分患者手足偏小；且与家庭成员相比，患儿皮肤白皙，巩膜颜色偏淡。

4. 内分泌、代谢异常

①性腺功能减退：该病患儿可出现低促性腺激素性性腺功能低下和原发性性腺缺陷。男性患儿表现为隐睾、阴囊发育不良（小、皱褶少、着色浅）、小阴茎；女性患儿可表现为小阴唇及阴蒂发育不良甚至缺如，成年后可出现不孕不育、原发性闭经及月经稀发等。②生长激素缺乏：40%～100%的患儿存在生长激素缺乏，身材矮小很常见，未应用生长激素替代时，男性平均最终身高为155～160cm，女性平均最终身高为145～150cm[7]。③甲状腺功能减退：有多达25%的PWS患者存在中枢性甲状腺功能减退，其TSH正常，游离甲状腺素水平较低，平均诊断和治疗年龄为2岁。④糖尿病：儿童期有4%的患者存在糖耐量受损，而多达25%的PWS成年患者患有2型糖尿病，平均发病年龄为20岁。⑤肾上腺功能不全：隔夜地塞米松试验提示约60%的PWS患者存在中枢性肾上腺功能不全，考虑可能与患者较高的猝死率有关。

5. 行为异常

70%～90%的PWS患者可出现不同程度的行为相关问题，如焦虑、强迫症、脾气暴躁、注意缺陷-多动障碍、自闭、自残等，随年龄的增长可逐渐出现明显的精神障碍。

6. 其他症状表现

如睡眠障碍、斜视、髋关节发育不良、脊柱侧凸、骨质疏松、色素减退、唾液黏稠、痛阈高、呕吐阈升高、体温不稳定、反复呼吸道感染等。

【诊断】

该病的诊断分为临床诊断和基因诊断。

临床诊断方面，根据2020年我国中华医学会医学遗传学分会遗传病临床实践指南撰写组发表的《Prader-Willi综合征的临床实践指南》[1]，国内目前仍沿用国际标准。主要根据患儿的临床症状进行评分（表3-5-1，表中同时附有支持该病诊断的临床症状），年龄不同，确诊评分不同：年龄＜3岁的患儿，总评分＞5分（5分中至少4分来自主要标准）可确诊；年龄≥3岁的患儿，总评分＞8分（8分中至少5分来自主要标准）可确诊。

基因诊断方面，进行甲基化分析是PWS基因诊断的首选方案，检出率高。甲基化特异性多重连接依赖性探针扩增（methylation-specific multiplex ligation-dependent probe amplification，MS-MLPA）技术因较高的敏感性和特异性，现已逐步取代甲基化特异性聚合酶链反应（methylation-specific polymerase chain reaction，MS-PCR）用于PWS的诊断。染色体微阵列分析也可用于该病的基因诊断。

表 3-5-1　PWS 临床评分标准[1]

主要标准（每项 1 分）	新生儿和婴儿期中枢性肌张力低下，吸吮力差，随年龄增长而逐渐改善
	婴儿期喂养、存活困难
	1～6 岁体重快速增加、肥胖、贪食
	特征性面容：婴儿期长颅、窄脸、杏仁眼、小嘴、薄上唇、嘴角向下（3 种及以上）
	外生殖器小、青春期发育延迟或发育不良、青春期性征发育异常
	发育迟缓、智力障碍
次要标准（每项 0.5 分）	胎动减少，婴儿期嗜睡、少动
	特征性行为问题：易怒、情感爆发和强迫性行为等
	睡眠呼吸暂停
	15 岁时仍矮小（无家族遗传）
	皮肤色素减少（与家庭成员相比）
	与同身高人相比，小手（＜第 25 百分位）和小脚（＜第 10 百分位）
	手窄、双尺骨边缘缺乏弧度
	内斜视、近视
	唾液黏稠，可在嘴角结痂
	语言清晰度异常
	自我皮肤损伤（抠、抓、挠等）
支持证据	痛阈高
	生病时少呕吐
	婴儿期体温不稳定或较大儿童及成年人的体温敏感性改变
	脊柱侧凸或后凸
	早期肾上腺皮质功能早现
	骨质疏松
	对智力拼图游戏等有不寻常的技能
	神经肌肉检查正常

【鉴别诊断】

PWS 患儿在胎儿期可表现为胎动少，婴儿早期可主要表现为肌张力低下、哭声弱、喂养困难，需与以下疾病鉴别。

1. 先天性肌病

先天性肌病患者多于出生后早期出现肌无力、肌张力低下、腱反射减弱，大运动发育落后，病程多为静止性。可伴有关节挛缩、脊柱畸形、先天性髋关节脱位。但该病患者面肌无力明显、面狭长、高腭弓，与 PWS 患者的特殊面容不同，且该病患者肌电图提示有肌源性损害，肌肉组织病理可发现肌纤维特异性结构改变。

2. 先天性肌营养不良

先天性肌营养不良包括 *LAMA2* 相关先天性肌营养不良、Ⅵ型胶原蛋白病、*LMNA* 相关肌营养不良及抗肌萎缩相关糖蛋白病等。该组疾病患者多表现为婴儿早期起病的肌无力、肌张力低下及腱反射减弱，肌酸激酶可有不同程度的升高，肌肉组织病理可见肌营养不良样改变。同时，不同分型患者有不同的特点，如 *LAMA2* 相关先天性肌营养不良患者智力多正常，头颅磁共振可见广泛的脑白质异常信号；Ⅵ型胶原蛋白病患者远端关节过度伸展，上、下肢的伸侧皮肤毛囊过度角化，同时有异常瘢痕疙瘩形成的倾向，智力正常，头颅 MRI 示无异常；*LMNA* 相关先天性肌营养不良患者颈轴肌无力明显，早期出现脊柱前凸，常伴有心脏受累；抗肌萎缩相关糖蛋白病患者可同时伴有脑和眼部受累，头颅磁共振可有典型的Ⅱ型无脑回畸形。

3. 脊髓性肌萎缩症

该病为脊髓前角运动神经元受累所致，患者出生后早期可出现近端为主的、进行性、对称性肌无力，查体腱反射减弱或消失，同时可有失神经表现，如舌肌束颤、双手肌束颤，肌酸激酶可正常，肌电图提示神经源性损害。

4. 其他遗传综合征

如 Angleman 综合征（Angelman syndrome，AS），又称"快乐木偶综合征"，由于染色体 15q11.2-q13 区域的母源优先表达基因功能缺失所致，典型的表现包括严重智力障碍和独特的面部特征，语言缺乏，癫痫发作和共济失调。

儿童期 PWS 患者主要表现为矮胖、性腺发育不良等症状，需要与单纯性肥胖、继发性肥胖、Turner 综合征及其他染色缺失（或重复）导致类似症状的疾病相鉴别。

【治疗】

PWS 患者的临床症状涉及多个系统，因此，对该病的治疗需要进行多学科综合管理。对患者进行早诊断、早干预、早治疗，利于提高 PWS 患者生活质量，延长患者生存时间，减轻患者家庭负担。

1. 营养管理

PWS 患者的营养管理需贯穿终身。PWS 患者早期可出现喂养困难，对于该部分患者，可进行鼻饲或高热卡奶粉喂养，保证患者摄入足量热卡，避免出现营养不良。而在儿童期，患儿可逐渐出现食欲旺盛、摄入增加，易出现肥胖。因此，需要限制摄入，控制三餐，进行定量饮食，主食为相应标准的半量，副食为标准量，目标能量 ≈ 10 kcal× 身高（cm）[8]。同时，须保证蛋白质、脂肪、维生素等多种营养素的摄入。目前尚无明确安全、有效的药物能治疗该病引起的肥胖[9]。美国食品药物管理局批准 beloranib 用于治疗 PWS，该药通过减少饥饿感同时抑制蛋氨酸氨基肽酶 2 以促进体内脂肪被利用。5-羟色胺 2 受体也被验证作为抗肥胖治疗的药物靶点。

2. 生长激素的应用[1]

在初始治疗的时间选择上，一般认为应在婴幼儿早期、肥胖发生前（多为 2 岁内）。有研究认为，在出生后 3～6 个月应用基因重组生长激素（rhGH）利于该病患儿的精神运动发育。因此，在无明确 rhGH 使用禁忌的情况下，应早于 2 岁应用 rhGH 进行治疗。药物推荐剂量：起始剂量为 0.5 mg/（m²·d），后期可逐渐加量至 1 mg/（m²·d）或 0.035 mg/（kg·d），不建议高于 3 mg/（m²·d），每日总剂量不超过 2.7 mg。每 3～6 个月根据临床疗效及胰岛素样生长因子 -1（IGF-1）水平进行疗效评价，维持在同年龄同性别参考值的 +1SD～+2SD 范围。用药时长方面，建议在排除该药禁忌证且实际应用过程中获益大于风险的情况下，长期坚持应用该药治疗。成人期的推荐剂量为 0.1～0.2 mg/d，根据临床症状、年龄及 IGF-1 进行剂量调节，若监测血 IGF-1 水平持续高于 +2.5SD，可考虑药物减量或停药。有效性评估的指标包含第一年身高标准差增加大于 0.3SD，身高增长速度每年大于 3cm 或身高增长速度标准差 ≥ 1SD。用药禁忌证包括急危重病、严重肥胖、严重的阻塞性睡眠呼吸暂停、严重呼吸道损伤、未控制的糖尿病、非增生性糖尿病视网膜病变、活动性肿瘤、活动期的精神病和对 rhGH 过敏等。用药过程中需注意的问题：① rhGH 可影响心肌及心功能，应用 rhGH 前建议完善心脏超声；②在 rhGH 应用的过程中，可出现胰岛素显著升高，需监测血糖及血脂代谢相关的指标；③应用 rhGH 可加重阻塞性睡眠呼吸暂停，需注意监测，必要时需先停药，处理阻塞性睡眠呼吸暂停的问题；④每 6 个月监测 1 次甲状腺功能。

3. 性腺发育不良和青春期内分泌问题[10]

该病患儿同时患有原发性性腺发育不良和下丘脑功能低下所致低促性腺激素性性腺功能低下。男性隐睾发生率近 100%，小睾丸 76%，睾丸发育不全 69%。隐睾患者分为近端型和远端型，近端型患者需进行手术治疗，对于 6 个月内睾丸仍未下降者，应在 1 岁半内进行手术；远端型患者为避免手术本身及麻醉风险，可先尝试人绒毛膜促性腺激素（hCG）治疗。hCG 药物用量：1 岁内患儿每次 250 IU，1 岁以上患儿每次 500 IU，每周肌注 2 次，共 6 周，建议总量不超过 15 000 IU。若 hCG 疗效欠佳，应尽早进行手术治疗。该病青春期患者常需性激素替代治疗，但目前尚无合适性激素治疗替代的方案共识。

4. 其他

在患者确诊 PWS 时，应完善肝肾功能、甲状腺功能、肾上腺皮质功能、血糖代谢及血脂代谢相关指标。患者合并甲状腺功能减退时，应加用左旋甲状腺素治疗。同时，该病易合并脊柱侧凸、中枢性睡眠呼吸暂停和阻塞性睡眠呼吸暂停，初诊时应进行骨科脊柱全长正侧位 X 线检查、多导睡眠呼吸监测，进行评估，其后根据临床症状需要进行测定。

5. 遗传咨询与产前诊断[1]

育有 PWS 患儿的家庭，有生育要求时，需进行遗传咨询。该病患者多为散发，再发风险极低，但发病的遗传方式不同，再发风险不同（表 3-5-2），因此，患儿家庭再次生育时应进行遗传咨询。对确实需要进行产前诊断的家庭，因胎盘绒毛组织甲基化程度低，可在孕 16～20 周对羊水脱落细胞进行 DNA 甲基化分析。

表 3-5-2　遗传机制及再发风险[1]

分子遗传学类型	发生率	遗传机制	再发风险
Ⅰa	65%～75%	5～6 Mb 缺失	<1%
Ⅰb	<1%	染色体重排	约 50%
Ⅱa	20%～30%	母源单亲二体	<1%
Ⅱb	<0.5%	母源单亲二体伴易位或标记染色体	近 100%，若存在母亲 15 号染色体同源罗伯逊易位
Ⅲa	<0.5%	印记中心微缺陷	可达 50%，若存在父亲印记中心微缺失
Ⅲb	2%	印记中心甲基化	<1%

【典型病例】

患儿，女，2 个月，主因"发现肌张力减低 2 个月"就诊。患儿系第 1 胎第 1 产，双胎之大，35^{+2} 周早产，出生体重 2440 g，出生后缺氧窒息于我院 NICU 住院，出生后发现肌张力低下，喂养困难。目前出生后 2 个月，仍有喂养困难，30 min 纳奶量约 80 ml，偶呛奶。查体：头围 38 cm，皮肤白皙，杏仁眼，上唇薄，小下颌，面颊饱满，手足小，四肢肌张力减低，肌力可，双膝腱反射对称引出，巴宾斯基征（一）。基因检测：MS-MLPA 提示染色体 15q11-13 *SNRPN* 基因甲基化异常。考虑 PWS 诊断明确。

（宋丹羽　熊　晖）

【参考文献】

[1] 中华医学会医学遗传学分会遗传病临床实践指南撰写组. Prader-Willi 综合征的临床实践指南. 中华医学遗传学杂志，2020，37（3）：318-323.

[2] Prader A, Labhart A, Willi H. Ein syndrome von adipositas, kleinwuchs, kryptorchismus und oligophrenie nach myotonieartigem zustand im neugeborenenalte. Schweiz Med Wochen, 1956, 86: 1260-1261.

[3] Ledbetter DH, Riccardi VM, Airhart SD. et al. Deletions of chromosome 15 as a cause of the Prader-Willi syndrome. N Engl J Med, 1981, 304: 325-329.

[4] Nicholls RD, Knoll JH, Butler MG, et al. Genetic imprinting suggested by maternal heterodisomy in nondeletion Prader-Willi syndrome. Nature, 1989, 342: 281-285.

[5] Tsai JH, Scheimann AO, McCandless SE, et al. Caregiver priorities for endpoints to evaluate treatments for Prader-Willi syndrome: a best-worst scaling. J Med Econ, 2018, 21（12）: 1230-1237.

[6] 陈晓红，丰利芳，姚辉. Prader-Willi 综合征的遗传学研究进展. 中华实用儿科临床杂志，2021，36（1）：77-80.

[7] Alves C, Franco RR. Prader-Willi syndrome: endocrine manifestations and management. Arch Endocrinol Metab, 2020, 64（3）: 223-234.

[8] 孙芳，张知新. Prader-Willi 综合征的饮食和营养干预. 中华实用儿科临床杂志，2020，35（9）：677-680.

[9] 王欣，曲书强. Prader-Willi 综合征的治疗进展. 中国儿童保健杂志，2020，28（7）：752-755.

[10] 中华医学会儿科学分会内分泌遗传代谢学组，《中华儿科杂志》编辑委员会. 中国 Prader-Willi 综合征诊治专家共识（2015）. 中华儿科杂志，2015，53（6）：419-424.

第六节　进行性肌营养不良

【概述】

肌营养不良（muscular dystrophy）是一组引起进行性对称性肌无力和肌萎缩的遗传病，由于该组疾病的病情进行性加重，最终完全丧失运动功能，又称为进行性肌营养不良（progressive muscular dystrophy），大部分于儿童期起病，也有一部分成年期出现症状。

肌营养不良是由于不同的基因缺失或突变引起的，从而导致各种肌纤维的结构蛋白、酶或者代谢缺陷（图3-6-1）。遗传方式包括常染色体显性、常染色体隐性和X染色体连锁遗传。根据发病年龄、遗传方式、肌无力分布、临床病程和预后，肌营养不良分为多种亚型，常见的有进行性假肥大性肌营养不良、Emery-Dreifuss肌营养不良、面肩肱型肌营养不良、肢带型肌营养不良、强直性肌营养不良、眼咽型肌营养不良、远端型肌营养不良及先天性肌营养不良等，其中进行性假肥大性肌营养不良最常见。

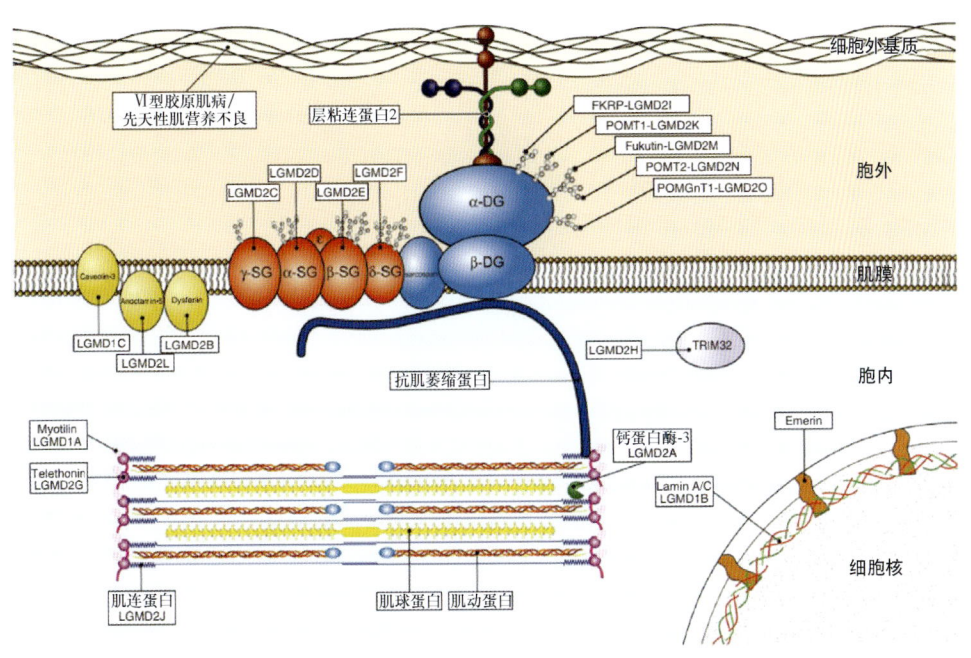

图 3-6-1　肌营养不良相关基因及其产物定位示意图[7]

【临床表现】

肌营养不良的主要表现为进行性对称性四肢肌无力，不同类型的肌营养不良的临床表现差异很大。

1. 进行性假肥大性肌营养不良

进行性假肥大性肌营养不良是最常见的X连锁隐性遗传性肌营养不良，系编码抗肌萎缩蛋白（dystrophin）的基因 *DMD* 缺陷所致，又称抗肌萎缩蛋白病，包括Duchenne肌营养不良和Becker肌营养不良（Duchenne/Becker muscular dystrophy，DMD/BMD），主要为男性患病，女性携带者大多表型正常。基因检测可发现 *DMD* 基因突变，包括整个基因1个或多个外显子缺失或重复、小片段缺失、插入及点突变。

DMD在活产男婴中的发病率为 1/（3500~5000），患者通常在5岁前发病，表现为运动发育落后，走路慢，易摔倒，3岁左右步态异常明显，随病情进展逐渐出现Gowers征、腰椎前突、双侧腓肠肌假性肥大、翼状肩胛等体征，5~6岁后运动功能出现倒退，如未规律治疗，多在10~12岁丧失独立行走能力，往往在30岁前因心力衰竭或呼吸系统并发症而死亡[1]。部分患者可有非进行性认知异常，包括智力障碍、学习困难、注意缺陷多动障碍、孤独症谱系障碍等。

BMD患者起病较晚，症状较轻，通常5岁后起病，可存活至30岁以上，甚至老年期仍有一定行走能力，主要表现为以四肢近端为主的肌无力，少数患者伴腓肠肌肥大，部分患者出现心肌损害，心搏骤停造成猝死多见于BMD患者。

DMD女性携带者通常无症状，但仍有部分携带者可出现症状，包括肌痛、轻中度肌无力。53%的携带者存在肌酸激酶水平升高，27%的携带者出现左心室扩张或扩张型心肌病[2]。

邻近基因缺失综合征常伴有其他X连锁疾病，包括色素性视网膜炎、慢性肉芽肿病、甘油激酶缺乏症、肾上腺发育不良等。

2. Emery-Dreifuss肌营养不良（Emery-Dreifuss muscular dystrophy，EDMD）

Emery和Dreifuss于1966年详细报道了一种X连锁肌营养不良，1979年该病被正式命名为EDMD。X连锁遗传EDMD，又称为EDMD1，是由编码Emerin蛋白的 *EMD* 基因突变所致。常染色体显性遗传EDMD称为EDMD2，由 *LMNA* 基因杂合突变引起。EDMD3即常染色体隐性遗传EDMD，由 *LMNA*

基因纯合突变引起。迄今共发现9个基因与此表型相关，包括 EMD、LMNA、SYNE1、SYNE2、FHL1、TMEM43、SUN1、SUN2 和 TTN。EDMD 主要在儿童期起病，起病年龄 2～15 岁，前期运动发育里程碑可正常或稍落后，表现为步态异常、走路不稳、蹲起和上下楼梯困难、跑跳差。随病情进展可出现典型临床三联征：①缓慢进展的肩肱腓肌无力和肌萎缩；②颈伸肌、肘关节和跟腱早期挛缩，出现屈颈、伸肘受限、行走踮脚尖；③心律失常、心脏传导异常和心肌病[3]。大多数 EDMD 患者在 30 岁前进展缓慢，30 岁后病情进展加快，肌无力可由肩肱腓肌延伸到肩胛带肌和盆带肌，出现行走困难或需要辅具行走，部分患者可在 40 岁丧失独走能力。EDMD 患者可早期出现心脏受累，存在突发心脏停搏的潜在危险，导致心源性卒中甚至发生猝死，未及时诊治的 EDMD 患者猝死率高达 40%[4]。

3. 面肩肱型肌营养不良（facio-scapulo-humeral muscular dystrophy，FSHD）

面肩肱型肌营养不良的发病率为 1/（15 000～20 000），是一种常染色体显性遗传病，男女均受累，主要临床特征为进行性面部、肩胛带、下肢近端肌群无力和萎缩。FSHD 具有较大的临床异质性，大多数患者的发病年龄在 20～30 岁，但约 21% 于新生儿至儿童期起病。根据致病基因不同，FSHD 可分为 FSHD1 型和 FSHD2 型，二者临床表现大致相似，实验室辅助检查无特异性，其精确诊断及分型需依赖分子遗传学检测。FSHD1 是由位于 4q35 区域的线性串联的长度约为 3.3 kb 的 D4Z4 重复单元减少引起；FSHD2 是由 SMCHD1 基因杂合显性变异引起，其 D4Z4 重复单元数一般在正常范围[5]。

4. 肢带型肌营养不良（limb girdle muscular dystrophy，LGMD）

肢带型肌营养不良是基因突变所致各种肌纤维细胞外基质蛋白、肌膜蛋白、核膜蛋白以及相关的酶缺陷所导致的一组肌营养不良，常在 10～30 岁隐匿起病，主要累及盆带和肩带肌以及四肢的近端肌肉，主要表现为进行性近端肌无力（表现为鸭步、上楼梯及蹲起困难），肌无力缓慢进展，伴肌萎缩、肥大和关节挛缩[6-7]。广义的 LGMD 包括各种类型的以四肢近端肌无力为主的遗传性肌病，包括 DMD 和 BMD，狭义的 LGMD 主要指常染色体显性和常染色体隐性遗传的 LGMD。不同类型 LGMD 预后不同，多在病程 20～30 年内出现严重肌无力和残疾。

根据第 229 届 ENMC 国际研讨会，肢带型肌营养不良的命名和改进分类见表 3-6-1[8]。

表 3-6-1 肢带型肌营养不良的命名和改进分类

旧命名	基因	新命名
	Myot	肌原纤维肌病
LGMD 1B	LMNA	Emery-Dreifuss 肌营养不良（EDMD）
LGMD 1C	CAV3	波纹肌肉病
LGMD 1D	DNAJB6	LGMD D1 DNAJB6 基因相关肌病
LGMD 1E	DES	肌原纤维肌病
LGMD 1F	TNP03	LGMD D2 TNP03 基因相关肌病
LGMD 1G	HNRNPDL	LGMD D3 HNRNPDL 基因相关肌病
LGMD 1H	?	未确定
LGMD 1I	CAPN	LGMD D4 钙蛋白酶 3 相关肌病
LGMD 2A	CAPN	LGMD R1 钙蛋白酶 3 相关肌病
LGMD 2B	DYSF	LGMD R2 膜修复蛋白 dysferlin 相关肌病
LGMD 2C	SGCG	LGMD R5 γ- 肌聚糖相关肌病
LGMD 2D	SGCA	LGMD R3 α- 肌聚糖相关肌病
LGMD 2E	SGCB	LGMD R4 β- 肌聚糖相关肌病
LGMD 2F	SGCD	LGMD R6 δ- 肌聚糖相关肌病
LGMD 2G	TCAP	LGMD R7 telethonin 相关肌病
LGMD 2H	TRIM32	LGMD R8 TRIM 32 基因相关肌病
LGMD 2I	FKRP	LGMD R9 FKRP 基因相关肌病
LGMD 2J	TTN	LGMD R10 titin 相关肌病
LGMD 2K	POMT1	LGMD R11 POMT1 基因相关肌病
LGMD 2L	ANO5	LGMD R12 anoctamin5 相关肌病
LGMD 2M	FKTN	LGMD R13 Fukutin- 相关肌病
LGMD 2N	POMT2	LGMD R14 POMT2 基因相关肌病
LGMD 2O	POMGnT1	LGMD R15 POMGnT1 基因相关肌病
LGMD 2P	DAG1	LGMD R16 α- 抗肌萎缩相关糖蛋白相关肌病
LGMD 2Q	PLEC	LGMD R17 plectin 相关肌病
LGMD 2R	DES	肌原纤维肌病
LGMD 2S	TRAPPC11	LGMD R18 TRAPPC11 基因相关肌病

续表

旧命名	基因	新命名
LGMD 2T	GMPPB	LGMD R19 GMPPB 基因相关肌病
LGMD 2U	ISPD	LGMD R20 ISPD 基因相关肌病
LGMD 2V	GAA	庞贝病
LGMD 2W	PINCH2	PINCH-2 相关肌病
LGMD 2X	BVES	BVES 相关肌病
LGMD 2Y	TOR1AIP1	TOR1AIP1 相关肌病
LGMD 2Z	POGLUT1	LGMD R21 POGLUT1 基因相关肌病
Bethlem 肌病（常染色体隐性遗传）	COL6A1, COL6A2, COL6A3	LGMD R22 Ⅵ型胶原相关肌病
Bethlem 肌病（常染色体显性遗传）	COL6A1, COL6A2, COL6A3	LGMD D5 Ⅵ型胶原相关肌病
层粘连蛋白 α2 相关肌营养不良	LAMA2	LGMD R23 层粘连蛋白 α2 相关肌病
POMGNT2 基因相关肌营养不良	POMGNT2	LGMD R24 POMGNT2 基因相关肌病

5. 先天性肌营养不良（congenital muscular dystrophy，CMD）

先天性肌营养不良是一组在出生时或生后数月内出现的原发性、进行性肌病，其特点是早期出现肌张力低下和肌无力，运动发育落后，关节挛缩，血清 CK 水平正常或不同程度升高，肌活检提示肌营养不良样病理改变。CMD 是一组异质性遗传性肌病，目前发现 35 种致病基因，根据突变基因累及的蛋白，将 CMD 分为三组[9]：①编码基底膜或细胞外基质蛋白的基因突变，如 LAMA2、COL6A1、COL6A2、COL6A3、ITGA7、ITGA9；②编码抗肌萎缩相关糖蛋白及糖基化途径相关的基因突变，如 DAG1、POMT1、POMT2、POMGnT1、POMGnT2、FKTN、FKRP、LARGE1、ISPD、TMEN5、B3GALNT2、B4GAT1、DPM1、DPM2、DPM3、POMK、GMPPB、DOLK；③编码细胞内和核膜蛋白相关的基因突变，如 SEPN1、LMNA、SYNE1、TRAPCC11、GOSR2、CHKB、MSTO1、MICU1、INPP5K、SIL-1、MCOLN1、GGPS1[10]。随着新基因的不断发现，CMD 的致病基因谱系将不断扩大。

6. 眼咽型肌营养不良（oculopharyngodistal muscular dystrophy，OPMD）

眼咽型肌营养不良是一种常染色体显性遗传的肌营养不良，其致病基因为 PABPN1，临床罕见，女性多于男性，多在 30～40 岁以后发病，偶见儿童。该病病情缓慢进展，表现为进行性上睑下垂、眼外肌麻痹、吞咽困难，随病情进展出现面肌、下颌肌和四肢近端肌肉受累。血清 CK 升高，肌活检提示肌营养不良样改变，可见部分肌纤维内有镶边空泡[3]。

7. 远端型肌营养不良（distal muscular dystrophy）

远端型肌营养不良是一组以四肢远端出现肌肉无力为主的常染色显性和隐性遗传的肌营养不良，多数青年期起病，表现为双手鱼际肌、前臂肌群萎缩和无力，或双下肢、远端肌群萎缩和无力。病情进展缓慢，逐渐向肢体近端发展，心肌和呼吸肌无明显受累。该病血清 CK 显著升高，肌活检可见肌营养不良样改变，部分类型肌纤维可见镶边空泡和管丝包涵体。致病基因主要包括 TTN、MYH7、GNE、DYSF 等[3]。

8. 强直性肌营养不良（myotonia dystrophy，DM）

强直性肌营养不良是一种常染色体显性遗传病，表现为进行性肌无力、肌萎缩和肌强直。该病包括多种亚型，最常见的类型是强直性肌营养不良Ⅰ型（DM1），其次是强直性肌营养不良Ⅱ型（DM2），Scbwartz-Jampel 综合征比较罕见。DM1 多在青少年期起病，主要表现为肌强直、全身肌无力和肌萎缩，肌强直主要累及面和颈肌，肢体肌肉以远端受累及为主，用叩诊锤叩击肌肉可以诱发出肌强直现象，应用裂隙灯检查可发现白内障，基因检测发现 DMPK 基因重复序列增多。DM2 女性多见，症状较轻，通常 30～40 岁发病，主要表现为近端肌无力、肌强直、肌肉疼痛和白内障，基因检测发现 ZNF9 基因重复序列增多。Schwartz-Jampel 综合征表现为持续性肌强直和骨骼发育不良，其致病基因为 HSPC2 基因[3,6]。

【辅助检查】

肌营养不良的辅助检查主要包括血清肌酸肌酶（CK）、肌电图、肌肉病理检查和基因检查等。

1. 血清肌酸激酶（CK）

肌营养不良患者的血清 CK 水平升高程度不同，由正常至轻中度至显著升高。例如 DMD 患者的血清

CK 水平可升高 20～100 倍。Emery-Dreifuss 肌营养不良患者血清 CK 水平可能比正常值高 2～20 倍。部分 CMD 亚型如 Ullrich 先天性肌营养不良患者的血清 CK 水平正常或仅轻度升高。

2. 肌肉 MRI

能够确定骨骼肌病变的严重程度，可协助肌营养不良的诊断。例如 DMD 患者下肢肌肉 MRI 提示臀大肌和大收肌出现不同程度脂肪浸润和水肿改变，但半腱肌、股薄肌、长收肌和缝匠肌相对保留和（或）肥大，具有"三叶一果征"的特点，对于疾病诊断具有提示意义。

3. 肌电图

提示肌源性损害。

4. 肌肉活检

肌营养不良的共同的病理改变是肌纤维出现不同程度的坏死、变性和再生，伴随肌纤维肥大、萎缩和间质的结缔组织增生，免疫组织化学染色可以发现特定蛋白的缺失。肌活检可用于不能明确基因诊断以及发现未报道新突变时的诊断和鉴别诊断。

5. 遗传学检查

基因检测是确诊肌营养不良各亚型的重要手段。例如针对 *DMD* 基因突变的检测，首先采用多重连接探针扩增技术（MLPA）进行大片段缺失/重复检测，未发现大片段缺失/重复变异时应进行 *DMD* 基因测序，首选二代测序技术。对于 *DMD* 基因测序未发现致病性变异的患者可行肌肉 RNA 测序分析寻找致病性变异。

【诊断】

根据进行性对称性肌无力、腱反射减弱或消失等典型临床表现，部分患者可有家族史，通过遗传学检查，必要时肌肉活检可确定诊断。如 DMD：患儿 5 岁前起病，进行性对称性肌无力和萎缩，近端为著，伴腓肠肌假性肥大，血清 CK 显著升高，遗传学检查发现 *DMD* 基因致病性变异能够确诊。

【鉴别诊断】

肌营养不良需与其他导致肌无力和肌张力低下的疾病相鉴别，如脊髓性肌萎缩症、Prader-Willi 综合征、先天性肌病、炎症性肌病、线粒体肌病等。

1. 脊髓性肌萎缩症

脊髓性肌萎缩症（spinal muscular atrophy，SMA）是由脊髓前角及延髓运动神经元变性，导致近端肢体和躯干进行性、对称性肌无力和肌萎缩的神经变性病，一般特指 *SMN1* 基因突变所导致的常染色体隐性遗传病。临床表现以进行性、对称性肌无力和肌张力减低为主要特征。SMA 患者血清肌酸激酶水平正常，少数轻中度升高，肌电图提示广泛神经源性损害，通过基因检测可进行鉴别。

2. Prader-Willi 综合征

Prader-Willi 综合征（Prader-Willi syndrome，PWS）与染色体 15q11 Prader-Willi 判别区域的父源特异的甲基化印迹异常有关。患者婴儿早期表现为严重肌张力低下和喂养困难，婴儿晚期以后出现食欲增加和病理性肥胖，伴一定程度的认知障碍和特异性行为异常表现。该病与肌营养不良的鉴别点在于，PWS 为中枢性肌张力低下，患者常伴性腺发育不良、认知障碍和行为异常。

3. 先天性肌病

先天性肌病（congenital myopathy，CM）是一组非进行性或进展缓慢的肌病，患者多数在出生时或出生后早期出现症状，表现为程度不等的全身性肌无力，肌张力低下，运动发育落后，面部狭长，面肌、颈轴肌受累明显。CM 病程相对静止或缓慢进展，血清 CK 水平正常或接近正常，肌肉组织病理可见典型肌纤维结构改变。

4. 炎症性肌病

炎症性肌病病变广泛，累及肢体、躯干、颈部及咽部肌肉，多亚急性起病，也可病情进展迅速或隐匿起病，可伴有发热、肌痛、皮疹等表现，无家族史，可检测到肌炎相关致病性抗体，肌活检提示炎症细胞浸润。

5. 线粒体肌病

患者隐匿起病，表现为不可耐受疲劳和肌无力，可有眼外肌麻痹，血乳酸和（或）丙酮酸升高，肌活检可见破碎样红肌纤维，肌肉电镜检查可见线粒体形态和结构异常，结晶样包涵体。

【治疗】

目前多数肌营养不良尚无明确治愈方法，应重视对患者的多学科管理和综合治疗。

1. 多学科综合管理

对患者进行多器官系统评估，制订个体化多学科管理措施，包括骨骼肌功能和整体功能、心肺功能、骨和关节改变、消化功能、生长发育、认知精神心理等方面的随访评估，进行康复训练、矫形外科干预、呼吸和心血管系统管理，积极预防各种并发症。

2. 药物治疗

例如DMD患者可长期应用小剂量糖皮质激素治疗，应在早期独走期（4~5岁）开始口服醋酸泼尼松0.75 mg/（kg·d）或地夫可特0.9 mg/（kg·d）治疗，应长期检测激素不良反应。艾地苯醌可以改善和延缓DMD患者的呼吸功能减退，减少呼吸系统并发症以及抗生素的使用，每日用量为450~900 mg。

3. 基因治疗

目前针对DMD患者的基因治疗策略，主要包括外显子跳跃、终止密码子通读、外源性微小抗肌萎缩蛋白基因替代以及基因修复治疗[10]。

4. 遗传咨询和产前诊断

肌营养不良患者家庭如有再生育需求，应在先证者基因诊断明确的情况下为其提供精确的遗传咨询和产前诊断。

【典型病例】

患儿男，4岁7个月首诊，目前10岁。自幼运动发育落后。出生后哭声弱，吃奶可，不会蹬被，一直竖头不好；7个月独坐，一直不会独站和独走；1岁说简单话，智力正常。个人史：第2胎第2产，足月顺产，生后无窒息史。家族史（-）。首诊体格检查：肌病面容，腭弓高，头控差，四肢肌张力低，关节挛缩不明显，四肢肌力低，近端3级，远端4级，双膝腱反射未引出，双侧髋关节脱位，巴宾斯基征（-）。辅助检查：CK 1587~2465 U/L；心电图：窦性心律；超声心动图：正常；头颅MRI：双侧大脑半球脑白质异常信号（图3-6-2）；肌肉MRI：双侧大腿肌肉萎缩伴脂肪变性，轻度水肿；骨盆正位X线：双侧髋关节先天性发育不良并髋关节脱位；基因检测：*LAMA2*基因复合杂合突变：c.5156_5159delAAGA，c.7147C＞T（p.R2383*）。现上小学二年级，学习好，可独坐，脊柱侧旁明显，膝关节挛缩，依赖轮椅。诊断：先天性肌营养不良1A型（*LAMA2*相关）。

（范燕彬　熊　晖）

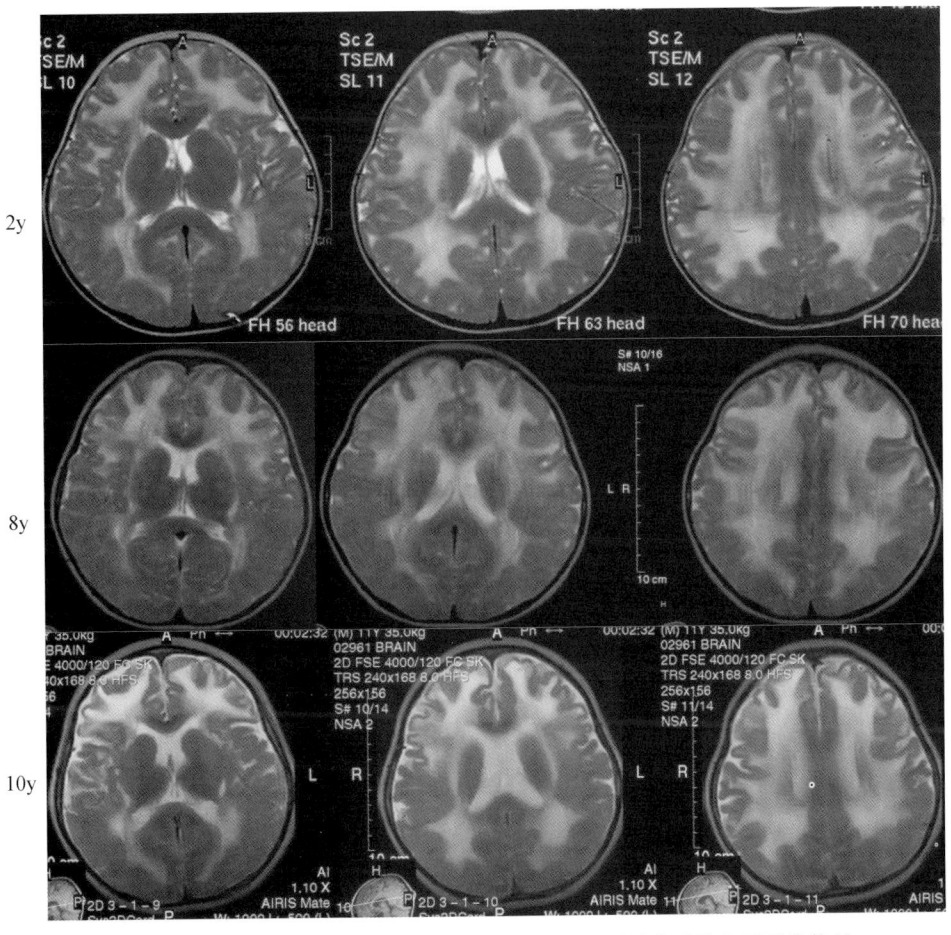

图3-6-2　患儿2岁、8岁和10岁时头颅MRI，可见典型脑白质异常信号

【参考文献】

[1] 北京医学会罕见病分会，北京医学会神经内科分会神经肌肉病学组，中国肌营养不良协作组. Duchenne 型肌营养不良多学科管理专家共识. 中华医学杂志，2018（35）：2803-2814.

[2] 中华医学会医学遗传学分会遗传病临床实践指南撰写组. 杜氏进行性肌营养不良的临床实践指南. 中华医学遗传学杂志，2020，37（3）：258-262.

[3] 吴希如，林庆. 小儿神经系统疾病基础与临床. 北京：人民卫生出版社，2009：842-855.

[4] Fan Y, Tan D, Song D, et al. Clinical spectrum and genetic variations of LMNA-related muscular dystrophies in a large cohort of Chinese patients. J Med Genet, 2021, 58（5）：326-333.

[5] 陈晓瑜，常杏芝，傅晓娜，等. 早发型面肩肱型肌营养不良1型三例临床和遗传学研究. 中华儿科杂志，2020，58（5）：408-412.

[6] 江载芳，申昆玲，沈颖. 诸福棠实用儿科学. 8 版. 北京：人民卫生出版社，2015：2526-2528.

[7] Kenneth FS, Stephen A, Donna MF. Swaiman's Pediatric Neurology, 6th ed. Amsterdam: Elsevier Inc. 2017: 1106-1122.

[8] Straub V, Murphy A, Udd B, et al. 229th ENMC international workshop: Limb girdle muscular dystrophies - Nomenclature and reformed classification Naarden, the Netherlands, 17-19 March 2017. Neuromuscul Disord, 2018, 28（8）：702-710.

[9] Zambon AA, Muntoni F. Congenital muscular dystrophies: What is new? Neuromuscul Disord, 2021, 31（10）：931-942.

[10] Datta N, Ghosh PS. Update on muscular dystrophies with focus on novel treatments and biomarkers. Curr Neurol Neurosci Rep, 2020, 20（6）：14.

第七节　Dravet 综合征

【概述】

Dravet 综合征于 1978 年由法国医生 Charlotte Dravet 医生首次报道，既往又称婴儿严重肌阵挛癫痫（severe myoclonic epilepsy in infancy），由于本病少数患儿病程中可始终不出现肌阵挛，2001 年国际抗癫痫联盟（International League Against Epilepsy，ILAE）将本病正式更名为 Dravet 综合征（Dravet syndrome）[1]。Dravet 综合征为婴儿期起病的难治性癫痫综合征，属于癫痫性脑病，患病率为 1/（22 000～40 900）[2-3]。本病约 80% 的患儿由编码钠离子通道 α1 亚单位的基因 SCN1A 杂合变异所致，其中新生变异占 90%～95%，遗传性变异（包括父母一方为嵌合体变异）占 5%～10%[4]。近年来国际报道少数 Dravet 综合征患儿的致病基因为 PCDH19、GABRG2、SCN2A、SCN1B、GABRA1 和 CHD2[5]。本病的临床特点为 1 岁以内患儿常以热性惊厥起病，1～4 岁患儿出现多种形式的无热发作，包括强直阵挛发作、半侧阵挛发作、局灶性发作、肌阵挛发作和不典型失神等；发作具有热敏感的特点；病程中易出现癫痫持续状态（status epilepticus）；多数患儿对抗癫痫药物反应差；患儿 1 岁以内智力运动发育正常，以后逐渐出现精神运动发育落后或倒退[6-7]。

【临床表现】

起病年龄在 1 岁以内，可早至出生后 2～3 个月，高峰起病年龄为出生后 6 个月。根据 Dravet 综合征患者不同年龄临床特点可将其病程分为 3 个阶段[8]。发病至 1 岁为第一阶段，此阶段为热敏感期，绝大多数患儿发热后诱发全面强直阵挛发作或半侧阵挛发作，易出现长时间的发作或持续状态，发热期间易反复发作。1～5 岁为第二阶段，为发作加重期，多数患儿在此阶段出现无热发作，发作类型多样，可有全面强直阵挛发作、半侧阵挛发作、局灶性发作、肌阵挛发作及不典型失神，少数患儿可有强直发作及失张力发作。此阶段发作较频繁，易出现癫痫持续状态，发作仍有热敏感特点，约 1/3 的患儿发作有光敏感特点。5 岁以上为第三阶段，此阶段部分患儿发作可呈减少趋势，故又称之为"稳定期"，多数患儿发作类型以全面强直阵挛发作和局灶性发作为主，其次为不典型失神和肌阵挛发作，少数患儿可出现失张力发作。随着年龄增长，不典型失神及肌阵挛发作消失，癫痫持续状态次数减少，光敏感随年龄增长也逐渐消失。部分患儿以夜间浅睡期发作为主。

【辅助检查】

1. 脑电图

Dravet综合征患儿早期脑电图可完全正常，后逐渐出现背景变慢，发作间期可有局灶性、多灶性或广泛癫痫样放电[9]。少数光敏感患儿闪光刺激可诱发异常放电和（或）临床发作。随年龄增长，发作减少，背景弥漫性高波幅慢波逐渐减少，枕区α节律可重新出现。脑电图后头部α节律存在常提示预后良好。

2. 头颅MRI

Dravet综合征患儿头颅MRI多数正常，但部分患儿随年龄增长可出现异常，表现为大脑皮层萎缩，侧脑室增宽，在发作控制欠佳及反复发生癫痫持续状态的患儿中更为常见，少数患儿随年龄增长可出现海马硬化[7, 10]。在少数发生严重癫痫持续状态导致急性脑病的患儿中，可出现严重脑萎缩，脑室扩大[11]。

3. 基因检测

编码电压门控钠离子通道α1亚单位的基因SCN1A（MIM#182389）是Dravet综合征最主要的致病基因，其突变检出率约为80%。少数患儿或其父母一方可携带SCN1A嵌合变异[12-13]。近年来发现，少数SCN1A突变阴性的Dravet综合征患儿携带PCDH19基因杂合突变，该基因编码原钙黏蛋白19，目前认为PCDH19基因是继SCN1A基因后导致Dravet综合征的第二个重要致病基因。随着靶向捕获二代测序（next-generation sequencing，NGS）和全外显子组测序（whole exome sequencing，WES）在临床上的应用，发现除SCN1A和PCDH19基因外，其他少见的DS致病基因包括GABRG2、GABAR1、GABRB2、SCN2A、SCN8A、SCN1B、STXBP1和CHD2等[5, 12-17]。

【诊断标准】

Dravet综合征的临床诊断标准如下[17]：①1岁以内常以热性惊厥起病（高峰年龄为出生后6个月）；②1～4岁出现多种形式的无热惊厥，包括全面强直阵挛发作、半侧阵挛发作、局灶性发作、肌阵挛发作、不典型失神、强直发作和失张力发作等；③发作具有热敏感的特点；④病程中易反复发生癫痫持续状态；⑤1岁以内智力运动发育正常，以后逐渐出现智力运动发育落后或倒退，可有共济失调和锥体束征；⑥脑电图在1岁以前多数正常，1岁以后出现全导棘慢波、多棘慢波或局灶性、多灶性痫样放电；⑦抗癫痫药物疗效差。发现钠离子通道α1亚单位基因SCN1A变异或其他少见Dravet综合征相关致病基因变异，有助于明确诊断。

【鉴别诊断】

Dravet综合征早期要与热性惊厥鉴别，出现多种形式的无热发作后，要注意与Doose综合征和Lennox-Gastaut综合征鉴别。

1. 热性惊厥

典型热性惊厥多在出生后6个月到5岁前发病，出生后18个月为高峰发病年龄，多表现为全面强直阵挛发作，持续时间小于5 min，一次热程中多发作一次。而Dravet综合征1岁以内多表现为复杂热性惊厥的特点，即可表现为局灶性发作或半侧阵挛发作，发作持续时间可超过15 min，一次热程中反复发作。Dravet综合征患儿常具备复杂热性惊厥的多个特点，且发病早，出生后6个月左右为高峰发病年龄[18]。

2. Doose综合征

Doose综合征又称肌阵挛-失张力癫痫，主要由遗传易感性导致。临床特点为出生后7个月到6岁发病，以2～4岁为发病高峰年龄，多数患儿以全面强直阵挛发作起病，病初发作可十分频繁，随后出现多种全面性发作类型，包括肌阵挛发作、失张力发作、肌阵挛-失张力发作及不典型失神，少数患儿后期可出现强直发作[19]。少数患儿早期可有热性惊厥的病史，但病程中的发作多无热敏感特点，可出现不典型失神持续状态，但很少出现惊厥性癫痫持续状态。发病前智力、运动发育正常，头颅影像学无异常。

3. Lennox-Gastaut综合征

Lennox-Gastaut综合征属于癫痫性脑病，病因复杂多样，可由先天性脑结构异常或后天获得性脑损伤导致，少数患儿可由遗传因素导致。部分病例可由West综合征演变而来。主要特点为1～7岁发病，高峰年龄在3～5岁，表现多种发作类型，最常见的发作类型有强直发作、不典型失神及失张力发作，也可有肌阵挛和局灶性发作等，发作无热敏感特点；脑电图背景基本节律变慢，可见广泛性1.5～2.5 Hz慢棘慢复合波及广泛性棘波节律暴发。智力运动发育落后，部分患儿头颅影像学可有异常[20]。

【治疗及预后】

Dravet综合征为难治性癫痫综合征，抗癫痫药物治疗效果欠佳，发作完全控制较为困难，治疗的主要目的是减少发作频率及减少癫痫持续状态的发生，因此需要多药联合或生酮饮食治疗，并尽可能降低抗癫痫药物的不良反应。英国NICE指南及中国癫痫诊疗指南推荐丙戊酸和（或）氯巴占为治疗Dravet综合征的一线药物，托吡酯、司替戊醇、左乙拉西坦及唑尼沙胺可作为添加治疗药物，不建议应用卡马西平、奥卡西平、拉莫三嗪等钠离子通道阻断剂[8]。新型抗癫痫药物吡仑帕奈对部分Dravet综合征患儿有效[21]。目前美国食品药品监督管理局（Food and Drug Administration，FDA）批准上市的治疗Dravet综合征的新药包括司替戊醇（Stiripentol）、芬氟拉明（Fenfluramine）和大麻二酚（Cannabidiol），正在研究中的药物包括克立咪唑（Clemizole）、罗卡西林（Lorcaserin）、阿塔鲁伦（Ataluren）、异博定（Verapamil）和TAK-935（Soticlestat）[8,21-23]。生酮饮食对部分患儿有效[24]。迷走神经刺激（vagus nerve stimulation）用于难治性癫痫的治疗已被美国FDA批准，在Dravet综合征患者尚缺少成熟的经验，仅有数篇小样本回顾性研究，有效率差异较大[25]。另外，目前针对Dravet综合征SCN1A致病变异相关基因治疗正在研发中，并在动物实验中疗效显著[26-27]。

多数患儿发作难以完全控制，随年龄增长，其发作形式主要为全面强直阵挛发作和局灶性发作。少数患儿随年龄增长，发作频率减少，发作持续时间缩短。部分患儿随年龄增长以夜间发作为主。田小娟等随访670例Dravet综合征患儿，末次随访年龄为3岁7月龄至27岁，中位随访年龄9岁2月龄，13.5%（82/608）的患儿发作曾控制1年以上[28]。在发生癫痫持续状态的患儿中，绝大多数患儿经及时止惊及对症治疗后可恢复到发生癫痫持续状态前的发育状态。少数患儿在严重的癫痫持续状态后出现持续昏迷，称为急性脑病（acute encephalopathy），可造成惊厥性脑损伤，遗留严重的神经系统后遗症，甚至合并呼吸衰竭、循环衰竭等多脏器功能衰竭，导致死亡[11]。多数患儿发病前发育正常，发病后逐渐出现智力运动发育落后或倒退，多数患儿到青少年时期存在智力不同程度发育落后（重度50%，中度30%，轻度20%），行为异常（多动、注意力不集中等），睡眠障碍，少数可表现孤独症谱系障碍（22%~46%）[8,29]。中重度智力落后患儿语言功能受累可表现为言语少，理解能力差，口齿不清，少数患儿可无自主语言，或仅能说叠词或短句。青年期Dravet综合征患者主要表现为认知及行为异常，少数可出现抑郁焦虑等情绪障碍。

Dravet综合征患者运动受累程度可轻可重，可出现共济失调（59%），锥体束征（22%）；6岁以后可能会出现蹲伏步态（crouching gait）；另外还可出现颈肌张力障碍（antecollis）。颈肌张力障碍及步态异常可能与SCN1A突变有关。少数患者还可出现震颤，肌张力增高等帕金森样的症状，可试用左旋多巴改善症状，并进行康复训练[30-31]。

文献报道Dravet综合征患者死亡率可高达12%[8]，死亡高峰年龄为3~7岁。死因可为癫痫持续状态后多脏器功能衰竭、癫痫猝死（SUDEP）或意外死亡等。其中癫痫持续状态后多脏器功能衰竭和SUDEP是Dravet综合征患者的两大重要死亡原因[32]。SUDEP是指癫痫患者突然发生的、缺乏合理的解剖学及毒理学证据的死亡[33]。Dravet综合征患儿SUDEP发生率高达4.9%[25]，明显高于一般癫痫患儿（SUDEP发生率0.11‰~0.43‰）。近年来研究认为SCN1A突变可能是SUDEP潜在的高危因素之一[34]。Dravet综合征患儿起病年龄早，可有多种发作形式，并且对抗癫痫药物反应欠佳，也导致其成为SUDEP的高危人群。

【病例摘要】

患儿，男，2岁，出生后6月龄出现发热伴抽搐，之后反复发热伴抽搐，表现为双眼偏斜，半侧肢体或全身节律性抖动，最长持续20min。低热即可诱发发作。出生后9月龄出现无热抽搐，表现半侧或全身抽搐，服丙戊酸和托吡酯发作减少，加用卡马西平发作增多后减停。1岁4个月开始发作形式多样，表现为全身抽搐，或双眼向一侧斜，半侧肢体抖动或双眼睑眨动，偶有愣神表现，最长可持续25 min，在太阳光下容易发作。围产期无特殊，发病前发育正常，1岁会走，但1岁10个月后出现步态不稳，易摔跤，语言发育落后，无癫痫及热性惊厥家族史。体格检查：步态不稳，左侧巴宾斯基征阳性，余无特殊。脑电图：出生后6月龄至1岁均正常，出生后2岁背景为弥漫性θ为主慢波，发作间期可见多灶性痫样放电，闪光刺激诱发广泛性放电和不典型失神及肌阵挛发作。头颅 MRI 未见异常。基因检测发现 *SCN1A* 杂合变异（c.4298G>A/p.G1433E，父母未携带相同变异。诊断：癫痫，局灶性发作，全面强直阵挛发作，不典型失神，肌阵挛发作，Dravet 综合征，*SCN1A* 变异相关。病例详细资料见二维码数字资源 3-7。

数字资源 3-7

（张月华）

【参考文献】

[1] Engel J. ILAE Commission Report. A proposed diagnostic scheme for people with epileptic seizures and with epilepsy: reportof the ILAE task force on classification and terminology. Epilepsia, 2001, 42（6）: 796-803.

[2] Wu YW, Sullivan J, McDaniel SS, et al. Incidence of Dravet syndrome in a US population. Pediatrics, 2015, 136（5）: e1310-e1315.

[3] Bayat A, Hjalgrim H, M?ller RS. The incidence of SCN1A-related Dravet syndrome in Denmark is 1:22,000: A population-based study from 2004 to 2009. Epilepsia, 2015, 56（4）: 36-39.

[4] Xu XJ, Yang XX, Wu QX, et al. Amplicon resequencing identified parental mosaicism for approximately 10% of "de novo" SCN1A Mutations in Children with Dravet Syndrome. Hum Mutat, 2015, 36（9）: 861-872.

[5] Steel D, Synmonds JD, Zuberi SM, et al. Dravet syndrome and its mimics: Beyond SCN1A.Epilepsia, 2017, 58（11）: 1807-1816.

[6] Dravet C, Bureau M, Oguni H, et al. Severe myoclonic epilepsy in infancy: Dravet syndrome. Adv Neurol, 2005, 95: 71-102.

[7] Li W, Schneider AL, Scheffer IE. Defining Dravet syndrome: An essential pre-requisite for precision medicine trials. Epilepsia, 2021, 62（9）: 2205-2217.

[8] Samanta D. Changing Landscape of Dravet Syndrome Management: An Overview. Neuropediatrics, 2020, 51（2）: 135-145.

[9] 邱建敏, 刘晓燕, 张月华, 等. Dravet 综合征临床和脑电图特征及演变过程. 中华神经科杂志, 2010, 43（10）: 14.

[10] Lopez-Santiago L, Isom LL. Dravet syndrome: A developmental and epileptic encephalopathy. Epilepsy Curr, 2019, 19（1）: 51-53.

[11] Tian X, Ye J, Zeng Q, et al. The clinical outcome and neuroimaging of acute encephalopathy after status epilepticus in Dravet syndrome. Dev Med Child Neurol, 2018, 60（6）: 566-573.

[12] de Lange IM, Koudijs MJ, van't Slot R, et al. Mosaicism of de novo pathogenic SCN1A variants in epilepsy is a frequent phenomenon that correlates with variable phenotypes. Epilepsia, 2018, 59（3）: 690-703.

[13] Xu X, Yang X, Wu Q, et al. Amplicon resequencing identified parental mosaicism for approximately 10% of "de novo" SCN1A mutations in children with Dravet Syndrome. Hum Mutat, 2015, 36（9）: 861-872.

[14] 刘爱杰, 张月华, 许小菁, 等. PCDH19 基因突变导致的女性 Dravet 综合征基因型和表型特点. 中华儿科杂志, 2016, 54（5）: 327-331.

[15] 田小娟, 张月华, 曾琦, 等. Dravet 综合征少见致病基因突变及临床表型分析. 中华实用儿科临床杂志, 2017（19）: 1479-1483.

[16] Hernandez CC, Tian X, Hu N, et al. Dravet syndrome-associated mutations in GABRA1, GABRB2 and GABRG2 define the genetic landscape of defects of GABAA receptors. Brain Commun, 2021, 3（2）: fcab033.

[17] Sun H, Zhang Y, Liu X, et al. Analysis of SCN1A mutation and parental origin in patients with Dravet syndrome. J Hum Genet, 2010, 55（7）: 421-427.

[18] Xu X, Zhang Y, Sun H, et al. Early clinical features and diagnosis of Dravet syndrome in 138 Chinese patients with SCN1A mutations. Brain Dev, 2014, 36（8）: 676-681.

[19] 邓劼, 张月华, 刘晓燕, 等. 肌阵挛失张力癫痫的临床和脑电图特点. 中华儿科杂志, 2011, 49（8）: 564-566.

[20] 杨志仙, 张月华. 癫痫性脑病研究进展. 中华实用儿科临床杂志, 2015, 30（12）: 954-958.

[21] Lin KL, Lin JJ, Chou ML, et al. Efficacy and tolerability of perampanel in children and adolescents with pharmacoresistant epilepsy: The first real-world evaluation in Asian pediatric neurology clinics. Epilepsy Behav, 2018, 85: 188-194.

[22] Strzelczyk A, Schubert-Bast S. Therapeutic advances in Dravet syndrome: a targeted literature review. Expert Rev Neurother, 2020, 20（10）: 1065-1079.

[23] Halford JJ, Sperling MR, Arkilo D, et al. A phase 1b/2a study of soticlestat as adjunctive therapy in participants with developmental and/or epileptic encephalopathies. Epilepsy Res, 2021, 174: 106646.

[24] Tian X, Chen J, Zhang J, et al. The efficacy of Ketogenic

[25] Wang ZJ, Kim ES, Noh BH, et al. Alteration in brain connectivity in patients with Dravet syndrome after vagus nerve stimulation (VNS): exploration of its effectiveness using graph theory analysis with electroencephalography. J Neural Eng, 2020, 17 (3): 036014.

[26] Yamagata T, Raveau M, Kobayashi K, et al. CRISPR/dCas9-based Scn1a gene activation in inhibitory neurons ameliorates epileptic and behavioral phenotypes of Dravet syndrome model mice. Neurobiol Dis, 2020, 141: 104954.

[27] Han Z, Chen C, Christiansen A, et al. Antisense oligonucleotides increase Scn1a expression and reduce seizures and SUDEP incidence in a mouse model of Dravet syndrome. Sci Transl Med, 2020, 12 (558): eaaz6100.

[28] 田小娟, 张月华, 许小菁, 等. 670例Dravet综合征患儿预后随访研究. 中华实用儿科临床杂志, 2020, 35 (12): 890-893.

[29] Jansson JS, Hallböök T, Reilly C. Intellectual functioning and behavior in Dravet syndrome: A systematic review. Epilepsy Behav, 2020, 108: 107079

[30] Verheyen K, Verbecque E, Ceulemans B, et al. Motor development in children with Dravet syndrome. Dev Med Child Neurol, 2019, 61 (8): 950-956.

[31] Wyers L, Verheyen K, Ceulemans B, et al. The mechanics behind gait problems in patients with Dravet Syndrome. Gait Posture, 2021, 84: 321-328.

[32] Shmuely S, Sisodiya SM, Gunning WB, et al. Mortality in Dravet syndrome: A review. Epilepsy Behav, 2016, 64 (Pt A): 69-74.

[33] 田小娟, 张月华. 癫痫猝死研究进展. 中华儿科杂志, 2014, 52 (11): 828-830.

[34] Fialho GL, Wolf P, Walz R, et al. SUDEP - more attention to the heart? A narrative review on molecular autopsy in epilepsy. Seizure, 2021, 87: 103-106.

第八节　脊髓性肌萎缩症

【概述】

脊髓性肌萎缩症（spinal muscular atrophy，SMA）是一种常染色体隐性遗传病，该病为患者5号染色体上的 SMN1 基因缺失或突变，导致编码产物SMN蛋白缺乏所致，从而引起进行性的肌无力和肌萎缩。其发病率为1/（6000～10 000）[1]，是导致2岁以下婴幼儿死亡最常见的遗传性病因。

19世纪90年代，Werdnig和Hoffmann首次描述了这种疾病，随后Sylvestre在1899年首次描述了婴儿期起病的严重类型的SMA。20世纪50年代Wohlfart、Fez和Eliasson描述了一种病情相对较轻的SMA类型，这些患者尽管晚期会出现肌无力症状，但保留了站立和行走的能力，且不影响寿命[2]。1991年在脊髓性肌萎缩症国际联盟会议上，将SMA根据发病年龄、所能达到的最好的运动功能分为3型，随后又增加了成人发病的4型和胎儿期发病的0型[3]；1995年确定运动神经元存活基因（SMN）为致病基因[4]，并发现人类及极少数的哺乳动物，存在SMA的致病基因 SMN1 基因高度同源基因，SMN2 基因。随后在发现 SMN 基因的5年内，SMA的动物模型被开发出来，模仿患者身上的许多病理和电生理变化，并成为随后所有治疗发展的基石。

【临床表现及分型】

目前多将SMA分为4个亚型[5]，不同亚型的严重程度和发病年龄各有差异。

SMA1型：发病率最高，6个月内起病，临床表现为"松软儿"，不能达到独坐里程碑。因口咽部肌群无力导致吸吮无力，较容易发生误吸。因肋间肌受累比膈肌更重，导致矛盾呼吸，胸廓呈现钟形或漏斗畸形。在没有药物治疗及呼吸支持的情况下，大多数患儿2岁内死于呼吸衰竭或其他严重并发症。SMN2 基因拷贝数为2～3。

SMA2型：占SMA病例的30%～40%，起病年龄为6～18个月，进展较SMA1型慢，可以达到独坐里程碑，但不能独走；随着病程进展，可能出现运动功能倒退，最终不能独坐，且可合并脊柱侧弯、关节挛缩、吞咽困难、呼吸衰竭等，多数SMA2型患者可以活到成年期。SMN2 基因拷贝数可达3～4。

SMA3型：是SMA亚型中较轻类型，约占20%，多在出生18个月后起病，早期运动发育正常，也可能呈现延后的运动发育里程碑，随年龄增长出现以近端为主的肌无力，下肢重于上肢，最终部分丧失独走能力，逐渐依赖轮椅，预期寿命不缩短或轻度缩短。*SMN2* 基因拷贝数为 3～4。

SMA4 型：是 SMA 亚型中最轻的类型，成年期发病，早期运动发育正常，可独立行走，成年期出现缓慢进展的对称性肢体近端无力，预期寿命不缩短。*SMN2* 基因拷贝数通常超过 4。

SMA 患者智力正常，面肌一般不受累。也有学者将 1 型进一步分成 1a 型（即 0 型）、1b 型和 1c 型，2 型分为 2a 型、2b 型，3 型分为 3a 型和 3b 型[6]。

【辅助检查】

临床上考虑到该病后，需要通过分子遗传学检测。如基因检测未提示 *SMN1* 基因缺失或复合杂合突变，需进一步与非 5qSMA 或其他导致肌无力的疾病相鉴别，通常选择肌酸肌酶、肌电图、基因检测等手段辅助鉴别。

1. 基因检测

基因检测是 SMA 确诊的金标准。人类在 5q13.2 区域有与 *SMN1* 高度同源（99.9%）的 *SMN2* 基因，仅有 8 个核苷酸的不同，研究表明，*SMN2* 基因的拷贝数与临床表型的轻重程度密切相关[7]。临床上通常推荐采用 MLPA，同时检测 *SMN1* 和 *SMN2* 基因拷贝数。若发现患者 *SMN1* 基因存在第 7 或 7、8 外显子的纯合缺失（0 拷贝），即可诊断为 SMA，若患者 *SMN1* 基因杂合缺失（1 拷贝），需进一步测定 *SMN1* 基因序列，以明确是否存在微小突变[8]。

2. 肌电图检查

肌电图显示自发纤颤电位和正锐波等神经源性损害表现，也可见异常宽大的动作电位，外周神经的感觉和运动通路传导正常，提示病变部位位于脊髓前角细胞。

3. 肌酸肌酶

由于 SMA 是一种脊髓前角神经元退行性病变，血清肌酸激酶（CK）多数正常，SMA2 型和 SMA3 型可见轻度升高。CK 的检测对于 SMA 并没有特异性，主要用于鉴别有相似表现的肌源性疾病。

4. 肌肉活检

肌肉活检表现为神经源性病理改变，可见 1 型和 2 型圆形萎缩肌纤维散在分布于肥大的 1 型纤维束之间，增大的肌纤维直径可达正常纤维的 3～4 倍。

【诊断】

对于临床症状典型的患者，可采用分子遗传学检测，如有肌无力症状及 SMA 家族病史也应立即行基因检测。大约 95% 的 SMA 患者 *SMN1* 基因检测结果均提示有第 7 外显子纯合缺失，其余为复合杂合突变病例，如果仅存在 *SMN1* 基因的杂合缺失，可通过 *SMN1* 特异性长片段 PCR 结合巢式 PCR 或 RT-克隆测序等手段进行 *SMN1* 基因的微小突变检测，如检测出致病突变，可诊断复合杂合突变类型 SMA。另外，需注意的是，*SMN1* 的双等位基因均为致病性微小变异极罕见，仅见于双亲为近亲结婚时[3]。

【鉴别诊断】

如 SMA 临床症状不典型，需考虑其他可能引起肌无力及萎缩的疾病（表 3-8-1）。婴儿期起病的肌无力首先需考虑严重感染、甲状腺功能减退等疾病，通常可通过合并症及实验室检查鉴别；如想进一步除外其他神经肌肉病，则需完善基因检查。儿童期及成年期起病的 SMA 在和其他疾病进行鉴别困难时，可通过 CK、肌电图及基因检查进行区分。

【治疗】

在过去几年中，SMA 的治疗取得了较大进展。疾病修正治疗的出现，改变了 SMA 的自然病程，取代了过去以支持性治疗为主的治疗模式。目前 SMA 的治疗主要围绕着疾病修正治疗及多学科管理。

1. 疾病修正治疗

反义寡核苷酸药物 Nusinersen（诺西那生钠）和小分子化合物 Risdiplam（利司扑兰）是目前我国可及的疾病修正治疗药物，它们都是剪切调控剂，可特异性地识别 *SMN2* 基因上的靶点，使得剪接过程中保留外显子 7，从而转录翻译得到全长 SMN 蛋白[9]。并且这两种药已纳入我国医保，为 SMA 患儿带来福音。由于反义寡核苷酸不易透过血脑屏障，且药物随时间会发生降解[10]，因此需要鞘内注射给药，终身治疗。

2. 多学科管理

SMA 涉及多个器官系统的损害及并发症，多学科综合管理对患者至关重要。一旦确诊，需定期进行脏器功能评估及疗效评价，主要包括呼吸及循环系统功能、营养状态、肌肉情况、运动能力、心理健康情况等。对于发生关节挛缩或脊柱侧弯的患者，可在充分

表 3-8-1　SMA 的鉴别诊断

起病年龄	类型	疾病
婴儿期起病	先天性	先天性肌病
		先天性肌营养不良
		先天性肌无力综合征
		先天性低髓鞘神经病
		代谢性肌病
		先天性强直性肌营养不良 1 型
		X 连锁婴儿型脊髓性肌萎缩症
		Prader-Willi 综合征
		其他代谢性疾病
		甲状腺功能减退
	获得性	急性缺氧缺血性脑病
		新生儿败血症
		创伤性高位脊髓损伤
童年期起病	先天性	非 5-q 型 SMA
		Duchenne 肌营养不良
		肢带型肌营养不良
		己糖激酶 A 缺乏症
	获得性	吉兰-巴雷综合征
		重症肌无力
		肉毒杆菌中毒
成人期起病	先天性	肌萎缩侧索硬化
		脊髓和球部肌肉萎缩
	获得性	炎症性肌病
		甲状腺功能亢进

评估及知情同意后进行外科干预，以改善生活质量。

【病例摘要】

患儿男，3 岁 6 个月，2 岁 6 个月起出现"鸭步"步态，行走不稳，易摔倒。3 个月会抬头，6 个月独坐，12 个月独站，1 岁 5 个月独走，现能慢跑，不能独自上、下楼梯，不能双脚跳。出生后 2～3 个月逗笑，1 岁说简单话。查体："鸭步"步态，脊柱无侧弯，四肢关节无挛缩，双上肢近端、远端肌力均 5 级，双下肢近端肌力 4 级，远端肌力 5 级，四肢肌张力稍减低，腱反射不能引出，Gowers 征阳性。辅助检查：CK 244 U/L；肌电图示双侧股神经 ML 检测末端潜伏期正常，CMAP 波幅降低约 70%。四肢近端肌 MUP 时限增宽，振幅增高，多相波增多，募集反应减少/轻度减少，下肢远端肌轻度异常，均未见自发点位，提示神经源性损害。心脏超声检查无异常。MLPA 检查（SMN 基因）提示 SMN1 基因 7～8 号外显子纯合缺失，SMN2 基因拷贝数为 4，明确诊断 SMA。

（刘　珊　吴　莹　熊　晖）

【参考文献】

[1] Verhaart IEC, Robertson A, Leary R, et al. A multi-source approach to determine SMA incidence and research ready population. J Neurol, 2017, 264（7）: 1465-1473.

[2] Kolb SJ, Kissel JT. Spinal muscular atrophy: a timely review. Arch Neurol, 2011, 68（8）: 979-984.

[3] 北京医学会医学遗传学分会，北京罕见病诊疗与保障学会. 脊髓性肌萎缩症遗传学诊断专家共识. 中华医学杂志, 2020, 100（40）: 3130-3140.

[4] Lefebvre S, Burglen L, Reboullet S, et al. Identification and characterization of a spinal muscular atrophy-determining gene. Cell, 1995, 80: 155-165.

[5] Finkel RS, Mercuri E, Meyer OH, et al. Diagnosis and management of spinal muscular atrophy: Part 2: Pulmonary and acute care; medications, supplements and immunizations; other organ systems; and ethics. Neuromuscul Disord, 2018, 28（3）: 197-207.

[6] Wijngaarde CA, Stam M, Otto LAM, et al. Population-based analysis of survival in spinal muscular atrophy. Neurology, 2020, 94（15）: e1634-e1644.

[7] Brandsema JF, Gross BN, Matesanz SE. Diagnostic Testing for Patients with Spinal Muscular Atrophy. Clin Lab Med, 2020, 40（3）: 357-367.

[8] 利婧，张成. 脊髓性肌萎缩症治疗临床研究进展. 中国现代神经疾病杂志, 2019, 19（6）: 385-392.

[9] Passini MA, Bu J, Richards AM, et al. Antisense oligonucleotides delivered to the mouse CNS ameliorate symptoms of severe spinal muscular atrophy. Sci Transl Med, 2011, 3（72）: 72ra18.

[10] Darras BT, Farrar MA, Mercuri E, et al. An Integrated Safety Analysis of Infants and Children with Symptomatic Spinal Muscular Atrophy（SMA）Treated with Nusinersen in Seven Clinical Trials. CNS Drugs, 2019, 33（9）: 919-932.

第九节 结节性硬化症

【概述】

结节性硬化症（tuberous sclerosis complex，TSC）是一种常染色体显性遗传性疾病，患病率为1/20 000，活产婴发病率为1/（6000～10 000）[1]，目前被认为是常见的单基因遗传病之一。该病由 *TSC1* 或 *TSC2* 基因突变引起，可影响多器官系统，导致多种临床表现。

1862年 von Recklinghausens 首先报道了一例心脏病变（心脏横纹肌瘤）患者，随后1880年法国医生 Desire-Magloire Bourneville 描述了一例药物难治性癫痫患者的尸解结果，在其大脑发现了局灶性"硬化"表现，因此该病既往称为"Bourneville 病"。由于 TSC 是一种与错构瘤或良性肿瘤生长相关的多系统疾病，通常发生在脑、心脏、肺、眼或肾，因此它被认为是一种复合体，目前被称为结节性硬化症。在最近20多年，学界对该病的遗传学和发病机制有了很多认识，对其治疗也有了新的突破。

TSC1 编码蛋白 Hamartin，*TSC2* 编码蛋白 Tuberin，与 TBC1D7 组成异三聚体复合，调节 mTOR（mammalian target of rapamycin）信号通路的激活状态。mTOR 是一种丝氨酸/苏氨酸激酶，在许多生物中高度保守，mTOR 信号通路与细胞稳态、能量代谢、营养和氧化应激、增殖和生存、对生长因子的响应、分化和迁移、细胞骨架组织和自噬等多种细胞功能密切相关。mTOR 在两个独立的异质复合体 mTORC1 和 mTORC2 中发挥作用。mTORC1 主要通过生长因子-PI3K-AKT-mTOR 信号级联调节，雷帕霉素（西罗莫司）是一种特异性的 mTORC1 抑制剂。mTORC2 通过 AKT 信号通路间接调控 mTORC1，是一种相对雷帕霉素不敏感的复合物。大量研究证实 *TSC1* 和 *TSC2* 突变导致 mTOR 异常激活，mTOR 激活是 TSC 的关键致病机制。

【临床表现】

临床表现多种多样，其主要表现为：癫痫、发育迟缓/智力障碍、皮肤改变及不同部位的肿瘤[2]。TSC 的临床表现取决于患者的年龄、所涉及的器官和受累的严重程度[3]。

1. 皮肤

约90%患者有特征性皮肤表现之一，包括色素脱失斑、面部血管纤维瘤、指（趾）甲周和甲下纤维瘤以及鲨鱼皮样斑。色素脱失斑出生时即存在，与周围皮肤界线清楚，呈椭圆形、树叶状或不规则形，有时为成簇多发的小纸屑状斑点。色素脱失斑大小不等，可见于躯干及四肢，头皮部位有时也可见到，数目不等，生后数年内色素脱失斑可逐渐增多，面积也随体表面积增长而加大。面部血管纤维瘤（angiofibromas）为本病特有皮肤改变，见于70%患者，呈红褐色或与皮肤色泽一致，隆起于皮肤，呈丘疹状或融合成小斑块状，多分布于鼻部两侧及鼻唇沟部位皮肤，可延及下颌部位。面部血管纤维瘤多于1～5岁时出现，以后逐渐增多。甲下或甲周纤维瘤见于20%患者，通常青春期才出现，通常脚趾比手指更容易受累。部分患者在躯干两侧或背部腰骶处皮肤可见到斑块状的结缔组织错构瘤，称为鲨鱼皮样斑，大小从几毫米到1cm不等，微微隆起于皮肤，边界不规则，表面粗糙。

2. 眼部

主要为视网膜异常，40%～50%患者存在视网膜错构瘤，40%患者视网膜赤道部有脉络膜视网膜色素脱失的"穿凿样"区域（即视网膜色素脱失斑）。这些发现有利于疾病的诊断，上述病变很少影响视力，通常不需要治疗。

3. 神经系统

癫痫是 TSC 最常见神经系统表现，人群研究发现癫痫可见于79%～90%的 TSC 患者。在一半以上的患者中，癫痫发作始于1岁之内，约1/3表现为婴儿痉挛症。但成年后仍有新发癫痫的风险。几乎所有癫痫发作类型都可见于 TSC，包括强直、阵挛、强直-阵挛、失张力、肌阵挛、不典型失神及各种形式的局灶性发作。TSC 患者可从认知完全正常到重度发育迟缓/智力障碍。智力障碍及孤独症表现见于40%～60%患者。智力障碍常与癫痫同时存在，危险因素包括婴儿痉挛病史、药物难治性癫痫和 *TSC2*

基因突变。在青春期和成年期，TSC 患者更容易出现焦虑、抑郁或情绪障碍等行为问题。6%～9% 的 TSC 患者存在症状性室管膜下巨细胞型星形细胞瘤（subependymal giant cell astrocytomas，SEGAs），常在 10～30 岁出现症状，但也可能早至一岁半。通常呈亚急性发病，出现梗阻性脑积水的体征和症状，或出现局灶性神经功能障碍（包括视力丧失）。

4. 肾

TSC 患者肾经常受累，是致死致残的常见原因。肾病变的两种主要类型是血管平滑肌脂肪瘤（angiomyolipoma，AML）和肾囊肿。高达 80% 的 TSC 患者中存在 AML，并且可以在儿童期或成年期进展。AML 可以在整个肾表面有多个，或者是一个或多个较大的病变。较大的病变更容易出现症状。AML 的症状可以是非特异性腰腹痛，AML 中发育异常的血管破裂出血是导致生命危险的主要原因。AML 进行性增大和病灶内出血可致疼痛并影响肾功能，病灶越大，出血风险越高。伴肾病变的 TSC 患者可能出现肾素依赖性高血压，而且由于肾实质被替代和压迫，还可能发生慢性肾病。在 TSC 患者中，可见肾囊肿的不到 20%，且常常无症状。多囊肾（polycystic kidney disease，PKD）在 3%～5% 的 TSC 患者中发生，与 PKD1 和 TSC2 相邻基因缺失综合征有关。

5. 心脏

50%～60% 患者存在心脏横纹肌瘤，产前胎儿 B 超常可以检测到横纹肌瘤，在出生和儿童早期最大，并且通常在出生后数年内自发消退。横纹肌瘤可导致流出道阻塞或瓣膜功能障碍，如果涉及心脏传导系统，可能导致心律失常。

6. 肺部

包括淋巴管平滑肌瘤（lymphangioleiomyomatosis，LAM）、多灶性小结节性肺细胞增生和肺囊肿。一些成年 TSC 患者存在 LAM，LAM 是一种囊性肺病，可致肺功能严重受限。最常见的起病特征是呼吸困难和气胸。在 TSC 成人中，女性的 LAM 患病率高于男性。妊娠期间 LAM 病情可能恶化，成为危及生命的 TSC 并发症。

7. 其他

大约 10% 的患者出现口腔纤维瘤或乳头状瘤，通常在牙龈的前部。成人 TSC 患者常有牙釉质凹陷。错构瘤可见于其他器官系统，包括胃肠道、胰腺和肝，24% 的患者有肝血管平滑肌脂肪瘤和囊肿，通常无症状且非进展性。

【辅助检查】

1. 基因检测

在满足诊断标准的患者中，通过 Sanger 测序 75%～90% 的患者能够检出 TSC1 基因或 TSC2 基因的致病性变异[4]。随着二代测序的普遍应用，目前仅 5%～10% 患者基因检测为阴性。如果疑诊 TSC，但临床评估不满足 TSC 确诊标准，基因检测很有助于确诊。在基因检测明确的患者中，约 2/3 为 TSC2 变异，1/3 为 TSC1 变异。约 2/3 患者为新发变异，1/3 患者变异遗传自父母一方。TSC1 变异主要为无义变异、小缺失/插入，少数（8%）为剪切位点变异，极少数（2%）为错义变异。TSC2 变异包括无义变异、小缺失/插入、剪切位点变异和基因组缺失。未检测到变异的患者很可能存在等位基因频率较低的嵌合体变异或位于内含子区的变异。目前常用的检测方法包括 Sanger 测序和二代测序（基因包、全外显子组测序等），为证实基因内的大片段缺失可行 MLPA 检测，如合并多囊肾怀疑邻近基因缺失综合征，可进行染色体拷贝数变异检测。检测样本通常是外周血。如果怀疑 TSC1 或 TSC2 嵌合体，可利用受累组织样本进行检测[5]。

2. 各系统的检查及监测

（1）中枢神经系统：MRI 和 CT 对于显示皮质结节、室管膜下结节和室管膜下巨细胞星形细胞瘤（SEGAs）非常重要。MRI 是首选的成像模式。5%～10% 的 TSC 患者中室管膜下结节会逐渐发展为 SEGAs（图 3-9-1）。2012 年国际共识推荐每 1～3 年复查头颅影像学，直至 25 岁。如果复查时发现室管膜下结节增大，应缩短复查间隔。另外，应定期监测脑电图，以评估癫痫情况。定期神经心理评估和发育评估有助于评价患者神经心理功能。

（2）肺：患有 TSC 的女性发生 LAM 的风险很高。所有 TSC 患者应在成年早期（18 岁左右）进行基线期 CT，定期进行肺功能测试。可以通过 1 秒用力呼气量（FEV1）来量化。

（3）肾：建议至少每年进行一次肾功能和血压评估，每 1～3 年进行一次肾影像学检查（首选 MRI）。如果发现新的 AML 或原有 AML 扩大，需增加监测频率。

（4）心脏：小于 3 岁的患者应进行超声心动图和心电图来评估横纹肌瘤和心律失常。对于通过产

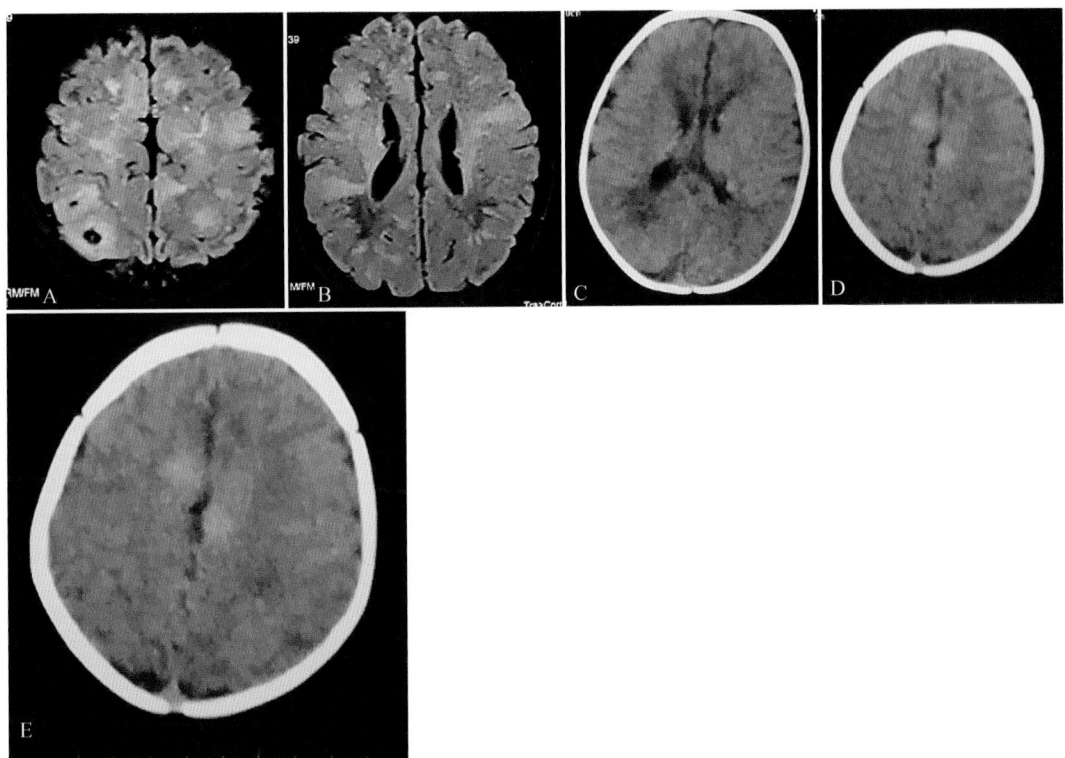

图 3-9-1 一例 TSC 患儿的头颅 MRI 及 CT。A 和 B 为头颅 MRI 的 T2FLAIR 序列，可及多发皮质结节、皮质下移行线及室管膜下结节。C 和 D 为头颅 CT，可见室管膜下钙化结节，部分皮质结节呈高密度（钙化）

前超声诊断出横纹肌瘤的患者，胎儿超声心动图可能有助于发现那些产后心力衰竭高风险的患者。在没有心脏症状或相关病史的情况下，成人患者无须超声心动图检查，建议基线心电图。

（5）眼部：所有 TSC 的患者建议进行基线眼科评估，包括眼底检查评估，以评估错构瘤和视网膜色素减退病变。

（6）其他：虽然血管动脉瘤、胃肠道息肉、骨囊肿和各种内分泌疾病可与 TSC 相关，但在诊断时进行常规评估的证据不足。如有症状，进行相应影像学检查。

【诊断】

2012 年国际结节性硬化症共识会议更新了诊断标准[2]。目前的临床标准规定了两种类型的 TSC 诊断：明确的 TSC 和可能的 TSC，基于体格检查及影像学的主要和次要特征。主要特征包括脑、皮肤、心脏、肾、肺和眼的表现。主要特征标准包括皮质结节、室管膜下结节和 SEGAs、视网膜星形细胞错构瘤、肺 LAM、肾 AML、心脏横纹肌瘤、面部血管纤维瘤、指（趾）甲纤维瘤、皮肤色素脱失斑和鲨鱼皮样斑。有 2 个主要特征，或 1 个主要特征＋≥ 2 个次要特征，或基因检测到 *TSC1* 或 *TSC2* 致病性变异的患者符合"明确的"TSC 标准。仅具有 1 个主要特性或仅有 ≥ 2 个次要特性的患者满足"可能的"TSC 的标准（表 3-9-1）。

【治疗】

TSC 影响大多数器官系统，管理和治疗建议因器官表现而异。无论儿童和成人，应定期规律进行随访评估，早期识别可治疗的表现并提供预期指导和咨询。

对于神经系统表现，治疗主要侧重于癫痫和认知行为障碍。TSC 中癫痫的治疗类似于其他原因导致的局灶性癫痫，包括抗癫痫发作药物、迷走神经刺激物和生酮饮食[6-7]。氨己烯酸为结节性硬化症患者婴儿痉挛的一线治疗[8]。一部分药物难治性癫痫患者经过合理的癫痫外科术前评估，手术切除责任结节对于控制癫痫发作有重要作用。目前 mTOR 抑制剂-依维莫司作为可能的疾病修正治疗，已经获批用于伴有药物难治性局灶性癫痫的 TSC 患者[9-10]。对于智力障碍、孤独症表现及其他行为问题患者，应进行特殊教育、行为训练及必要的药物干预[11]。SEGA 患者、肾 AML 和肺部 LAM 也均为依维莫司

表 3-9-1　TSC 的诊断标准

主要特征	次要特征	明确的 TSC	可能 TSC
色素脱失斑（≥3，直径至少 5 mm）	"五彩纸屑（斑斓皮损）"皮肤病变	2 个主要特征	1 个主要特征
面部血管纤维瘤（≥3）	牙釉质凹陷（＞3）	1 个主要功能＋≥2 个次要特征	≥2 个次要特征
指（趾）甲纤维瘤（≥2）	口内纤维瘤（≥2）	*TSC1* 或 *TSC2* 致病性变异	
鲨鱼皮样斑	视网膜无色性斑块		
多个视网膜错构瘤	多发性肾囊肿		
皮质发育不良（包括皮质结节和脑白质径向迁移线）	非肾部错构瘤		
室管膜下结节			
室管膜下巨大星形细胞瘤			
心脏横纹肌瘤			
淋巴管平滑肌瘤病（LAM）			
血管平滑肌脂肪瘤（AML）（≥2）			

的适应证[12-13]。

【病例摘要】

患儿，男，7 岁 2 个月，自幼发育迟缓，间断抽搐 6 年 7 个月。自 7 月龄出现癫痫发作，表现为痉挛发作和局灶性发作。查体多处色素脱失斑。头颅 MRI 提示多发皮质结节和室管膜下结节。头颅 CT 提示多发室管膜下钙化。家系全外显子组测序检测到患儿 *TSC2* 一杂合移码变异（新发）。确诊为结节性硬化症。病例详细资料见二维码数字资源 3-9。

数字资源 3-9

（吴　晔）

【参考文献】

[1] Henske EP, Jóźwiak S, Kingswood JC, et al. Tuberous sclerosis complex. Nat Rev Dis Primers, 2016, 2: 16035.

[2] Northrup H, Krueger DA, International Tuberous Sclerosis Complex Consensus Group. Tuberous sclerosis complex diagnostic criteria update: recommendations of the 2012 international Tuberous Sclerosis Complex ConsensusConference. Pediatr Neurol, 2013, 49 (4): 243-254.

[3] Krueger DA, Northrup H, International Tuberous Sclerosis Complex Consensus Group. Tuberous sclerosis complex surveillance and management: recommendations of the 2012 International Tuberous Sclerosis ComplexConsensus Conference. Pediatr Neurol, 2013, 49 (4): 255-265.

[4] Hasbani DM, Crino PB. Tuberous sclerosis complex. Handb Clin Neurol, 2018, 148: 813-822.

[5] Peron A, Au KS, Northrup H. Genetics, genomics, and genotype-phenotype correlations of TSC: Insights for clinical practice. Am J Med Genet C Semin Med Genet, 2018, 178 (3): 281-290

[6] Curatolo P, Nabbout R, Lagae L, et al. Management of epilepsy associated with tuberous sclerosis complex: Updated clinical recommendations. Eur J Paediatr Neurol, 2018, 22 (5): 738-748.

[7] van der Poest Clement E, Jansen FE, Braun KPJ, et al. Update on Drug Management of Refractory Epilepsy in Tuberous Sclerosis Complex. Paediatr Drugs, 2020, 22 (1): 73-84.

[8] Salussolia CL, Klonowska K, Kwiatkowski DJ, et al. Genetic Etiologies, Diagnosis, and Treatment of Tuberous Sclerosis Complex. Annu Rev Genomics Hum Genet, 2019, 20: 217-240

[9] Franz DN, Lawson JA, Yapici Z, et al. Everolimus for treatment-refractory seizures in TSC: Extension of a randomized controlled trial. Neurol Clin Pract, 2018, 8 (5): 412-420.

[10] Bissler JJ, Budde K, Sauter M, et al. Effect of everolimus

on renal function in patients with tuberous sclerosis complex: evidence from EXIST-1 and EXIST-2. Nephrol Dial Transplant, 2019, 34 (6): 1000-1008.
[11] Samanta D. An updated review of tuberous sclerosis complex-associated autism spectrum disorder. Pediatr Neurol, 2020, 109: 4-11.
[12] Ebrahimi-Fakhari D, Franz DN. Pharmacological treatment strategies for subependymal giant cell astrocytoma (SEGA). Expert Opin Pharmacother, 2020, 21 (11): 1329-1336.
[13] Franz DN, Lawson JA, Yapici Z, et al. Everolimus dosing recommendations for tuberous sclerosis complex-associated refractory seizures. Epilepsia, 2018, 59 (6): 1188-1197.

第十节 X连锁肾上腺脑白质营养不良

【概述】

X连锁肾上腺脑白质营养不良（X-linked adrenoleukodystrophy, X-ALD）是一种最常见的过氧化物酶体病，呈X连锁遗传，男性受累为主，发病率为1：(20 000～50 000)，美国为1/21 000男性，女性携带率约为1：16 800。首例患者由Haberfeld和Spieler于1910年报道，随后Schilder报道了数例患者，故当时称之为Schilder病（Schilder's disease），直至1970年，Michael Blaw将其命名为肾上腺脑白质营养不良（adrenoleukodystrophy）。

1993年Mosser等通过定位克隆发现了X-ALD的致病基因 *ABCD1*，该基因位于Xq28[1]。随后研究发现所有X-ALD患者均存在该基因的突变，突变种类繁多，基因型与表型之间无明显的相关性，同一家系相同突变的患者，甚至是同样突变的同卵双生子也可以有不同的临床表型，而同样的临床表型可以有不同的基因型。*ABCD1* 基因编码ALD蛋白（adrenoleukodystrophy protein, ALDP）也称ABCD1蛋白，为含有745个氨基酸的过氧化物酶体膜蛋白。ALDP属于ATP结合跨膜转运子（ATP-binding cassette transporter, ABC）家族中的一员。ABC家族分为七个亚家族（ABCA～ABCG），其中位于过氧化物酶体膜上的四个蛋白为ABCD亚家族，它们分别是ALDP（ABCD1）、ALD相关蛋白（ALD-related protein, ALDRP, ABCD2）、70 kDa过氧化物酶体膜蛋白（peroxisomal membrane protein, PMP70, ABCD3）和PMP70相关蛋白（PMP-related protein, P70R/PMP69, ABCD4）。ALDP、ALDRP、PMP70之间通过C末端结合，形成同源或异源二聚体，转运饱和的直链极长链脂肪酸（very long-chain fatty acids, VLCFAs）辅酶A酯至过氧化物酶体内进行β氧化。ALDP功能异常，导致VLCFAsβ的氧化缺陷，进而在组织与体液中大量蓄积[2]。

当VLCFAs在组织中蓄积到一定程度，脑白质和肾上腺皮质内胆固醇酯的脂肪酸构成比发生显著变化，形成胆固醇结晶。正常人胆固醇酯主要为C16～C20的脂肪酸，而X-ALD患者胆固醇酯中含有大量的VLCFAs（C24～C30），这种酯类构成的改变使髓鞘的稳定性下降，从而引发脱髓鞘病变，以及脊髓和外周神经的轴索损伤。另外，脂肪酸代谢的改变和细胞内VLCFAs的堆积对细胞产生毒性作用，直接引起细胞死亡和炎性反应。过量的VLCFAs还进一步促使星型胶质细胞、血管周围的巨噬细胞表达炎性细胞因子，如TNF-α、IL-1β等，并触发TNF-α介导的一系列级联反应，损伤髓鞘与少突胶质细胞，引发中枢神经系统炎症性脱髓鞘改变。VLCFAs在肾上腺皮质聚积，导致生物膜结构和功能的改变及肾上腺皮质激素受体活性下降，使血中促肾上腺皮质激素（adrenocorticotrophic hormone, ACTH）升高，皮质醇降低，产生肾上腺皮质功能不全的临床表现。

【临床表现】

X-ALD临床表型极其多样，大部分患者以神经系统症状为主，呈进行性智力、运动倒退，视、听功能障碍，癫痫发作，痉挛性瘫痪等[3]。约2/3患者伴有肾上腺皮质功能不全，少数患者仅表现为肾上腺皮质功能不全，而无神经系统症状。

其临床症状可归纳如下：①儿童脑型（childhood cerebral ALD, CCALD）：占31%～35%，11岁前发病，常见发病年龄4～8岁，高峰年龄7岁，3岁前几乎不发病。表现为进行性行为、认知和运动功能倒退。发病初期患儿表现为注意力不集中，多动，常被误诊为注意缺陷多动障碍综合征，数月后出现理解、阅读困难，记忆及学习能力下降，视力、听力异常，走路不稳等，个别患儿以惊厥起病。大部分患儿在出现神经系统症状时即有肾上腺皮质功能不全。患儿病情进展迅速，逐渐出现痉挛性瘫痪、共济失调，6个月至4年内发展至完全瘫痪，或呈植物人状态，随后死亡。②青少年脑型（adolescent cerebral ALD）：占4%～7%，发病年龄11～21岁。表现与儿童脑型相似，进展较儿童脑型缓慢。③肾上腺脊髓神经病型（adrenomyeloneuropathy，AMN）：占40%～45%，起病年龄自二十几岁至中年（28±9岁），表现为进行性双下肢痉挛性瘫、括约肌功能障碍和性功能丧失，70%的AMN患者在出现神经系统症状时有肾上腺皮质功能不全。病情在数十年内缓慢进展。其中40%～45%的患者在MRI上或在体征上有脑部受累的表现，10%～20%的患者脑部病变严重，呈进行性认知行为异常，最终神经功能完全丧失、死亡。④成人脑型（adult cerebral）：占20%，成人起病，呈进行性行为异常、痴呆、瘫痪，大部分进展同儿童脑型，少数患者脑部脱髓鞘呈自限性，称之为进展受阻的脑型（arrested-cerebral disease）。⑤单纯Addison病（Addison-only，AO）：在儿童常见，主要表现为原发性肾上腺皮质功能不全的症状、体征，男性2岁至成年发病，大部分7.5岁发病，表现为不明原因的呕吐、无力或昏迷，皮肤色素深，常常诊断为Addison病，无神经系统病变。患者常常在中年时发展为肾上腺脊髓神经病型。⑥无症状（asymptomatic）：仅有基因异常及生化改变，无神经系统和内分泌系统异常。50%的无症状者在10年内发展为肾上腺脊髓神经病型。

此外，年长的女性携带者可以表现为肾上腺脊髓神经病型，美国研究显示40岁以上女性发生率为50%，65岁以上的女性达65%。呈缓慢进展的轻至中重度的痉挛性瘫痪，括约肌功能障碍和深浅感觉异常。表现为易摔，上下楼梯及跑步困难，严重者需借助于拐杖、轮椅活动。尿急、尿频、遗尿很常见，少数患者伴有大便功能障碍。查体时常可发现肢体远端感觉异常，尤其是深感觉障碍，以及腱反射亢进和病理征。脑部受累（约2%）和肾上腺皮质功能不全（1%）少见。

【辅助检查】

X-ALD具有特征性的生化与影像学改变。基因突变分析在携带者筛查、产前诊断方面非常重要。

1. 生化检查

X-ALD是一种脂类代谢异常性疾病。患者组织和体液中饱和VLCFs异常增高是该病特征性的生化改变。VLCFAs是指碳链长度大于22的脂肪酸。X-ALD患者体内堆积的是饱和的非分枝VLCFAs，主要包括C26：0和C24：0。在X-ALD患者的脑白质、肾上腺皮质、睾丸中，VLCFAs含量是正常对照的上千倍，VLCFAs的异常升高是目前X-ALD诊断的主要生化指标。VLCFAs的测定包括C22：0，C24：0和C26：0及C26：0/C22：0和C24：0/C22：0，检测方法包括毛细管气相色谱法及气相色谱质谱联用法（GC-MS）等。

所有男性X-ALD患者均有VLCFAs增高，与年龄及病程无相关性，在女性携带者中，80%有血浆VLCFAs水平增高，假阴性率为20%，故为更好地进行遗传咨询，对于VLCFAs正常的可疑携带者，需进一步行基因突变分析加以明确。X-ALD男性胎儿的羊水细胞和绒毛膜细胞中VLCFAs异常增高，可用于X-ALD产前诊断，同时结合ABCD1基因突变分析，以确保诊断的可靠性[4]。

但患者VLCFAs水平与临床表型、基因型没有明显相关性，因此，血浆VLCFAs水平不能预测无症状者将来可能出现的表型，也不能用来评估病情的轻重、预后及其对治疗的反应性。

2. 影像学检查

脑型X-ALD颅脑CT表现为对称性的脑白质低密度病灶，但CT对于本病诊断有一定的局限性。MRI优于CT，是X-ALD的重要辅助诊断手段。在脑部受累的X-ALD患者中，MRI异常通常早于临床症状，因此MRI有早期诊断价值。85%的X-ALD脑型患者具有特征性的MRI表现：①脑白质呈对称性长T1、长T2信号，并可累及胼胝体及脑干。②病变由后向前发展，逐一累及枕、顶、颞、额叶。③增强后病灶的周边区强化，呈"蝴蝶"状。此外，X-ALD的另一个特征性改变为脑干皮质脊髓束受累。上述征象有助于X-ALD与其他脑白质病变相鉴别。另有报道15%的脑型X-ALD具有不典型头颅MRI表现，以额叶或内囊、半卵圆中心等部位最先受累。肾上腺脊髓神经病型脊髓 MRI 可见脊髓萎缩，也可以正常。

对于脑型患者病变严重程度的评估，Daniel Loes 提出了 MRI 半定量评分，称为 Loes 评分，正常为 0 分，每增加一个受累部位加 0.5 分，最严重者为 34 分。Loes 评分除用于严重程度的评估，还对是否可行干细胞移植治疗有指导作用。

3. 基因突变分析

大量研究表明 X-ALD 患者均有 *ABCD1* 基因突变。采用 *ABCD1* 单基因测序，或包括 *ABCD1* 在内的脑白质病基因包检测，阳性率约 97%，阴性者进一步应用多重连接探针扩增技术（multiplex ligation-dependent probe amplification，MLPA）等方法检测大片段缺失与重复，阳性率约为 3%。检测到的 *ABCD1* 基因变异的致病性可以通过临床表现与 VLCFA 测定加以明确。明确基因变异，不仅对 X-ALD 患者的诊断有重要意义，且为携带者筛查、产前诊断和遗传学咨询提供可靠依据[4-6]。

4. ALDP 检测及其他检查

ABCD1 基因突变导致 ALDP 的稳定性下降、功能缺陷或肽链大段缺失，最终影响 VLCFAs 的 β 氧化功能。因此，通过免疫荧光、免疫印迹等方法对 ALDP 进行检测，结合 VLCFAs 测定和 *ABCD1* 基因突变分析，可提高 X-ALD 的确诊率[7]。

5. 内分泌功能检查

包括肾上腺皮质功能检查和性功能检查。伴肾上腺皮质功能不全的患者 24 h 尿 17- 羟类固醇和 17- 酮类固醇排出减少，血浆皮质醇降低，ACTH 升高，ACTH 兴奋试验呈低反应或无反应，其中血浆 ACTH 增高是肾上腺皮质功能不全最为敏感的检测指标。成人患者，特别是成人脊髓神经病型患者，有相当一部分具有性功能下降的临床表现与实验室指标异常，如血浆睾酮下降、黄体生成素和卵泡刺激素升高。

【诊断】

1. 疑诊

具有以下 4 项之一，或新生儿 X-ALD 筛查阳性的婴儿，高度怀疑 X-ALD，均应行进一步的辅助检查加以明确[8]。

（1）男孩：具有注意缺陷，同时伴有智力倒退、进行性行为异常、视力丧失、语言理解障碍、书写困难、协调障碍或其他神经系统异常。

（2）青年至中年男性：进行性步态异常，下肢僵硬、无力，括约肌功能障碍，性功能异常，伴或不伴肾上腺皮质功能不全，伴或不伴认知或行为异常。

（3）所有男性：具有原发性肾上腺皮质功能不全，伴或不伴神经系统异常。

（4）成年女性：进行性下肢瘫痪，括约肌功能异常，下肢感觉异常。无家族史的女性 X-ALD 诊断困难，需依靠临床特点与实验室检查[9]。

2. 确诊

X-ALD 的确诊依靠 VLCFAs 的测定与 *ABCD1* 基因突变分析。

（1）男性先证者的确诊：临床表现提示 X-ALD，VLCFAs 增高，即可确诊。少数情况下，VLCFAs 结果不确定，通过 *ABCD1* 基因突变来明确。

（2）女性先证者的确诊：*ABCD1* 基因杂合突变，VLCFAs 增高。有报道一例儿童期发病的女性，其 *ABCD1* 基因呈复合杂合突变。

（3）X-ALD 患者家族中无症状者：需要通过 VLCFAs 的生化检测或 *ABCD1* 基因突变分析来明确诊断。

（4）新生儿筛查：首先应用 MS/MS 测定 C26：0，如有增高进一步应用 HPLC-MS/MS 测定 C26：0-溶血磷脂酰胆碱（C26：0-lysophosphatidylcholine，C26：0-LPC），如仍异常，行 *ABCD1* 基因突变分析以确诊。

【鉴别诊断】

X-ALD 主要和最常见表型为脑型（包括儿童脑型、青少年脑型和成人脑型）、肾上腺脊髓神经病型和单纯的 Addison 病。脑型以性格改变、智力运动倒退、视听功能障碍为主要表现，需与注意力缺陷多动综合征及其他脑白质营养不良相鉴别，也有极少患者被误诊为脑肿瘤而接受放射治疗。

脊髓神经病型通常表现为进行性双下肢瘫痪，肢体远端感觉缺失，直肠、膀胱括约肌功能障碍等症状。当患者没有出现肾上腺皮质功能不全的症状时，易误诊为多发性硬化或痉挛性截瘫。

无明显神经系统症状的单纯肾上腺皮质功能不全患者，常常误诊为 Addison 病，临床上除了自身免疫性肾上腺炎以外，X-ALD 是原发性肾上腺皮质功能不全最常见的病因。因此对有肾上腺皮质功能不全的患者，尤其是有 X-ALD 家族史的患者，需进一步除外 X-ALD 的可能。

【治疗】

X-ALD 的治疗包括以下几个方面：激素替代治疗、Lorenzo 油与低脂饮食疗法、造血干细胞移植、基因治疗及对症与支持治疗。其他如四苯丁酸盐、洛伐他汀、吡格列酮等药物治疗仍在研究中[10]。

1. 激素替代治疗

伴有肾上腺皮质功能不全的 X-ALD 患者需行肾上腺皮质激素替代治疗，方法与其他原发性肾上腺皮质功能不全相同。由于大部分男性 X-ALD 患者存在肾上腺皮质功能不全，因此所有男性患者均应监测 ACTH 与皮质醇水平，进行 ACTH 刺激试验。虽然替代疗法能够显著改善内分泌状态，避免因肾上腺皮质功能不全危象导致的死亡，但却不能改善神经系统的症状，也不能阻滞神经系统病变的恶化。

2. Lorenzo 油与低脂饮食

Lorenzo 油是三油酸甘油酯（GTO）和三芥酸甘油酯（GTE）按 4∶1 比例制成的混合物。口服该油配合低脂饮食，能使患者血浆内的 VLCFAs 在 4 周之内降至正常。然而，临床研究显示 Lorenzo 油并不能改变已经出现的神经系统症状，特别是具有脑部症状的 X-ALD 患者的病程。有研究认为 Lorenzo 油可能延缓两种表型的病程：一种是脑部 MRI 正常的无症状患儿，另一种是进展缓慢的单纯肾上腺脊髓神经病型患者。

3. 造血干细胞移植（hematopoietic stem cell transplantation，HSCT）

造血干细胞移植是目前治疗病程早期的儿童脑型 X-ALD 最有效的方法。Peter 等对 126 例接受骨髓或脐血干细胞移植治疗的患者进行了长达 18 年的随访研究，结果显示疾病早期接受干细胞移植治疗的儿童脑型患者，5 年生存率大于 92%，神经功能明显优于未接受治疗者。而病程晚期接受治疗的患者，5 年生存率仅有 45%，甚至低于未接受治疗组。因此，提倡造血干细胞移植用于病程早期、MRI 有受累（Loes 评分 < 9 分）、PIQ > 80、神经系统查体正常的脑型 X-ALD 患者的治疗，而不提倡用于处于疾病快速进展期的中晚期患儿。另外，基于造血干细胞移植治疗的风险，不建议对头颅 MRI 正常的无症状患者，及单纯肾上腺脊髓神经病型患者进行造血干细胞移植治疗。造血干细胞移植对 X-ALD 的治疗机制仍不清楚。有学者发现供体来源的细胞确实进入到患者的中枢神经系统，并逐渐替代了部分血管周围的小胶质细胞，推测由此改善了患者体内 VLCFAs 的代谢。

4. 药物诱导基因治疗（pharmacological gene therapy）

实验研究发现多种药物能够诱导 ABCD2 基因的表达，其产物 ALDRP 对 ALDP 有一定的代偿作用，可以降低 VLCFAS 水平。此类药物包括 4 苯丁酸及其他丁酸盐衍生物、非诺贝特、他汀类药物、甲状腺激素等。但其在临床的应用尚需进一步研究。

5. 基因治疗

Lenti-D 基因治疗方法为把正常的 ABCD1 基因转入患者 CD34 阳性的自身干细胞中，协助产生具有正常功能的 ALD 蛋白，有效地降解 VLCFAs，抑制神经退行性变。多中心研究证实有确切疗效，可用于儿童脑型患者病程早期的治疗。

6. 其他

吡格列酮为过氧化物酶小体生长因子活化受体 -γ（PPAR-γ）激动剂，PPAR-γ 的活化可调控葡萄糖及脂类代谢的胰岛素相关基因的转录，减缓 AMN 的轴索变性，目前已在多国进行随机对照研究。抗氧化、抗炎的治疗研究也在进行中。

7. 对症与支持治疗

对症与支持治疗对于改善 X-ALD 患儿的生活质量非常重要。病程早期进行康复治疗，特殊教育。对有惊厥的患儿，行抗癫痫治疗。疾病晚期患儿常常进展至植物人状态，需加强对患儿的护理，通过鼻饲提供足够的营养，必要时进行辅助通气支持。

【随访】

确诊的 X-ALD 患者应每 6 个月复查肾上腺皮质功能；对尚无脑部病变的患者，1～3 岁期间每年进行一次头颅 MRI 检查，3～10 岁期间每 6 个月进行一次头颅 MRI 检查，10 岁之后每年进行一次头颅 MRI 检查。

【遗传咨询和产前诊断】

X-ALD 为 X 连锁隐性遗传性疾病，95% 的突变基因遗传自父母，仅 4.1% 为新发突变。男性患者将突变基因遗传给所有女儿，女儿成为携带者，父亲不传给儿子。女性携带者有 50% 的机会将突变基因传给下一代，男孩发病，但其发病类型不能预测，女孩大多不发病，少数受累，病情轻微。携带者筛查、产前诊断或胚胎种植前诊断，可以降低再发风险。通过家系调查与相应的生化、影像与基因突变分析，可以检出无症状者、携带者，为早期进行造血干细胞移植治疗及产前诊断提供了可能。通过对培养的羊水细胞或绒毛膜细胞的极长链脂肪酸测定与 ABCD1 基因突变分析，进行产前诊断。

（包新华）

【参考文献】

[1] Mosser J, Douar AM, Sarde CO, et al. Putative X-linked adrenoleukodystrophy gene shares unexpected homology with ABC transporters. Nature, 1993, 361（6414）: 726-730.

[2] Moser HW, Smith KD, Watkins PA, et al. X-linked adrenoleukodystrophy. In: Scriver CR, Beaudet AL, Sly WS, Valle D, editors. The metabolic and molecular bases of inherited disease. 8th ed. New York: McGraw-Hill, 2001: 3257-3301.

[3] Peters C, Charnas LR, Tan Y, et al. Cerebral X-linked adrenoleukodystrophy: The international hematopoietic cell transplantation experience from 1982 to 1999. Blood, 2004, 104（3）: 881-888.

[4] 王爱华, 包新华, 熊晖等. X连锁肾上腺脑白质营养不良的携带者筛查及产前诊断探讨. 中华儿科杂志, 2005, 43（5）: 345-349.

[5] Pan H, Xiong H, Wu Y, et al. ABCD1 gene mutations in Chinese patients with X-linked adrenoleukodystrophy. Pediatr Neurol, 2005, 33（2）: 114-120.

[6] Ping LL, Bao XH, Wang AH, et al. The genotype and phenotype studies of 40 Chinese patients with X-linked adrenoleukodystrophy（X-ALD）. Beijing Da Xue Xue Bao Yi Xue Ban, 2006, 38（1）: 66-70.

[7] Raymond VG, Naidu S, Moser H. Peroxisomal disorders. In: Swaiman KF, Ashwal S. Pediatric Neurology: Principle and Practice. 4th ed. St. Louis: Mosby, 2006: 735-758.

[8] Swaiman KF, Ashwal S. Ferriero DM, et al. Pediatric Neurology: Principle and Practice. 5th ed. St. Louis: Mosby, 2012.

[9] Raymond GV, Moser AB, Fatemi A. X-Linked Adrenoleukodystrophy. In: Adam MP, Ardinger HH, Pagon RA, Wallace SE, Bean LJH, Stephens K, Amemiya A, editors. GeneReviews® [Internet]. Seattle（WA）: University of Washington, Seattle; 1993-2018.

[10] Turk BR, Theda C, Fatemi A, et al. X-linked adrenoleukodystrophy: Pathology, pathophysiology, diagnostic testing, newborn screening and therapies. Int J Dev Neurosci, 2020, 80（1）: 52-72.

第四章 呼吸系统疾病

第一节 特发性肺纤维化

【概述】

特发性肺纤维化（idiopathic pulmonary fibrosis，IPF），即普通型间质性肺炎（usual interstitial pneumonia，UIP），是临床最常见的一种特发性间质性肺炎（idiopathic interstitial pneumonia，IIP）。

IIP是一组原因不明的间质性疾病，主要病变为弥漫的肺泡炎，最终可导致肺纤维化，临床主要表现初为活动后气促、咳嗽，后逐渐出现肺动脉高压及右心衰竭等。肺内可闻及Velcro啰音，常有杵状指/趾，胸部X线示双肺弥漫性的网点状阴影，肺功能为限制性通气功能障碍。2012年欧洲呼吸学会（European Respiratory Society，ERS）和美国胸科学会（American Thoracic Society，ATS）又对间质性肺疾病进行了进一步的分类。在保留主要的分类框架的基础上，进一步将特发性间质性肺炎分为主要的特发性间质性肺炎、少见的特发性间质性肺炎和不可分型的特发性间质性肺炎（表4-1-1）。

表4-1-1 特发性间质性肺炎的分类[1]

主要的特发性间质性肺炎
慢性纤维化间质性肺炎
特发性肺纤维化
特发性非特异性间质性肺炎
与吸烟相关的间质性肺炎
呼吸性细支气管炎-间质性肺病
脱屑性间质性肺炎
急性/亚急性间质性肺炎
隐源性机化性肺炎
急性间质性肺炎
少见的特发性间质性肺炎
特发性淋巴样间质性肺炎
特发性胸膜实质弹性纤维变性
不可分型的特发性间质性肺炎

IPF的发病率在全球范围内呈逐年上升趋势。英国公共卫生部提供的1968—2012年来自21个国家的流行病学调查数据显示，IPF在世界各地的发病率各不相同，欧洲和北美的年发病率为（3~9）/10万人；东亚和南美的年发病率较低，小于4/10万人，但病死率较高[2]。我国尚无IPF全国性流行病学资料，但2014年一项关于中国大陆间质性肺疾病的流行病学资料显示，间质性肺病的发病率在逐年增加，纤维化类疾病患者占所有患者的33%，特发性肺纤维化是其中较为常见的病种[3]。儿童IPF发病率不详，但远低于成人，近年来随着医师对该病认识提高，确诊人数呈增多趋势。

普通型间质性肺炎（UIP）是IPF的特征性病理改变类型。其病理特点是时间和空间均为异质性纤维化。肺组织可见片状、不均一、分布多变的间质改变，如间质纤维化、间质炎症及蜂窝变与正常肺组织间呈灶状分布、交替出现，每个低倍镜下都不一致。可见成纤维细胞病灶以及过度无组织的胶原和细胞外基质的沉积，导致正常肺结构破坏，可以有或无蜂窝状肺的囊泡形成。成纤维细胞灶分布于炎症区、纤维变区和蜂窝变区，为UIP诊断所必需的条件，但并不具有特异病理意义。成纤维细胞灶代表纤维化正在进行，并非既往已发生损害的结局。由此可见，成纤维细胞灶、伴胶原沉积的瘢痕化和蜂窝变组成的不同时相病变共存构成诊断UIP的重要特征。

IPF的发病机制尚未完全清楚，儿童IPF的致病因素包括遗传因素、环境暴露、病毒感染等。目前已经发现黏蛋白基因（*MUC5B*）、端粒酶基因（*TERT*）、表面活性剂基因（*SFTPA2*）、Toll作用蛋白（*TOLLIP*）等多个基因的突变与IPF相关。其中*MUC5B*基因启动子的变异体rs35705950是已知最强的遗传因素，该基因突变可引起黏液纤毛功能障碍诱发 IPF，而 *TOLLIP* 的一种变体 rs5743890 则与 IPF 的死亡密切相关[4-5]。环境暴露主要指粉尘暴露（金属粉尘、动物粉尘、木材粉尘等）或烟草暴露（被动吸烟）等。病毒感染也是潜在的致病因素。Sheng G 等的一项荟萃分析提示 EB 病毒、巨细胞病毒、人疱疹病毒 7（human herpes virus 7，HHV7）和 HHV8 的持续性或慢性感染均可显著增加患 IPF 的风险[6]。另外，IPF 常存在多种合并症，如胃食管反流病、糖尿病和阻塞性睡眠呼吸暂停等，这些疾病也可能增加 IPF 的患病风险。

目前认为 IPF 起源于肺泡上皮反复发生微小损伤后的异常修复。在已知或未知的遗传 / 环境因素的多重持续损伤下，受损的肺上皮细胞启动"重编程"，导致细胞自噬降低，凋亡增加，上皮再生修复不足，残存细胞发生间充质样转化，呈现促纤维化表型，大量分泌促纤维化分子，形成促纤维化微环境，使成纤维细胞活化转变为肌成纤维细胞，产生过量的细胞外基质沉积，导致纤维瘢痕与蜂窝囊形成、肺结构破坏和功能丧失。

【临床表现】

IPF 主要发生于 60～70 岁的老年人，男女比例约为 2∶1，呈隐匿起病，主要表现为活动性呼吸困难，渐进性加重，常伴干咳。全身症状不明显，可有发热、不适、乏力和体重减轻等。75% 患者有吸烟史。

50% 患者体检可见杵状指，90% 患者可在双肺基底部闻及吸气末细小的 Velcro 啰音。在疾病晚期可出现明显发绀、肺动脉高压和右心功能不全征象。

5%～10% 的成人 IPF 患者每年发生急性加重，原因可以是肺炎、肺栓塞、气胸和心力衰竭。IPF 的急性加重常表现为不明原因的呼吸困难加重，病理表现常为弥漫性肺泡损伤，少数为机化性肺炎[7]。

【辅助检查】

1. 胸部 X 线

通常显示双肺外带、胸膜下和基底部分布明显的网状或网结节模糊影，伴有蜂窝样变和下叶肺容积减低。

2. 胸部 CT

肺 CT 特点为伴有蜂窝肺的网状阴影，常伴有牵拉性支气管扩张，磨玻璃影的范围远不及网状影广泛，上述病变在肺底明显。牵拉性支气管扩张常同时有磨玻璃影和细网格影。若 CT 表现为广泛的磨玻璃影（≥30% 的肺受累），则不考虑 UIP。典型 UIP 的肺 CT 的蜂窝肺与组织学的支气管扩张和呼吸内衬囊泡相关。

3. 胸部 HRCT

可以显示 UIP 的特征性改变：以胸膜下、基底部分布为主的蜂窝影和网状影，伴或不伴牵拉性支气管扩张，部分磨玻璃影，少数可见纵隔淋巴结轻度肿大（图 4-1-1）。诊断 UIP 的准确性大于 90%，因此 HRCT 已成为诊断 IPF 的重要方法，可以代替外科肺活检。2018 年 ATS、ERS 关于 IPF 的 HRCT 诊断标准见表 4-1-2。

4. 肺功能

主要表现为限制性通气功能障碍、弥散量降低伴低氧血症或 I 型呼吸衰竭。早期静息肺功能可以正常或接近正常，但运动肺功能表现动脉血氧分压增加和氧分压降低。

5. 血清学标志物等血液检查

血液涎液化糖链抗原（KL-6）增高，ESR、抗核抗体和类风湿因子可以轻度增高，但没有特异性。结缔组织疾病相关自身抗体检查有助于 IPF 的鉴别。

6. 支气管肺泡灌洗液（bronchoalveolar lavage fluid，BALF）或经支气管镜肺活检（transbronchial lung biopsy，TBLB）

BALF 细胞分析多表现为中性粒细胞和（或）嗜酸性粒细胞增加，淋巴细胞很少超过 30%。BAL 或 TBLB 对于 IPF 无诊断意义。

7. 外科肺活检

对于 HRCT 呈不典型 UIP 改变，诊断不清楚，没有手术禁忌证的患者应该考虑外科肺活检。IPF 的组织病理类型是 UIP，UIP 的病理诊断标准为：①明显纤维化 / 结构变形伴或不伴蜂窝肺，胸膜下、间质分布；②斑片肺实质纤维化；③成纤维细胞灶。2018 年 ATS、ERS 关于 IPF 的病理诊断标准见表 4-1-3。

8. 心脏彩超等心功能检查

心脏彩超可出现肺动脉高压、右心增大等表现。结合心脏彩超、临床表现等对患儿的心功能进行分级，具体标准如下[8]：I 级，仅有心脏病体征，体力活动不受限制；II 级，体力活动轻度受限，休息时无任何不适，一般体力活动后出现疲乏、心悸；III 级，体力活动明显受限，少于一般活动即可出现症状；IV 级，不能从事任何体力劳动，休息时仍存在心力衰竭（心衰）症状，活动后症状加剧。

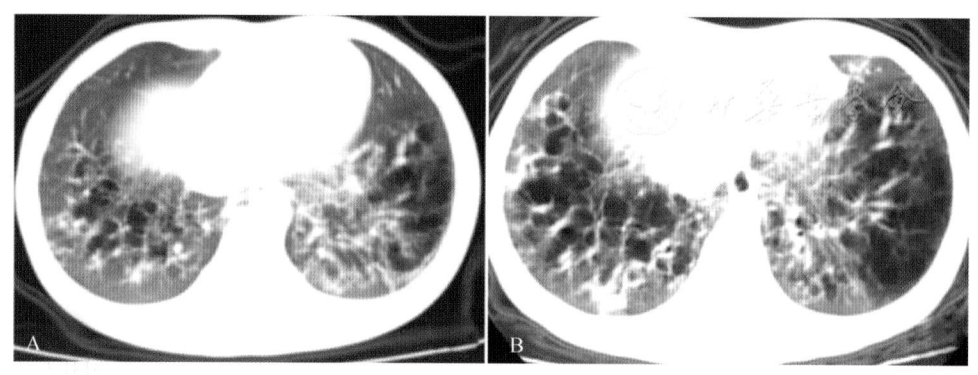

图 4-1-1 典型 IPF 患儿胸部 HRCT 表现：双肺广泛分布的不规则囊状透光影呈蜂窝状改变，肺实质破坏，部分网格状改变，可见斑片状致密影[9]

表 4-1-2 2018 年 ATS、ERS 关于 IPF 的 HRCT 诊断标准[11]

典型的 UIP	可能的 UIP	不明确的 UIP	非 UIP 诊断
①病灶以胸膜下，基底部为主。通常不同的分布如弥漫性分布或不对称 ②蜂窝肺伴或不伴有牵张性支气管扩张或支气管扩张	①病灶以胸膜下，基底部为主。通常不同的分布如弥漫性分布或不对称 ②网状影伴或不伴有牵张性支气管扩张或支气管扩张 ③可以有轻度磨玻璃影	①病灶以胸膜下，基底部为主 ②细网状；可能有轻微的 GGO 或变形（"早期 UIP"模式） ③肺纤维化的 CT 表现和（或）分布不提示任何特定病因（真正"不明确的 UIP"）	提示另一种诊断的结果，包括： ①CT 特征：囊泡影、明显马赛克灌注、丰富的微小结节、小叶中心性结节、结节、实变 ②病变主要分布：支气管血管周围、淋巴管周围、上叶或中叶 ③其他：胸膜斑（考虑石棉症）、食管扩张（考虑 CTD）、股骨远端锁骨侵蚀（考虑 RA）、广泛淋巴结扩大（考虑其他病因）、胸腔积液、胸膜增厚（考虑 CTD/药物）CTD/药物

表 4-1-3 2018 年 ATS、ERS 关于 IPF 的病理诊断标准[11]

典型的 UIP	可能的 UIP	不明确的 UIP	非 UIP 诊断
①密集的纤维化与结构变形[即破坏性瘢痕和（或）蜂窝肺] ②主要分布在胸膜下和（或）间隔旁的肺纤维化 ③累及肺实质的斑块状的肺纤维化 ④成纤维细胞灶 ⑤缺乏非 UIP 的诊断特征	①具有典型 UIP 的某些特征，但又不能确诊 UIP 的程度 和 ②缺乏不支持 UIP 诊断的特征（非 UIP） 或 ③仅有蜂窝肺改变	①纤维化伴有或不伴有结构变形，有非 UIP 类型的特征或继发原因的 UIP 的特征 ②具有第 1 列的一些组织学特征，但有建议替代诊断的其他特征	①IIP 的其他组织学模式的特征（例如，在所有活组织检查中没有发现成纤维细胞灶或松懈的纤维化） ②提示其他疾病的组织学发现如过敏性肺炎、朗格汉斯细胞组织细胞增多症、结节病、LAM

【诊断】

1. IPF 诊断遵循如下标准[10]

①ILD，但排除了其他原因（如环境、药物和结缔组织疾病等）；②HRCT 变现为 UIP 型；或③联合 HRCT 和外科肺活检病理表现诊断 UIP。IPF 在儿童中罕见，目前国内外尚无针对儿童 IPF 的诊断标准，因此临床上沿用成人标准。

2. IPF 急性加重（AE-IPF）

IPF 患者出现新的弥漫性肺泡损伤导致急性或显著的呼吸困难恶化即为 AE-IPF。诊断标准：①1 个月内发生无法解释的呼吸困难加重；②低氧血症加重或气体交换功能严重受损；③新出现的肺泡浸润影；

④无法用感染、肺栓塞、气胸或心力衰竭解释。

AE-IPF可以出现在病程的任何时间，偶然也可能是IPF的首发表现。有报道胸部手术和BAL可导致急性加重。AE-IPF组织学表现为弥漫性肺泡损伤，少数表现为机化性肺炎（远离纤维化最重的区域）。

【鉴别诊断】

IPF的诊断需要排除其他原因的ILD。UIP是诊断IPF的金标准，但UIP也可见于慢性过敏性肺炎、石棉沉着病、CTD等。

1. 纤维化型的非特异性间质性肺炎

非特异性间质性肺炎的纤维化类型需要与特发性肺纤维化鉴别。后者下肺为重，肺体积小，网状影更为广泛。而纤维化型的非特异性间质性肺炎的磨玻璃影更为广泛，可以鉴别。进一步需要肺活检来鉴别诊断。

2. 结缔组织疾病相关的间质性肺疾病

结缔组织疾病的肺损害，可以表现为普通间质性肺炎的类型，主要根据其有无肺外损害，进行血清学的检查来鉴别。年轻患者，尤其是女性，结缔组织病相关的临床和血清学阳性表现会随着病情发展逐渐显现，而在起病初可能尚未出现，这些患者（50岁以下）应高度怀疑结缔组织病。而且结缔组织疾病所致的普通间质性肺炎较特发性肺纤维化的预后好，生存时间长。

3. 慢性过敏性肺炎

慢性过敏性肺炎很易误诊为非特异性间质性肺炎、特发性肺纤维化。慢性过敏性肺炎多有环境抗原暴露史（如饲养鸽子、鹦鹉等），BAL细胞分析显示淋巴细胞比例增加，有43.5%（20/46）文献按临床标准诊断为特发性肺纤维化的患者，之后证实为慢性过敏性肺炎。

4. 其他

石棉沉着病、硅沉着病或其他职业尘肺多有石棉、二氧化硅或其他粉尘接触史。CTD多有皮疹、关节炎、全身多系统累及和自身抗体阳性。

【治疗】

IPF不可能自愈，治疗目的是缓解疾病进展，改善生活质量，延长生存期。包括抗纤维化药物治疗、非药物治疗、合并症治疗、姑息治疗、疾病的监测、患者教育和自我管理。因缺乏大样本、随机对照的临床干预研究，儿童IPF的治疗建议多来自成人及小样本的儿科研究。目前临床上治疗儿童IPF主要采用小剂量糖皮质激素，阿奇霉素抑制炎症反应及预防进一步纤维化。

1. 糖皮质激素及免疫抑制剂治疗

尽管只有10%～20%的患者可见到临床效果，应用糖皮质激素仍是主要手段。有证据表明环磷酰胺/硫唑嘌呤也有一定效果。

2. 抗纤维化药物治疗

循证医学证据证明吡非尼酮和尼达尼布治疗可以减慢IPF肺功能下降，为IPF成人患者带来希望。吡非尼酮是一种多效性的吡啶化合物。具有抗炎、抗纤维化和抗氧化特性。尼达尼布是一种多靶点酪氨酸激酶抑制剂，能够抑制血小板衍化生长因子受体、血管内皮生长因子受体以及成纤维细胞生长因子受体。两种药物作为抗纤维化药物，已开始在临床用于IPF的治疗。N-乙酰半胱氨酸（NAC）作为一种祛痰药，高剂量时具有抗氧化，进而抗纤维化作用，对于部分IPF患者可能有用。有病例对照研究证实吡非尼酮和吸入NAC治疗较单独应用吡非尼酮治疗有效。目前尚缺乏儿童IPF药物治疗的系统性评价研究，药物治疗方案、疗效及安全性均存在诸多争议。

3. 分子靶向药物

在过去几年中，学界已经研究了几种具有特定分子靶向的药物以找到治疗IPF的方法。Pamrevlumab是一种与结缔组织生长因子（CTGF）结合的重组人抗体，已成为IPF的潜在疗法，并已进入3期临床试验[12]。

4. 非药物治疗

IPF患者尽可能进行肺康复训练，静息状态下存在明显低氧血症的患者还应该实行长程氧疗，但是一般不推荐使用机械通气治疗IPF所致的呼吸衰竭。

5. 肺移植

是目前IPF最有效的治疗方法，合适的患者应该积极推荐肺移植。尽管如此，据临床资料统计IPF患者肺移植后五年的生存率也仅为50%[13]，且IPF病程进展迅速、等待配型时间窗口短，加之供体短缺、手术费用昂贵和术后护理复杂等问题，导致肺移植治疗普及率低。

6. 干细胞移植

研究表明多种来源的干细胞对IPF均表现出治疗效果，包括胚胎干细胞、成体干细胞以及Ⅱ型肺泡上皮细胞等。干细胞移植后能够下调IPF肺组织中的 TGF-β 和 IL-1 等炎性细胞因子的含量,减轻肺部炎症并减少肺组织胶原沉积。

7. 合并症治疗

积极治疗合并存在的胃食管反流及其他合并症,但是对 IPF 合并的肺动脉高压多不推荐给予波生坦等进行针对性治疗。

8. IPF 急性加重的治疗

由于 IPF 急性加重病情严重,病死率高,虽然缺乏随机对照研究,临床上仍然推荐高剂量激素治疗。氧疗、防控感染、对症支持治疗是 IPF 急性加重患者的主要治疗手段。一般不推荐使用机械通气治疗 IPF 所致的呼吸衰竭,但酌情可以使用无创机械通气。

9. 对症治疗

减轻患者因咳嗽、呼吸困难、焦虑带来的痛苦,提高生活质量。

10. 患者教育

加强患者教育与自我管理,建议吸烟者戒烟,预防流感和肺炎。

(莫佳丽　叶乐平)

【参考文献】

[1] Travis WD, Costabel U, Hansell DM, et al. An official American Thoracic Society/European Respiratory Society statement: Update of the international multidisciplinary classification of the idiopathic interstitial pneumonias. Am J Respir Crit Care Med, 2013, 188(6): 733-748.

[2] Hutchinson J, Fogarty A, Hubbard R, et al. Global incidence and mortality of idiopathic pulmonary fibrosis: a systematic review. Eur Respir J, 2015, 46(3): 795-806.

[3] 王柳盛,李惠萍. 中国大陆间质性肺疾病流行病学资料及研究进展. 中华内科杂志, 2014, 53(8): 652-654.

[4] Noth I, Zhang Y, Ma SF, et al. Genetic variants associated with idiopathic pulmonary fibrosis susceptibility and mortality: a genome-wide association study. Lancet Respir Med, 2013, 1(4): 309-317.

[5] Hancock LA, Hennessy CE, Solomon GM, et al. Muc5b overexpression causes mucociliary dysfunction and enhances lung fibrosis in mice. Nat Commun, 2018, 9(1): 53-63.

[6] Sheng G, Chen P, Wei Y, et al. Viral Infection Increases the Risk of Idiopathic Pulmonary Fibrosis: A Meta-Analysis. Chest, 2020, 157(5): 1175-1187.

[7] 刘秀云,江载芳. 实用儿童间质性肺疾病学. 北京: 人民卫生出版社, 2016: 63-64.

[8] 刘甜,梁东坡,张智伟,等. 儿童右心室起搏致心力衰竭后升级心脏再同步治疗五例长期随访. 中华儿科杂志, 2019, 57(4): 281-285.

[9] 李竹霞,汤亦凌,雷银兰,等. 儿童特发性肺纤维化临床特征、远期预后及肺功能改变. 中华实用儿科临床杂志, 2021, 36(16): 1240-1244.

[10] 葛均波,徐永健,王辰,等. 内科学. 9版. 北京: 人民卫生出版社, 2018: 90-93.

[11] Raghu G, Remy-Jardin M, Myers JL, et al. Diagnosis of Idiopathic Pulmonary Fibrosis. An Official ATS/ERS/JRS/ALAT Clinical Practice Guideline. Am J Respir Crit Care Med, 2018, 198(5): e44-e68.

[12] Sgalla G, Franciosa C, Simonetti J, et al. Pamrevlumab for the treatment of idiopathic pulmonary fibrosis. Expert Opin Investig Drugs, 2020, 29(8): 771-777.

[13] Kistler KD, Nalysnyk L, Rotella P, et al. Lung transplantation in idiopathic pulmonary fibrosis: a systematic review of the literature. BMC Pulm Med, 2014, 14: 139.

第二节　肺泡蛋白沉积症

【概述】

肺泡蛋白沉积症(pulmonary alveolar proteinosis, PAP)是一种罕见的儿科肺部疾病,又称肺泡磷脂沉积症(pulmonary alveolar phospholipidosis)。其病理特征为肺泡内大量富含脂质的过碘酸希夫(periodic acid schiff, PAS)染色阳性蛋白物质沉着,这些过量聚集的蛋白物质可导致患者的肺通气和换气功能受到严重影响,进而出现呼吸困难等临床表现[1]。

PAP 在 1958 年由内科医生 Rosen 等首次进行报道[2],后经国内外研究学者证实该疾病是一种肺泡表面活性物质代谢异常的罕见肺病。1994年 Dranoff 等偶然发现粒细胞/巨噬细胞-集落刺激因子(granulocyte-macrophage colony-stimulating factor, GM-CSF)基因缺陷的小鼠可出现与 PAP 患者相似的病理表现,为 PAP 病因及发病机制的研究拉开了新的序幕[3]。PAP 在世界各地均有报道,不存在年龄、种族或地域特异性。美国和日本的大规模流行病学调查显示，PAP 在一般人群中的患病率至少为 7/1 000 000，男女比例接近，且随着年龄增长患病率逐渐增加[4-5]。根据发病机制、临床表现和治疗策略等的不同，可将 PAP 分为原发性、继发性和先天性 3 类[1]。

1. 原发性 PAP（primary PAP）

由 GM-CSF 信号通路受损引起，根据受损原因的不同又可分为自身免疫性 PAP（autoimmune PAP，aPAP）和遗传性 PAP（hereditary PAP）2 类。aPAP 过去称为特发性 PAP，为最常见类型，约占所有 PAP 的 90%，也是目前研究最清楚的一类 PAP 疾病，其发病与机体产生抗 GM-CSF 自身抗体（GM-CSF autoantibodies，GMAbs）有关。GM-CSF 可调节巨噬细胞清除肺泡表面活性物质，GMAbs 则阻断 GM-CSF 与其受体结合，使巨噬细胞将胆固醇转运出胞外的能力减弱，清除表面活性物质能力降低，最终导致脂滴积聚和 PAP 的发生。另有研究表明，GMAbs 的存在还会造成中性粒细胞抗微生物能力降低，增加 PAP 患者感染的风险[6]。遗传性 PAP 则是与编码 GM-CSF 受体亚单位的基因发生突变相关。GM-CSF 受体亚单位包括 α 链和 β 链，当编码任一受体链的基因（即 CSF2RA 或 CSF2RB）发生突变时，均可引起早期 PAP 的发病[7]。

2. 继发性 PAP（secondary PAP）

其病因为各种疾病导致肺泡巨噬细胞功能受损和（或）数目减少所引起的表面活性物质清除异常，可继发于恶性肿瘤、造血系统疾病（如白血病）、免疫缺陷病、急性硅肺病和其他吸入综合征、赖氨酸尿性蛋白耐受不良、慢性感染以及慢性炎症等疾病[8]。

3. 先天性 PAP（congenital PAP）

多为常染色体隐性遗传病，其病因包括各种基因突变导致的表面活性物质代谢异常，主要有表面活性蛋白缺失的突变、ATP 结合盒转运子 A3（ABCA3）缺失的突变以及影响肺发育的突变等：① 表面活性蛋白缺失：表面活性蛋白 B（surfactant proteins B，SP-B）和表面活性蛋白 C（SP-C）对维持肺泡表面活性物质薄膜的伸展性和稳定性有重要作用，SP-B 缺乏会造成表面活性物质成分和功能的异常以及板层小体结构的破坏，而 SP-C 缺乏则导致肺泡的持续炎症和肺泡结构的进行性改变，因此表面活性蛋白缺失可引起 PAP[9]。② ABCA3 缺失：ABCA3 是 ABC 家族成员之一，其主要功能是运输表面活性物质中的磷脂，ABCA3 缺失可干扰板层小体的生物合成，进而影响表面活性物质的组装、加工和储存。具有 ABCA3 基因纯合突变的婴儿表面活性物质严重缺乏，出生后不久即可出现死亡[10]。③ 肺发育异常：甲状腺转录因子 -1（TTF-1）对肺发育以及 SP-B、SP-C 和 ABCA3 的表达至关重要，TTF-1 基因单倍体不足会导致新生儿出现多种临床表现，包括甲状腺功能减退、大脑异常和急慢性肺病[11]。

【临床表现】

PAP 临床表现多样，多数患者隐匿起病，临床症状缺乏特异性，主要表现为进行性加重的气促和呼吸困难[12]。早期多在中等量活动后自觉症状明显，随病情进展而出现呼吸困难、发绀、杵状指/趾等表现；咳嗽也是 PAP 的主要表现之一，多为干咳，偶尔可有咯血。干咳和呼吸困难的严重程度与肺泡内沉积物的量有关，但临床症状一般较影像学表现为轻。另外可有乏力、盗汗、体重下降、食欲缺乏等一般症状。继发呼吸道感染时还可有脓性痰，病原体包括肺炎链球菌、流感嗜血杆菌等常见致病菌以及曲霉菌、分枝杆菌等条件致病菌。

aPAP 起病可急可缓，运动不耐受是最常见的首发表现，若未予诊断，则可表现为进行性呼吸困难和咳嗽；遗传性 PAP，可发生于 1～9 岁，甚至更晚，症状主要为气短、呼吸困难、乏力，可有发绀、杵状指/趾；继发性 PAP 还伴有原发疾病的相关症状；先天性 PAP 常在婴儿早期即出现不可逆转的呼吸衰竭[13]。

查体可见慢性缺氧体征，如毛细血管扩张、发绀、杵状指/趾等，肺部听诊呼吸音粗，多无干湿啰音，部分病例可闻及捻发音或小爆裂音。

【辅助检查】

1. 实验室检查

（1）血常规：多正常，部分患者可见由慢性缺氧引起的红细胞和血红蛋白增高，合并感染者可有白细胞增高。大部分患者有乳酸脱氢酶不同程度上升。

（2）血气分析：提示血氧饱和度减低及慢性呼吸性的酸中毒。

（3）肺功能检查：表现为限制性通气障碍，肺活量下降，以弥散功能降低为主，部分患者可有通气功能障碍。多伴有肺泡-动脉血氧分压差（$P_{A-a}O_2$）增加和肺一氧化碳弥散量（DLCO）降低，并且与疾病的严重程度相关[14]。

（4）血清学标志物：几乎所有的 aPAP 患者血清中均可检测到 GMAbs 水平增高，GMAbs 对诊断 aPAP 有 100% 的敏感性和特异性。受试者操作特征（ROC）曲线分析结果提示诊断自身免疫性 PAP 的 GMAbs 关键阈值为 5 μg/ml[15]。GMAbs 可通过酶联免疫吸附试验（ELISA）或乳胶凝集试验进行检测。另外，PAP 患者可有不同程度表面活性物质蛋白（SP-A/D）、急性时相蛋白 YKL-40 及某些肿瘤标志物水平的升高，也可存在血脂代谢异常。

2. 影像学检查

（1）胸部 X 线：表现为云絮状密度增高影，高密度阴影内可见肺纹理影和增厚的网格状小叶间隔，病灶多对称分布于双侧中、下肺野，呈弥漫性磨玻璃样改变；有些病例高密度影呈自肺门向外发散状（蝶翼征），有支气管充气相，类似急性肺水肿表现。也可为两肺广泛分布的结节状阴影，其密度不均匀，大小不等，边缘模糊，部分融合。病灶之间有代偿性肺气肿或形成小透亮区。纵隔明显增宽，X 线酷似肺水肿，但无 K-B 线。

（2）胸部 CT：尤其是高分辨 CT 对 PAP 有很大的诊断价值，表现为：①"铺路石"征（crazy paving appearance，CPA），由弥漫性磨玻璃影及其内部的网格状小叶间隔增厚组成。病理学上，磨玻璃影系低密度的磷脂蛋白充填肺泡腔所致。网格状阴影的形成多数认为是小叶间隔和小叶内间隔因水肿、细胞浸润或纤维化而增厚。②病变累及的范围和分布与肺段或肺叶的形态无关，其斑片状或补丁状阴影可跨段或跨叶，可累及部分或全部肺叶，病变可随机分布于肺野中央区、周围区或全肺野。病灶与正常肺组织之间分界清楚，且边缘形态各异，如直线状、不规则或成角等，呈典型的地图样分布。③实变区内可见支气管充气征，但表现为充气管腔细小且数量和分支稀少，这可能与充盈肺泡腔的磷脂蛋白密度较低和部分小气道被填充等有关。④病变形态学特征在短时间内不发生明显改变。⑤不伴有空洞形成、蜂窝改变、淋巴结肿大、胸腔积液和明显的实变区等。

目前认为"铺路石"征仅为疾病在病程某一阶段内特定的影像改变，而并非 PAP 特征性表现，凡具有形成磨玻璃影和小叶间隔增厚等病理机制的疾病均可呈现"铺路石"征，如多种原因的肺炎（卡氏肺孢子虫肺炎、外源性脂类肺炎、阻塞性肺炎、急性放射性肺炎和药物性肺炎等）、肺结核、肺出血、特发性间质性肺炎、外源性脂质性肺炎、肺炎型肺泡癌、弥漫性癌性淋巴管炎、成人呼吸窘迫综合征等多种肺弥漫性间质和实质性疾病。尚需结合患者临床表现和 HRCT 其他征象做好鉴别。

3. 可弯曲支气管镜检查及支气管肺泡灌洗液（BALF）检测

可弯曲支气管镜检查时，气管、主支气管及各段支气管一般无显著异常，部分患者可有慢性感染的黏膜水肿表现。典型患者的 BALF 呈乳状或浓稠浅黄液体，静置后管底可见与 BALF 颜色相同的泥浆样沉淀物。BALF 在光镜下可见炎细胞间有大量形态不规则、大小不等的嗜酸性颗粒状脂蛋白样物质，PAS 染色阳性。

4. 肺活检

取肺组织活检，肉眼可见肺组织质地变硬，病变区肺组织可呈小叶中心结节、腺泡结节及大片状改变，病变区与正常肺组织或代偿性肺气肿混合并存，切面可见白色或黄色液体渗出。光镜下，肺泡结构基本正常，其内 PAS 染色阳性的磷脂蛋白样物质充盈。

【诊断】

PAP 的确诊需以儿科支气管镜检查或肺活检的病理检查结果为依据，结合患儿临床特点、影像学检查，可对大多数患儿做出诊断。其中，新生儿和小婴儿的危险信号是成熟新生儿的呼吸窘迫无改善或缓慢改善（即在 1 周或更长时间持续存在，排除心脏、感染、中枢或代谢原因）。在年龄较大的婴儿和儿童中，危险信号包括缓慢发展的呼吸困难、急性呼吸道感染消退后持续存在的呼吸困难以及胸部 X 线片上的弥漫性肺泡浸润[16]。

进一步可行 *SP-B*、*SP-C*、*ABCA3* 以及 *CSF2RA* 或 *CSF2RB* 的基因突变的筛查，还可用乳胶凝集试验检测血中和支气管肺泡灌洗液的 GM-CSF 抗体的含量，对后天获得的 PAP 的诊断有较高的敏感性和特异性。

【鉴别诊断】

应注意与闭塞性细支气管炎、肺水肿、特发性肺含铁血黄素细胞沉着症、肺纤维化、结节病、肺泡细胞癌等相鉴别[16]。

1. 硅蛋白沉积症

与肺泡蛋白沉积症病理相似，但临床、影像学表现不同，肺泡蛋白沉积症可无症状，但硅蛋白沉积症均有干咳、进行性呼吸困难，肺CT肺泡蛋白沉积症为铺路石征和地图样分布。而硅蛋白沉积症双侧实变，部分区域有钙化，无铺路石征。

2. 肺含铁血黄素沉着症

反复发作的贫血和咯血，肺内有渗出性改变，可根据灌洗液的含铁血黄素细胞阳性而鉴别。

【治疗】

本病无特效治疗，肾上腺皮质激素无效。三种不同类型PAP治疗侧重点不同：原发性PAP患者可用肺泡灌洗治疗以及免疫调节治疗如GM-CSF替代法、美罗华及血浆置换术等；继发性PAP患者则需兼顾原发病及肺部病变的治疗；先天性PAP患者可考虑使用骨髓移植、自体造血干细胞移植、基因治疗，甚至肺移植等方法。

1. 全肺灌洗（whole lung lavage，WLL）

是目前为止公认行之有效的正规治疗方法，通过清除支气管肺泡内沉积物改善氧合，同时也可清除相关的细胞因子与抗体，延缓疾病进展。法国学者最新报道的国际多中心临床研究，对12个医疗中心的33例成人PAP病例进行WLL治疗，灌洗后患者动脉氧分压有显著改善，但56.25%病例在WLL后平均16.9个月时疾病复发[17]。其他国家也有儿童PAP病例接受WLL后症状复发的报道，说明这一治疗虽可缓解PAP的症状，但其远期疗效尚需进一步确定。WLL并发症发生率不高，其中最常见低氧血症，特别是灌洗液的清空阶段，会减低呼吸道压力，增加灌洗肺的血流灌注，造成通气血流比例异常。其次可引起血流动力学改变，可使局部感染范围扩大出现肺炎、毒症等，少数可能出现呼吸窘迫综合征或气胸。WLL需要常规麻醉、有经验的麻醉师和手术小组，并完善术后相应的护理配置。Alkady将WLL与肺叶部分灌洗治疗进行对比，结果可见与肺叶灌洗治疗相比，WLL灌洗量大，治疗后患者症状缓解期显著延长[18]。

2. GM-CSF的应用

随着aPAP患者血清中高水平GMAbs的发现，补充GM-CSF自然成为一种治疗方法。GM-CSF可有效改善患者肺泡巨噬细胞吞噬清除表面活性物质的能力，并增加转录因子PU.1及GM-CSF受体的表达。主要有皮下注射及雾化吸入两种治疗形式。Steffen等总结了2013年前发表的关于PAP治疗的文献，发现1/2～2/3的PAP患者使用皮下注射GM-CSF有效［剂量范围3～20 μg/（kg·d）不等，疗程12～48周］，HRCT可见显著改善，治疗有效者基础支气管肺泡灌洗液GM-CSF抗体水平显著低于疗效欠佳病例。GM-CSF吸入疗法也可改善PAP患者动脉氧分压，吸入剂量多为每次125 μg，每日2次，连续1周，间隔1周使用。也有文献报道从每次25 μg，每日2次开始，隔周使用，改善不理想的病例逐渐增加剂量至500 g，每日2次。总体来看，大约4/5患者吸入GM-CSF治疗有效，咳嗽显著减少，肺功能明显改善。

3. 基因治疗

Kuhn等在基因治疗研究中，为先天性PAP患者移植经过优化可表达*CSF2RA*基因的"先天性PAP特异性诱导多能干细胞（herPAP-iPSC）"，发现可有效诱导功能正常的单核细胞/巨噬细胞分化，可以作为先天性PAP基因治疗的选择[19]。

4. 血浆置换及生物制剂治疗

血浆置换通过物理清除循环中自身抗体起到治疗作用，但因治疗费用昂贵，临床应用受限，目前仅有个案报道。生物制剂治疗主要指美罗华，即利妥昔单抗。利妥昔单抗是抗B淋巴细胞CD20抗原的单克隆抗体。在自身免疫性疾病中，B细胞的消耗可减少抗原呈递B细胞，影响T细胞活化，减少产生GM-CSF自身抗体的浆细胞数目。Kavuru等学者对10例PAP患者进行了开放性Ⅱ期临床试验，使用利妥昔单抗（1000 mg）间隔15天分别静脉注射，结果发现7/9例患者氧合情况显著提高，肺功能、HRCT明显改善，所有患者血清B细胞水平显著降低并可维持3个月；支气管肺泡灌洗液中的抗GM-CSF-IgG抗体用药后6个月显著下降，但血清中抗体水平无明显变化。研究证实了抗GM-CSF在特发性PAP中的重要作用，以及利妥昔单抗的疗效。

5. 体外膜肺氧合和肺移植

当患者因严重低氧血症无法立即进行WLL时，患者需要体外膜肺氧合的支持，以允许手术或使其作为肺移植的桥梁。一些患有PAP的患者进行了肺移植。然而，已有部分患者报告了PAP疾病的复发。

6. 骨髓或造血干细胞移植

研究表明，继发于血液系统恶性肿瘤的PAP患者以及遗传性PAP患者可尝试骨髓或造血干细胞移植治疗。该治疗方法目前仅为个案报道，疗效尚待进一步证实。

7. 肺泡巨噬细胞移植

由于 GM-CSF 受体的缺乏，GM-CSF 治疗对遗传性 PAP 无效，因此，Takuji 等首次提出了肺泡巨噬细胞移植治疗遗传性 PAP 的方法。动物试验表明，GM-CSF 受体 β 轻链基因敲除的小鼠在接受野生型小鼠骨髓分化的巨噬细胞移植后，转录因子 PU.1 表达增加，相关血清标志物降至正常，小鼠肺部肺局部病变得到显著改善[20]。

8. 联合治疗

有文献报道患者在灌洗治疗期间和治疗后进行吸入 GM-CSF 治疗，临床症状和相关指标均得到明显改善。

【病例摘要】

患儿，女，3 岁，2 个月前在家中受凉后出现咳嗽，呈阵发性干咳，晨起及哭闹时为主，不甚剧。2 周前吃饭后自觉气促，运动后气促稍著，仍有咳嗽，无发热，无盗汗。查体：发育落后，营养欠佳，身材矮小，消瘦貌。咽无充血，扁桃体 I° 肿大，未见脓点，呼吸促，口周无发绀，三凹征（＋），两肺呼吸音粗，对称，未闻及明显干湿啰音。疑似杵状指。胸部 CT 示：两肺弥漫性病变，可见"铺路石征"；儿科支气管镜检查提示：各级支气管炎症性改变；BALF 为乳白色液体。病理学结果：支气管肺泡灌洗液 PAS 染色（＋）。临床诊断为肺泡蛋白沉积症。病例详细资料见二维码数字资源 4-2。

数字资源 4-2

（叶乐平）

【参考文献】

[1] Trapnell BC, Nakata K, Bonella F, et al. Pulmonary alveolar proteinosis. Nat Rev Dis Primers, 2019, 5（1）: 16.

[2] Rosen SH, Castleman B, Liebow AA. Pulmonary alveolar proteinosis. N Engl J Med, 1958, 258（23）: 1123-1142.

[3] Dranoff G, Crawford AD, Sadelain M, et al. Involvement of granulocyte-macrophage colony-stimulating factor in pulmonary homeostasis. Science, 1994, 264（5159）: 713-716.

[4] Mccarthy C, Avetisyan R, Carey BC, et al. Prevalence and healthcare burden of pulmonary alveolar proteinosis. Orphanet J Rare Dis, 2018, 13（1）: 129.

[5] Inoue Y, Trapnell BC, Tazawa R, et al. Characteristics of a large cohort of patients with autoimmune pulmonary alveolar proteinosis in Japan. Am J Respir Crit Care Med, 2008, 177（7）: 752-762.

[6] Uchida K, Beck DC, Yamamoto T, et al. GM-CSF autoantibodies and neutrophil dysfunction in pulmonary alveolar proteinosis. N Engl J Med, 2007, 356（6）: 567-579.

[7] Martinez-Moczygemba M, Doan ML, Elidemir O, et al. Pulmonary alveolar proteinosis caused by deletion of the GM-CSFRalpha gene in the X chromosome pseudoautosomal region 1. J Exp Med, 2008, 205（12）: 2711-2716.

[8] Seymour JF, Presneill JJ. Pulmonary alveolar proteinosis: progress in the first 44 years. Am J Respir Crit Care Med, 2002, 166（2）: 215-235.

[9] Whitsett JA, Weaver TE. Hydrophobic surfactant proteins in lung function and disease. N Engl J Med, 2002, 347（26）: 2141-2148.

[10] Brasch F, Schimanski S, Muhlfeld C, et al. Alteration of the pulmonary surfactant system in full-term infants with hereditary ABCA3 deficiency. Am J Respir Crit Care Med, 2006, 174（5）: 571-580.

[11] Iwatani N, Mabe H, Devriendt K, et al. Deletion of NKX2.1 gene encoding thyroid transcription factor-1 in two siblings with hypothyroidism and respiratory failure. J Pediatr, 2000, 137（2）: 272-276.

[12] 江载芳，刘秀云. 实用小儿呼吸病学. 2 版. 北京：人民卫生出版社，2020：447-452.

[13] 江载芳，申昆玲，沈颖. 诸福棠实用儿科学. 8 版. 北京：人民卫生出版社，2015：1329-1330.

[14] Suzuki T, Trapnell BC. Pulmonary Alveolar Proteinosis Syndrome. Clin Chest Med, 2016, 37（3）: 431-440.

[15] Uchida K, Nakata K, Carey B, et al. Standardized serum GM-CSF autoantibody testing for the routine clinical diagnosis of autoimmune pulmonary alveolar proteinosis. J Immunol Methods, 2014, 402（1-2）: 57-70.

[16] 刘秀云，江载芳. 实用儿童间质性肺疾病学. 北京：人民卫生出版社，2016，8（1）: 110-112.

[17] Gay P, Wallaert B, Nowak S, et al. Efficacy of Whole-Lung lavage in pulmonary alveolar proteinosis: a multicenter international study of GELF. Respiration, 2017, 93（3）: 198-206.

[18] Alkady H, Ali HF, Saber A, et al. Whole lung lavage in comparison with bronchoscopic lobar lavage using the rigid bronchoscope in patients with pulmonary alveolar

proteinosis: is it time to change strategy? J Egypt Soc Cardio-Thoracic Surg, 2016, 24 (4): 330-337.
[19] Kuhn A, Ackermann M, Mussolino C, et al. TALEN-mediated functional correction of human iPSC-derived macrophages in context of hereditary pulmonary alveolar proteinosis. Sci Rep, 2017, 7 (1): 15195.
[20] Kleff V, Sorg UR, Bury C, et al. Gene therapy of beta (c)-deficient pulmonary alveolar proteinosis (beta (c)-PAP): studies in a murine in vivo model. Mol Ther, 2008, 16 (4): 757-764.

第三节 特发性肺含铁血黄素沉着症

【概述】

特发性肺含铁血黄素沉着症（idiopathic pulmonary hemosiderosis，IPH）是一组肺泡毛细血管出血性疾病，常反复发作，并以大量含铁血黄素积累于肺内为特征，表现为咯血、缺铁性贫血和胸部放射学上弥漫性实质性变的经典三联征。多见于儿童。病因尚未完全明了。

弥漫的肺泡出血的特征为咯血、呼吸困难、胸部X线片的肺部渗出和不同程度的贫血。肺出血后肺泡巨噬细胞在肺出血的36～72 h内把血红蛋白的铁转换为含铁血黄素。因此，命名为含铁血黄素沉着症。含铁血黄素细胞在肺内存在持续4～8周。弥漫性肺泡出血包括很广，而特发性肺含铁血黄素沉着症是指无特殊原因的弥漫性肺泡出血[1]。

1864年，Virchow首先描述了本病，描述为"褐色硬化肺"，更深入的IPH特征的确立是在1931年，Ceelen通过2例儿童病例的尸检发现，患儿肺组织有大量的含铁血黄素细胞。世界各地对该病发病率的研究结果也不相同，IPH的确切发病率和流行率在很高程度上是未知的。在特定的儿科人群中，IPH的发病率为（0.24～1.26）/100万，死亡率高达50%[2]。1984年瑞典的一项研究统计，不包括伴肾症状的患儿，每年每100万儿童中IPH的新发病人数是0.24人。1995年日本研究显示，每年每100万儿童中有1.23人被诊断为IPH[3]。近年来西方学者调查研究显示，每100万名患者中就有6.71例IPH患者，且在儿童中女性患儿多于男性[4-5]。北京儿童医院2001—2011年十年间有登记的儿童间质性肺疾病的349例病例中，IPH占113例（32.3%），为常见的间质性肺疾病之一。

目前，临床上对于IPH的病因仍不清楚，但存在几种假说，认为其发病与免疫、遗传、过敏、环境，以及铁代谢异常等因素有关：①免疫机制可能与其发病有关，抗原-抗体复合物介导的肺泡自身免疫性损伤，致使肺泡毛细血管通透性增加，导致肺小血管出血。最常见的自身抗体为抗平滑肌抗体（SMA）、抗中性粒细胞胞质抗体（ANCA）、抗核抗体（ANA）、类风湿因子（RF）和抗环瓜氨酸肽（CCP）抗体。②诸多文献报道了IPH的发病存在家族聚集倾向，提示遗传因素可能是IPH的一个潜在病因。对IPH患者进行基因筛查，可能会帮助我们在基因水平更好地认识该疾病。③由于在部分患儿的血清中提取到了抗牛奶蛋白的IgE抗体，故有学者认为IPH发病与牛奶蛋白过敏有关，但当前学术界认为该结论可能是偶然因素导致的结果。另外，有至少10例关于IPH患儿并发乳糜泻的报道，其中部分患儿接受免麸质饮食的治疗后病情得到缓解，因此该病的发病机制可能与麸质过敏存在一定的相关性。④在IPH发病过程中，环境因素的作用不容忽视。有学者提出某些真菌可能在婴幼儿的发病过程中起着重要的作用，已证实葡萄状穗霉菌及黑葡萄穗霉属产生的溶血素对IPH的发病起着一定的作用。另外，暴露于二手烟环境中以及接触农药也是IPH发病的诱因。⑤反复的肺泡出血可以使铁过多负荷于肺组织内，可将氧化物或过氧化物转化为活性高的羟自由基，导致脂质层蛋白和碳水化合物降解，促进肺纤维化的形成。另有学者观察到在IPH患者肺泡灌洗液（BALF）中基质金属蛋白酶9（MMP-9）及其免疫组织抑制剂1（TIMP-1）异常增高且比例失调，而MMP-9有降解基底膜的作用，故推测MMP-9和TIMP-1可能参与了肺泡基底膜的破坏和肺纤维化的过程。

组织学上弥漫性肺泡出血的肺泡腔内可见到新近的出血、肺泡腔及肺泡间隔可见到含铁血黄素细胞。无血管炎、毛细血管炎、肉芽肿形成或任何特异性免疫复合物沉积等病理改变。其病理变化过程和临床及影像学所见往往一致，可分为急性出血期、慢性缓解期、静止期或后遗症期。

【临床表现】

IPH的高发年龄为10岁以下，通常为1～7岁，男女发病率大致相仿，发病以春季最多。临床表现为急性反复发作性的咯血，慢性咳嗽和呼吸困难、乏力或仅为无症状的贫血。

通常将IPH的临床过程分为三个时期：第一个时期为急性出血期（即肺泡出血期），第二个时期为慢性缓解期，第三个时期为静止期或后遗症期。

1. 急性出血期

临床表现多种多样，发病突然，儿童可表现为面色苍白伴乏力和体重下降。咳嗽、痰中带血丝或暗红色小血块。可有低热、呼吸困难、呼吸急促甚至呼吸衰竭。严重病例可出现呼吸困难、血红蛋白急剧下降。

肺部体征不尽相同，可无阳性体，亦可闻呼吸音减弱或呈支气管呼吸音，少数可闻干湿啰音或喘鸣音。

2. 慢性缓解期

此期的患儿常无明显的临床症状，可表现为急性期临床症状的逐渐恢复，可有不同程度的贫血，面色苍黄。此外，患儿长期贫血可能会造成心脏增大及肝脾大，长期缺氧可导致杵状指/趾。

3. 静止期或后遗症期

静止期指肺内出血已停止，无明显临床症状。后遗症期指由于反复出血已形成较广泛的肺间质纤维化。临床表现为有多年发作的病史及不同程度的肺功能不全，小支气管出现不同程度的狭窄、扭曲，反复发作多年的儿童可有通气功能障碍；可见肝脾大、杵状指/趾及心电图异常变化。

IPH的并发症及长期影响根据复发的严重程度及频率而异。缺铁性贫血和肺纤维化是IPH最常见的两种并发症。在急性期，IPH可出现较轻的并发症如呼吸急促，也可由于大量出血导致休克或气道窒息而发生死亡。IPH慢性并发症可有进行性肺功能不全、严重呼吸窘迫及右心衰竭等[6]。

【辅助检查】

1. 实验室检查

（1）血常规：急性期显示不同程度的小细胞低色素性贫血。北京儿童医院患儿入院时有重度贫血者（血红蛋白30～60 g/L）约占1/3，中度贫血者（血红蛋白60～90 g/L）占45%。末梢血片中网织红细胞增加，最高可达23%，超过3%的占70%。嗜酸性粒细胞在部分病例中可见增加，超过3%者约占1/3。血小板正常，红细胞沉降率（erythrocyte sedimentation rate，ESR）多增快。

（2）铁代谢检查：铁代谢检测主要表现为血清铁及转铁蛋白饱和度降低，总铁结合力升高。

（3）肺功能检查：对于IPH患儿，肺功能监测很重要。IPH患者可能会出现限制性通气功能障碍，伴有肺总量、用力肺活量的下降、一秒用力呼气容积/用力肺活量比值正常或降低等情况。在急性出血期，肺功能可出现一氧化碳弥散量（DLCO）水平异常增高。后期可出现继发性肺纤维化，肺功能表现为FEV、VC减低，FEV/VC正常或减低，TLC减低及弥散功能减低。

（4）其他检查：急性发作期血清胆红素可见升高，尿胆原呈阳性。直接Coombs试验、冷凝集试验、嗜异凝集试验可偶呈阳性。便隐血多为阳性。肺内虽堆积大量铁质，但由于禁锢于巨噬细胞中，不能利用于造血，故血清铁浓度仍呈低水平。法国25名IPH患儿的队列研究发现，40%（6/15）检测中性粒细胞胞质抗体（ANCA）的患者其ANCA阳性，45%（5/11）检测抗核抗体（ANA）的患者其ANA阳性，还有28%（4/14）的特异性乳糜泻抗体阳性。

2. 影像学表现

肺部影像学检查是IPH诊断中必不可少的手段，也是病情随访的重要手段。①急性期IPH患儿的胸部X线片或肺CT多表现出双侧弥漫性的实变影或磨玻璃影。其多出现于肺底，实变影或磨玻璃影多于2～4天内明显吸收。②慢性反复发作期，胸部X线片常表现为弥漫性如粟粒状影和细网状影，多为双侧，较多见于两肺的中野内带，肺尖及肋膈角区很少受累，亦可同时并存新鲜出血灶（图4-3-1）。③慢性期急性发作表现为肺野透亮度减低，肺纹理呈网织状改变，肺内弥漫细或粗颗粒影及大片模糊影。④慢性迁延后遗期，肺野呈粗网样改变、弥漫结节状阴影或粗条索影，心影增大呈普大型。

肺高分辨CT（HRCT）可显示病变为弥漫小结节影和小叶间隔的增厚。此种典型影像学特点多显示其病程已久，一般在6～12个月。病变晚期可出现肺间质纤维化，呈现蜂巢样囊泡影的特殊改变。肺高分辨CT能更早期识别肺纤维化。

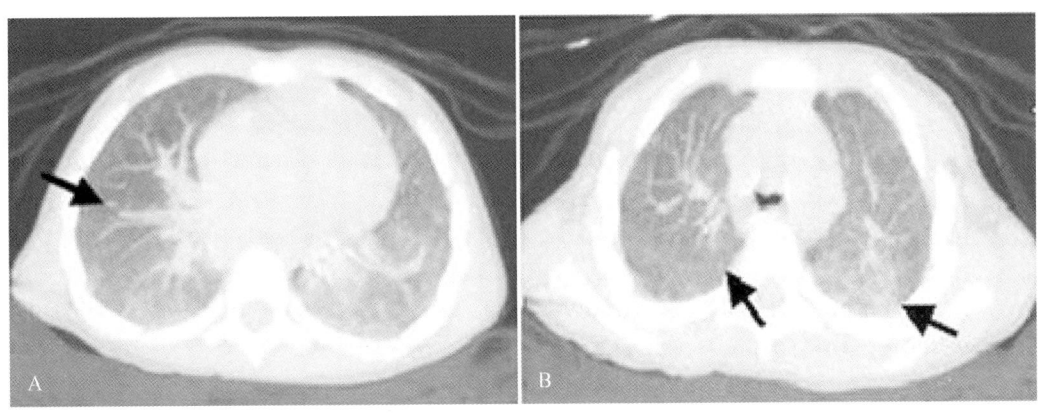

图 4-3-1 与特发性肺含铁血黄素沉着症相关的肺出血。A. 胸部下叶（肺窗）水平的轴向计算机断层成像（CT）；B. 胸部上叶（肺窗）水平的轴向 CT 扫描。图像显示弥漫性磨玻璃样混浊与细网状结构相关，这是肺出血的特征。特发性肺含铁血黄素沉着症急性期的主要表现还包括弥漫性结节（黑色箭头）

3. 痰、胃液及支气管镜检查

在痰涂片、胃液涂片及支气管肺泡灌洗液（bronchoalveolar lavage fluid，BALF）可见大量含铁血黄素巨噬细胞（hemosiderin-laden macrophages，HLMs）。巨噬细胞转变为含铁血黄素细胞需要 2～3 日的时间，含铁血黄素细胞在 14 日时达峰值，2～4 周后下降至正常水平。有研究报道胃液及痰涂片中发现 HLMs 的阳性率分别为 36.5% 与 44.4%、联合检查的阳性率为 57.1%，均低于 60%；而支气管肺泡灌洗液中的阳性率可以达到 82%～92%。在 BALF 找到大量 HLMs，可以作为弥漫性肺泡出血的诊断依据，并明显提高 IPH 的诊断率。另外，通过 BALF 培养明确有无感染因素，也有助于疾病的鉴别诊断。

4. 心电图及超声心动图

超声心动可用于协助诊断二尖瓣狭窄、左心房高压、肺循环淤血所致的继发性肺含铁血黄素沉着症。如果心电图或超声心动图提示肺血管高压，则一定要注意继发因素的存在，做肺静脉闭塞综合征、血管瘤以及左心衰竭等疾病的相关检查，以便对原发病做进一步诊断。

5. 肺活检及组织病理学

IPH 的明确诊断需要进行组织病理学分析，大多数患儿可经临床表现、影像学检查以及 BALF 检查后确诊，但仍有部分患儿需行肺活检以明确诊断。目前采用的肺活检方法包括传统经支气管镜肺活检（transbronchial lung biopsy，TBLB）、经支气管镜冷冻肺活检（transbronchial cryobiopsy，TBCB）和外科肺活检（surgical lung biopsy，SLB）等。

SLB 能够获取足够的标本用于诊断，但因其创伤大、死亡风险相对较高且受心肺功能限制等因素，儿科很少采用。传统的 TBLB 也可用于 IPH 的诊断，此方法获取的组织标本相对较小，且常因组织挤压导致结构破坏，诊断效率不高。近年来，TBCB 逐渐用于成人及儿童间质性肺疾病的诊断中，目前已有一例成功应用 TBCB 诊断 IPH 的案例报道[7]。因此，TBCB 将会为儿童 IPH 的精准诊断提供新方法和思路。

【诊断】

IPH 诊断依据主要包括：①反复发作的咳嗽、气促、伴或不伴咯血。②不明原因的小细胞低色素性贫血。③胸部 X 线片或 CT 提示弥漫性肺实质浸润和肺间质的改变。④支气管肺泡灌洗液中可以找到大量的含铁血黄素细胞（>肺泡巨噬细胞总数的 30%），或痰、胃液可以找到含铁血黄素细胞。⑤肺组织活检作为诊断 IPH 的金标准，可见含铁血黄素沉积，以及不同程度的肺纤维化；排除小血管炎。⑥排除其他原因引起的弥漫性肺泡出血和咯血，如系统性红斑狼疮、ANCA 相关的血管炎、肺结核、支气管扩张、反复支气管肺炎、支气管异物，以及血管畸形等。

肺活检是 IPH 诊断的金标准，但其创伤较大、可行性较低，较少被患者家属接受。肺组织病理 IPH 的诊断主要基于以下三点：①末端支气管及肺泡内发现破碎的红细胞；②含铁血黄素细胞的存在证明了亚急性/慢性的肺泡出血；③除外自身免疫疾病、血管炎等其他疾病。部分病例需要做肺活检，IPH 的肺组织无肉芽肿、血管炎/毛细血管炎的证据。近年国外一些学者主张诊断 IPH 前还是应该做肺活检。一方面有的患儿初诊时血清学自身抗体阴性，之后阳性。还有研究发现 1/3 弥漫性肺泡出血的患儿，血清学未找到自身免疫的抗体，肺活检显示血管炎的存在，均说明了诊断IPH前肺活检的必要性。国内很少进行肺活检，可能有一部分血管炎的病例，因此需要监测患儿的病情变化，以防出现严重的后果。

四川大学华西第二医院1997—2017年的107例患儿，从发病到确诊的平均时间为10.46个月，误诊率高达73.83%。高误诊率可能是由于起病隐匿、临床表现多变以及对病情缺乏认识[2]。

【鉴别诊断】

本病的诊断中，还应注意排除出血性体质、血液病、异物、肺结核、反复支气管肺炎、支气管扩张、血管畸形等引起咯血的疾病。

1. 急性肺炎

急性肺炎多有发热、咳嗽、呼吸困难，胸部X线片有实变。而弥漫性肺泡出血时可出现咳嗽、呼吸困难，肺内实变影，因此，易误诊为急性肺炎。甚至将反复的出血误认为是反复发作的肺炎，临床医师可以从发热与呼吸道症状程度来鉴别。肺炎时发热持续时间长短与肺炎病情轻重一致，而肺泡出血发热和呼吸道症状不呈正比，肺内病变弥漫性渗出很重，但发热少，或低热，另外肺泡出血时常伴程度不同的贫血。

2. 肺血管畸形

支气管动脉或肺动脉畸形可以出现大咯血、咳嗽、呼吸困难，但肺内实变比较局限，并非两肺弥漫性的实质浸润。进一步确诊需要支气管动脉血管造影。肺静脉缺如或闭塞也可以出现咯血、肺内实质浸润，胸部X线片或肺CT均为一侧的肺出血，螺旋肺CT血管成像可以显示肺静脉缺如或闭塞的特点而确诊。血管造影可发现些血管畸形如动静脉瘤、肺静脉闭塞，同时可进行栓塞治疗。遗传性毛细血管扩张症，可以出现咯血、肺泡出血，可发现皮肤毛细血管扩张，做基因检测识别。

3. ANCA相关的血管炎

ANCA相关的血管炎常可以表现为弥漫性肺泡出血、咳嗽、咯血、呼吸困难。血管炎为全身疾病，可有肺外的表现，如肾损害。血清学中性粒细胞胞质抗体（ANCA）阳性。而特发性肺含铁血黄素沉着症无肺外损害，血清学ANCA阴性可资鉴别。

4. 系统性红斑狼疮

系统性红斑狼疮常累及全身多个脏器，累及肺时引起危及生命的肺部弥漫性肺泡出血，可以首先累及肺部，误诊为特发性肺含铁血黄素沉着症，临床常根据血清学抗核抗体、抗DNA抗体阳性和肾的受损而与IPH鉴别。

【治疗】

IPH的治疗原则是防治肺部大出血，减少肺部后遗症，减少药物不良反应，提高生活质量，改善预后。其治疗分为急性出血期的治疗和缓解期的治疗。

1. 急性发作期

（1）支持治疗：包括卧床休息、输血、吸氧或机械通气，吸痰以防止血液吸入引起窒息，在继发感染时可给予抗感染治疗等。患儿出现呼吸困难及血红蛋白急剧下降时应卧床休息，间歇正压供氧，严重贫血者可少量多次输新鲜血。

（2）糖皮质激素：糖皮质激素是有效控制肺泡急性出血的一线药物。肾上腺皮质激素能够快速有效地控制肺部活动性出血。最常用甲泼尼龙2 mg/（kg·d）或氢化可的松5~10 mg/（kg·d）静脉滴注治疗，出血控制后，可口服泼尼松2 mg/（kg·d），维持足量够4周后上述剂量渐减。急性肺泡大出血时，大剂量的激素如甲泼尼龙10~30 mg/（kg·d）冲击治疗可起到控制病情、挽救生命的作用。有研究显示积极的高剂量糖皮质激素治疗可有效缓解疾病恶化程度并缓解贫血[8]。

2. 慢性反复发作期的治疗

（1）糖皮质激素：急性出血控制后，激素足量维持4周后减量，至最低维持量以能控制症状为标准量来维持治疗，维持时间过去多为3~6个月，也有小剂量激素长期维持，取得不错的疗效。症状较重，X线病变未静止及减药过程中有反复的患者，应调整激素用量，疗程应延长至1年或2年。停药过早易出现复发。但长期维持治疗也使激素的副作用逐渐凸显出来，如生长发育迟缓、库欣综合征、高血压、白内障等，值得关注。吸入激素治疗的疗效尚未确定，不建议单独使用。

（2）免疫抑制剂：反复发作的患者可加用免疫抑制剂治疗。常用的免疫抑制剂包括环磷酰胺、硫唑嘌呤和羟氯喹。硫唑嘌呤联合糖皮质激素可能是最好的治疗方案，尤其是预防IPH的急性发作方面。印度在对7名IPH患儿的治疗过程中发现，早期引入二线免疫抑制剂有助于减少疾病发作和类固醇毒性，而没有严重的不良反应[9]。

剂量和方法：羟氯喹10 mg/（kg·d）口服；不

要超过400 mg/d。硫唑嘌呤按2～3 mg/（kg·d）给药，起始量1 mg/（kg·d），每周增加0.5 mg/kg，直至2.5 mg/（kg·d）或有治疗反应，成人最大量150 mg。环磷酰胺5～10 mg/kg静脉注射，每2～3周1次，每次不超过成人用量范围500～1800 mg。

免疫抑制剂治疗期间要注意监测外周血的白细胞，部分患者可有白细胞减低，也有引起肝功能受损的病例。

【病例摘要】

患儿，女，4岁，半天前在家中无明显诱因咯血1次，为红色鲜血混合暗红色血液，量不多，无凝血块。半个月来偶有咳嗽，咳白黏痰，无喘息，无气促，无发热，面色欠红润，无面色苍白进行加重，无皮肤出血点，无神软，无纳差，无恶心、呕吐，无腹泻。查体：身材矮小，神志清，精神稍差，呼吸尚平稳，口周无发绀，面色、口唇、睑结膜、甲床黏膜稍苍白，无鼻翼扇动，无点头呼吸，三凹征（−），全身未触及淋巴结肿大，咽稍充血，双侧扁桃体肿大，未见脓点，未见地图舌，两肺呼吸音粗，对称，未闻及明显干湿啰音，卡疤（+），杵状指（−），背部毛发旺盛。儿科支气管镜检查：支气管肺泡灌洗液可见大量含铁血黄素细胞。临床诊断为特发性肺含铁血黄素沉着症。病例详细资料见二维码数字资源4-3。

数字资源4-3

（莫佳丽　王　蕾　叶乐平）

【参考文献】

[1] 江载芳，刘秀云. 实用小儿呼吸病学. 2版. 北京：人民卫生出版社，2020：447-452.

[2] Zhang Y, Luo F, Wang N, et al. Clinical characteristics and prognosis of idiopathic pulmonary hemosiderosis in pediatric patients. J Int Med Res, 2019, 47（1）：293-302.

[3] Ohga S, Takahashi K, Miyazaki S, et al. Idiopathic pulmonary haemosiderosis in Japan：39 possible cases from a survey questionnaire. Eur J Pediatr, 1995, 154（12）：994-995.

[4] Saha BK. Idiopathic pulmonary hemosiderosis：A state of the art review. Respir Med, 2021, 176：106234.

[5] Taytard J, Nathan N, de Blic J, et al. New insights into pediatric idiopathic pulmonary hemosiderosis: the French RespiRare（®）cohort. Orphanet J Rare Dis, 2013, 8：161.

[6] LaFreniere K, Gupta V. Idiopathic Pulmonary Hemosiderosis. In：StatPearls. Treasure Island（FL）：StatPearls Publishing, 2022.

[7] Kania A, Misiaszek M, Vasakova M, et al. Cryobiopsy in the diagnosis of idiopathic pulmonary hemosiderosis：a case report. J Thorac Dis, 2019, 11（7）：3195-3201.

[8] Yang CT, Chiang BL, Wang LC. Aggressive corticosteroid treatment in childhood idiopathic pulmonary hemosiderosis with better outcome. J Formos Med Assoc, 2021, 120（2）：838-846.

[9] Pal P, De H, Giri PP, et al. Early initiation of steroid-sparing drugs in idiopathic pulmonary hemosiderosis. Indian Pediatr, 2019, 56（1）：73-74.

第五章 消化系统疾病

第一节 先天性胆汁酸合成障碍

【概述】

先天性胆汁酸合成障碍（congenital bile acid synthesis defect，CBAS）是由于合成两种初级胆汁酸（胆酸、鹅去氧胆酸）所必需的酶存在遗传缺陷，而引起先天性胆汁酸合成障碍，胆汁酸合成过程需要至少14种酶参与，任何一种酶的缺乏都将导致正常胆汁酸生成障碍，从而导致一系列疾病和症状发生[1]。

胆汁酸在体内具有多种作用，包括促进胆汁的流动和排泄，以及协助肠道吸收脂肪和脂溶性维生素。肝主要合成的是胆酸和鹅去氧胆酸这两种初级胆汁酸，本节讨论的CBAS指的就是在这一过程中的胆汁酸合成障碍。CBAS在新生儿、婴幼儿甚至成人期均可发病，临床表现以肝内胆汁淤积、脂溶性维生素吸收不良为主要特征，同时由于胆汁酸合成受阻而产生的中间产物可能对肝细胞产生毒性，严重者出现进行性肝衰竭、神经系统症状甚至死亡。

先天性胆汁酸合成障碍发病率尚不清楚，估测CBAS在普通人群中的发病率为（1～9）/100万。CBAS目前已发现9个致病基因，主要涉及合成胆汁酸过程中酶的缺陷（表5-1-1），其中最常见的是CBAS 1型。该病诊断需要除外其他常见的胆汁淤积病因，串联质谱分析尿胆汁酸是诊断胆汁酸合成障碍最简单的方法，证实尿液中存在异常胆汁酸，可诊断胆汁酸合成障碍。治疗上，初级胆汁酸替代疗法十分有效，但是不同的酶缺陷疾病需要不同的替代治疗方案。

【临床表现】

CBAS多在出生后或新生儿时期出现症状和体征，如果不加以治疗，这些疾病最终会发展出危及生命的并发症，如肝硬化和肝衰竭等。但该类疾病中较轻的患者存在晚发情况，甚至存在成年期发病的病例。临床上常见首发症状可表现为黄疸、肝功能损害等，以及由于胆汁酸合成障碍导致胃肠道脂肪和脂溶性维生素吸收障碍，可合并矮小、营养不良、生长发育迟缓、神经系统疾病等，其中神经系统症状可能在没有肝病的情况下发生。胆汁淤积的体征包括黄疸、肝脾大、皮肤瘙痒等。

CBAS临床分型：

（1）3β-羟基类固醇-Δ5-C27-类固醇脱氢酶缺

表5-1-1 CBAS分型

分型	致病基因	遗传方式	酶缺陷类型
CBAS 1型	*HSD3B7*	常染色体隐性遗传	3β-羟基类固醇-Δ5-C27-类固醇脱氢酶
CBAS 2型	*AKR1D1*	常染色体隐性遗传	Δ4-3-氧固醇5β-还原酶缺陷
CBAS 3型	*CYP7B1*	常染色体隐性遗传	氧固醇7α-羟化酶
CBAS 4型	*AMACR*	常染色体隐性遗传	α-甲酰辅酶A消旋酶
CBAS 5型	*ABCD3*	常染色体隐性遗传	ATP结合盒D亚家族成员3
CBAS 6型	*ACOX2*	常染色体隐性遗传	支链酰基辅酶A氧化酶2
脑腱黄瘤病	*CYP27A1*	常染色体隐性遗传	固醇27-羟化酶
酰胺化缺陷	*SLC27A5*	未知	胆汁酸辅酶A连接酶
	BAAT	常染色体隐性遗传	氨基酸N-酰基转移酶

陷：先天性胆汁酸合成障碍1型，为胆汁酸合成障碍中最常见的酶缺陷，多数在婴儿期发病，有少数成人期发病的报道。临床上主要以黄疸、肝脾大、脂肪泻为最常见症状，年龄相对较大的患儿主要表现为佝偻病、生长发育迟缓，一般无瘙痒[2]。实验室检查表现为高胆红素血症、转氨酶升高、脂溶性维生素缺乏等[3]。

（2）Δ4-3-氧固醇5β-还原酶缺陷：先天性胆汁酸合成障碍2型，是引起严重的新生儿进行性胆汁淤积症的重要原因。临床表现为明显黄疸、白陶土或浅黄色粪便伴脂肪泻，可出现生长发育障碍、肝脾大及凝血功能障碍，多在新生儿期因暴发性肝衰竭或多器官功能衰竭而死亡。肝功能检查显示明显的高结合胆红素血症，不伴瘙痒，血清转氨酶明显升高但血清γ-GT和总胆汁酸正常[4]。

（3）氧固醇7α-羟化酶缺陷：先天性胆汁酸合成障碍3型。目前仅有少数报道，均在婴儿早期出现严重进行性胆汁淤积、肝脾大、肝硬化和肝衰竭。血清转氨酶明显升高，血清GGT正常。血清总胆固醇和总胆汁酸均在正常范围。尿串联质谱分析显示初级胆汁酸缺乏，出现大量不饱和的单羟基胆汁酸（3β-羟基-5-胆烷酸和3β-羟基-5-胆烯酸）。该病药物治疗并未出现明显效果[5]。

（4）α-甲酰辅酶A消旋酶缺陷：先天性胆汁酸合成障碍4型。报道了3例感觉神经病的成人病例以及1例在新生儿期出现轻度胆汁淤积性肝病的病例[6]。对患者的血和尿液分析显示25R-3羟基胆烯酸（25R-THCA）明显升高。基因检测证实为AMARC基因发生突变。

（5）ATP结合盒D亚家族成员3缺陷：先天性胆汁酸合成障碍5型，目前仅有1例病例报道，新生儿期出现轻度黄疸，6月龄时黄疸复现，并出现进行性肝衰竭，伴有门脉高压、全血细胞减少、凝血功能障碍。病理免疫组化示过氧化物酶体膜上缺乏ABCD3[7]。

（6）支链酰基辅酶A氧化酶2缺陷：先天性胆汁酸合成障碍6型，目前仅有少量病例报道，多在幼儿期或学龄前期起病，表现为肝酶升高、轻度黄疸，多伴有轻度智力障碍、共济失调等表现，血清和尿串联质谱分析显示二羟基和三羟基胆甾烷酸升高[8]。

（7）脑腱黄瘤病（cerebrotendinous xanthomatosis，CTX）：是一种常染色体隐性遗传的脂质贮积病，由胆汁酸合成障碍所致，发病率约1/70 000，病因是CYP27A1基因缺陷，导致固醇27-羟化酶缺乏，从而胆固醇和胆甾烷醇蓄积在所有组织中[9]。脂肪沉积导致中枢神经系统、眼、肌腱、皮肤、肺和骨骼中形成黄瘤、结节和斑块。CTX的典型症状包括：新生儿胆汁淤积性黄疸、婴幼儿腹泻、儿童期白内障、青春期或成年早期出现腱黄瘤、青春期或成年早期出现进行性神经功能障碍等[10-11]。神经功能障碍包括精神发育迟滞、共济失调、痴呆、癫痫、帕金森综合征、脊髓疾病等，头颅CT和脑MRI可见弥漫性脑萎缩，小脑白质信号改变明显。T2加权MRI和FLAIR像可见齿状核、苍白球、黑质和下橄榄核有高信号病灶。治疗以鹅去氧胆酸为主[12]。

（8）酰胺化缺陷：胆汁酸合成的最后一步是与甘氨酸和牛磺酸结合，两种酶（分别由SLC27A5和BAAT编码）负责催化导致胆汁酸酰胺化的反应。BAAT基因发生突变引起家族性高胆烷血症（familial hyperchdane-mia，FHC），以血胆汁酸浓度升高、瘙痒、脂质吸收不良为主要特征，可表现生长发育障碍和维生素K缺乏引起的凝血功能障碍。FHC是一种不典型肝病，肝功能损伤指标常正常，其最主要的临床表现是严重的脂溶性维生素吸收不良。尿液分析显示胆汁酸明显升高，主要为胆酸和脱氧胆酸等未结合胆汁酸，而甘氨酸和葡萄糖醛酸结合的胆汁酸完全缺乏[13]。而SLC27A5导致的酰胺化缺陷首次在两个巴基斯坦裔同胞病例中被报道。患儿新生儿期起病，表现为结合型高胆红素血症和血清转氨酶升高，血清GGT活性正常，脂溶性维生素缺乏。未经治疗49周后出现生化指标缓解。SLC27A5基因突变相同的同胞，则无胆汁淤积症表现；没有任何治疗，两例患儿都很健康[14]。说明酰胺化缺陷的临床异质性很大，仍需进一步研究。

【辅助检查】

1. 实验室检查

通常在出生后几个月内发病，出现血结合胆红素增高，血总胆汁酸增高，血谷丙转氨酶增高，而谷氨酰转肽酶正常。胆固醇降低或在正常低限，可出现血维生素E降低。

2. 尿胆汁酸检测

串联质谱分析尿胆汁酸，尿液中检测到异常的胆汁酸可以确定存在胆汁酸合成障碍。

3. 基因检测

可通过基因突变检测（HSD3B7、AKR1D1、

CYP7B1、*AMACR*、*ABCD3*、*ACOX2*、*CYP27A1*、*SLC27A5*、*BAAT* 等）明确 CBAS 酶缺陷类型。

4. 病理检查

肝巨细胞样变和炎症性改变、胆汁淤积，胆管结构紊乱、胆管增生、肝纤维化等[1]。

【诊断】

CBAS 诊断需要综合临床症状、实验室检查、辅助检查和病理活检，确诊依赖尿胆汁酸检测和基因检测。该病临床表现为进行性胆汁淤积性肝病、神经系统病变及脂溶性维生素吸收不良等。而其临床表现与不同酶缺陷相关。实验室检查可见结合胆红素升高、转氨酶升高、γ 谷氨酸转肽酶正常，组织活检可见巨细胞肝炎等。神经系统病变多在儿童晚期或成年后出现。实验诊断方法是串联质谱分析尿胆汁酸，这是确诊胆汁酸合成障碍最简单的方法。另外，也可通过质谱仪进行定性和定量分析氧固醇和异常胆汁酸聚积。基因诊断包括上述致病基因的检测。CBAS 明确酶缺陷诊断需要在血和尿胆汁酸分析基础上结合基因检测[1]。

【鉴别诊断】

胆汁酸合成和代谢障碍可大致分为原发性或继发性，原发性疾病（即 CBAS）指在胆酸和鹅去氧胆酸的合成过程中负责催化关键反应的酶的先天性缺陷。而影响胆汁酸合成或分泌的继发性代谢缺陷包括进行性家族性肝内胆汁淤积症、过氧化物酶体疾病（如 Zellweger 谱系疾病）、Smith-Lemli-Opitz 综合征等[15]。

1. 进行性家族性肝内胆汁淤积

进行性家族性肝内胆汁淤积为常染色体隐性遗传性疾病，基因突变导致胆汁排泌障碍，发生肝内胆汁淤积，最终可发展为肝衰竭。其致病基因包括 *ATP8B1*、*ABCB11*、*ABCB4* 等。该病患者多在出生后 1～2 个月出现黄疸与瘙痒，有波动性、反复发作的特点，患者有严重吸收不良与腹泻，由于脂溶性维生素吸收障碍而并发佝偻病，生长发育明显滞缓，有肝大、脾大，部分可因凝血因子缺乏有出血倾向。

2. Zellweger 综合征

也称为脑肝肾综合征，是由过氧化物酶功能缺陷引起的一类常染色体隐性遗传病，可发生继发性胆汁酸合成障碍。其特征是存在与肝、肾或是脑部的细胞中过氧化物酶体减少或缺乏。而脑白质营养不良会影响髓鞘的生长，累及小脑及末梢神经髓脂质的损害，导致进行性髓鞘脱失[16]。

3. Smith-Lemli-Opitz 综合征

是胆固醇合成障碍的常染色体隐性遗传病，由 7-脱氢胆固醇还原酶基因突变所致，该基因编码的酶使 7-脱氢胆固醇转变为胆固醇。该综合征临床表现为小头畸形、小下颌、耳位低以及第二、三趾并趾，并可伴有肾上腺皮质功能减退[17]。

【治疗】

治疗原则[1]：提供人体必需的初级胆汁酸；通过负反馈作用下调异常胆汁酸的合成，因而减少缺陷肝细胞异常毒性中间代谢产物的产生。

1. 药物治疗

多数患儿经口服初级胆汁酸（胆酸、鹅脱氧胆酸）治疗，临床症状和生化指标可得到明显改善。现在已证实该治疗对 CBAS 1 型、2 型、4 型有效[18]。但需在肝功能严重障碍前给予口服胆汁酸治疗，对于口服治疗不佳或者病情严重者，可考虑肝移植。

2. 治疗疗效判断

治疗效果可根据尿液质谱分析异常代谢产物的量进行调节。

3. 个体化治疗

针对不同酶缺陷的患者，治疗方式会有所不同，Δ4-3-氧固醇 5β-还原酶缺陷所致的先天性胆汁酸合成障碍患者应用鹅脱氧胆酸和胆酸，疗效优于熊去氧胆酸。α-甲酰辅酶 A 消旋酶缺陷患者新生儿期即可出现脂溶性维生素 25-羟维生素 D 和维生素 E 缺乏，因此治疗给予初级胆汁酸和脂溶性维生素。同时该酶缺陷将会引起支链氨基酸降植烷酸升高，故治疗建议限制饮食中植醇的摄入，减少体内支链氨基酸蓄积对神经系统和肝的进一步损害。酰胺化缺陷对口服甘氨胆酸有一定效果[19]。固醇 27-羟化酶缺乏患者可出现脑髓鞘和周围神经等组织中过度沉积的胆固醇和胆烷醇，导致神经系统和心血管系统的不可逆损害。治疗中鹅脱氧胆酸能降低血浆中的胆烷醇，降低尿胆汁醇的排泄。胆酸和脱氧胆酸也可以降低血浆中的胆固醇，熊去氧胆酸则不起作用。HMG-CoA 还原酶抑制剂能有效抑制内源性胆固醇合成，联合应用有一定效果。

【病例摘要】

患儿，男，出生后 32 天，第 1 胎第 1 产，足月顺产，出生体重2800g，患儿出生后第2天出现皮肤黄染，间断口服茵栀黄颗粒治疗后黄染仍明显，自发病以来精神可，吃奶可，大便每天7次，呈白陶土色。查体：神清，精神可，面容无特殊，皮肤巩膜重度黄染，肝肋下2cm，质软，脾肋下无肿大，入院后给予护肝、利胆等对症治疗，皮肤黄染仍存在，随着病情的发展，患儿逐渐发生胆汁淤积性肝炎、凝血功能障碍等并发症，并出现脂肪泻，B超提示胆囊显影，胆道造影提示肝内胆管显影良好，胆道通畅，肝活检病理检查示胆汁淤积症病理改变。经基因检查和尿串联质谱检查明确CBAS 2型的诊断。病例详细资料见二维码数字资源5-1。

数字资源5-1

（李 礼）

【参考文献】

[1] 中华人民共和国国家卫生健康委员会. 先天性胆汁酸合成障碍诊治指南. 中国实用乡村医生杂志, 2019, 26（9）: 12-13.

[2] Subramaniam P, Clayton PT, Portmann BC, et al. Variable clinical spectrum of the most common inborn error of bile acid metabolism--3beta-hydroxy-Delta 5-C27-steroid dehydrogenase deficiency. J Pediatr Gastroenterol Nutr, 2010, 50（1）: 61-66.

[3] Clayton PT, Leonard JV, Lawson AM, et al. Familial giant cell hepatitis associated with synthesis of 3 beta, 7 alpha-dihydroxy-and 3 beta, 7 alpha, 12 alpha-trihydroxy-5-cholenoic acids. J Clin Invest, 1987, 79（4）: 1031-1038.

[4] Setchell KD, Suchy FJ, Welsh MB, et al. Delta 4-3-oxosteroid 5 beta-reductase deficiency described in identical twins with neonatal hepatitis. A new inborn error in bile acid synthesis. J Clin Invest, 1988, 82（6）: 2148-2157.

[5] 方玲娟, 王建设. 先天性胆汁酸合成障碍与胆汁淤积性肝病. 临床肝胆病杂志, 2010, 26（6）: 585-588.

[6] Ferdinandusse S, Denis S, Clayton PT, et al. Mutations in the gene encoding peroxisomal alpha-methylacyl-CoA racemase cause adult-onset sensory motor neuropathy. Nat Genet, 2000, 24（2）: 188-191.

[7] Ferdinandusse S, Jimenez-Sanchez G, Koster J, et al. A novel bile acid biosynthesis defect due to a deficiency of peroxisomal ABCD3. Hum Mol Genet, 2015, 24（2）: 361-370.

[8] Vilarinho S, Sari S, Mazzacuva F, et al. ACOX2 deficiency: A disorder of bile acid synthesis with transaminase elevation, liver fibrosis, ataxia, and cognitive impairment. Proc Natl Acad Sci U S A, 2016, 113（40）: 11289-11293.

[9] Salen G, Steiner RD. Epidemiology, diagnosis, and treatment of cerebrotendinous xanthomatosis（CTX）. J Inherit Metab Dis, 2017, 40（6）: 771-781.

[10] Koyama S, Sekijima Y, Ogura M, et al. Cerebrotendinous Xanthomatosis: Molecular Pathogenesis, Clinical Spectrum, Diagnosis, and Disease-Modifying Treatments. J Atheroscler Thromb, 2021, 28（9）: 905-925.

[11] Larson A, Weisfeld-Adams JD, Benke TA, et al. Cerebrotendinous Xanthomatosis Presenting with Infantile Spasms and Intellectual Disability. JIMD Rep, 2017, 35: 1-5.

[12] Björkhem I. Cerebrotendinous xanthomatosis. Curr Opin Lipidol, 2013, 24（4）: 283-287.

[13] Setchell KD, Heubi JE, Shah S, et al. Genetic defects in bile acid conjugation cause fat-soluble vitamin deficiency. Gastroenterology, 2013, 144（5）: 945-e15.

[14] Chong CP, Mills PB, McClean P, et al. Bile acid-CoA ligase deficiency--a new inborn error of bile acid metabolism. J Inherit Metab Dis, 2012, 35（3）: 521-530.

[15] Heubi JE, Setchell KDR, Bove KE. Inborn Errors of Bile Acid Metabolism. Clin Liver Dis, 2018, 22（4）: 671-687.

[16] Wanders RJ. Metabolic and molecular basis of peroxisomal disorders: a review. Am J Med Genet A, 2004, 126A（4）: 355-375.

[17] Nowaczyk MJ, Irons MB. Smith-Lemli-Opitz syndrome: phenotype, natural history, and epidemiology. Am J Med Genet C Semin Med Genet, 2012, 160C（4）: 250-262.

[18] Heubi JE, Setchell KDR. Open-label Phase 3 Continuation Study of Cholic Acid in Patients With Inborn Errors of Bile Acid Synthesis. J Pediatr Gastroenterol Nutr, 2020, 70（4）: 423-429.

[19] Heubi JE, Setchell KD, Jha P, et al. Treatment of bile acid amidation defects with glycocholic acid. Hepatology, 2015, 61（1）: 268-274.

第六章 心血管系统疾病

第一节 先天性长QT间期综合征

【概述】

先天性长QT间期综合征（long QT syndrome，LQTS）是一种心室肌复极异常疾病，心电图表现为特征性QT间期（QTc）延长，可以诱发多形性尖端扭转型室性心动过速，甚至猝死[1]。目前认为先天性LQTS的患病率至少为1/2000，但由于外显率可低至10%～25%，临床诊断的患者数远低于实际患者数。目前认为离子通道功能紊乱和心脏交感神经支配失衡是LQTS的主要发病机制。已发现至少17个基因突变与先天性LQTS有关。3种经典型——*KCNQ1*突变导致的LQT1型（35%）、*KCNH2*突变导致的LQT2型（25%～35%）以及*SCN5A*突变导致的LQT3型（5%～10%）占所有先天性LQTS病例的80%左右。*KCNQ1*编码的Kv7.1钾离子通道（3期IKs）和*KCNH2*编码的Kv11.1钾离子通道（3期IKr）的功能丧失性突变以及*SCN5A*编码的Nav1.5钠离子通道的功能获得性突变促进晚钠电流增加，这些电流异常均可以造成动作电位时限延长，使患者更容易受到早期后除极和触发活动的影响。LQTS患者多表现为常染色体显性遗传，小部分表现为常染色体隐性遗传并伴耳聋。部分不完全外显患者，先前没有LQTS表型，可能会在出现额外触发因素后发生室性心律失常。

【临床表现】

LQTS患者首发临床表现即可为晕厥、阿-斯综合征发作，甚至心源性猝死。无症状患者的就诊原因通常为家族成员确诊、心电图异常和（或）基因突变检测发现存在致病性变异。

1. 晕厥及晕厥前状态

LQTS患者在发生多形性室性心动过速时可能造成血流动力学不稳定，导致一过性意识丧失及姿势不能维持。部分患儿表现为晕厥先兆和心悸。部分患儿在心源性晕厥后可能继发阿-斯综合征发作或发生全面性癫痫发作。晕厥发生的年龄也与突变的基因有一定关系，如Jervell-Lange-Nielsen综合征、多重LQTS致病突变但无耳聋的患者，编码钙调蛋白基因变异及Triadin蛋白基因变异导致的婴/幼儿型恶性LQTS均可以较早出现临床症状。

2. 耳聋

Jervell-Lange-Nielsen综合征在QT间期延长的基础上还伴有感音神经性耳聋，见于*KCNQ1*（LQT1型）或*KCNE1*（LQT5型）突变患者，呈常染色体隐性遗传，造成耳聋的原因与这些突变影响耳蜗血管纹中的内淋巴生成有关。该表型的患儿起病更早，猝死风险更高。50%的患儿在3岁以前，90%的患儿在18岁以前由应激诱发心脏事件。

3. 心悸

可以与短暂的特征性多形性尖端扭转型室性心动过速有关，也可以与LQTS导致的其他类型的心律失常有关，包括心动过缓及房性心律失常等。

4. 心血管意外及猝死

LQTS是猝死的重要原因，而且不同环境和诱因导致的猝死与分型有关[2]。在婴儿期，LQTS还被认为与至少20%的不明原因婴儿猝死有关[3]。在婴儿猝死综合征的研究队列中，QTc≥440 ms时，婴儿发生婴儿猝死综合征（SIDS）的风险增至41.3倍（95%CI 17.3～98.4）[4]。

5. 与LQTS相关的综合征

（1）Jervell-Lange-Nielsen综合征：表现为LQTS的心脏表型合并感音神经性耳聋（见临床表现）。

（2）Andersen-Tawil综合征：又称低血钾性周期性麻痹伴心律失常，由编码Kir2.1的*KCNJ2*突变所致，也称LQT7型。呈常染色体显性遗传，特征为发作性麻痹、室性心律失常和表观畸形。患儿可有特征性骨骼和面部表型，包括身材矮小、眼距宽、宽鼻、耳位低，以及下颌骨发育不全。患儿反复发生自发性麻痹，同期血钾浓度可以正常、偏低或升高。心电图表现为 QTU 间期延长。

（3）Timothy 综合征：由编码 Cav1.2 的 *CACNA1C* 功能获得性突变所致，也称 LQT8 型，临床表现为严重 LQTS 合并手指和脚趾并指（趾）畸形，以及发育迟缓。该类患儿还常伴有动脉导管未闭和其他心脏畸形。少数 *CACNA1C* 基因突变患儿也可以仅表现为 LQTS 而没有其他综合征表型。

【辅助检查】

临床上考虑到该病时首选心电图检查，对于该病的明确诊断至关重要。

1. 心电图

12 导联普通体表心电图检查非常重要，QT 间期延长的程度及 T 波形态对于疾病的诊断及分型均具有重要意义，但 LQTS 的 QT 间期延长可能间断出现，因此多次心电图检查有助于发现 QT 间期延长以及 T 波异常。一级亲属[父母、兄弟姐妹和（或）子女]的心电图，是否也存在 QT 间期延长或其他相关异常有助于疾病的诊断及确定遗传方式。多形性尖端扭转型室性心动过速是 LQTS 的特征性心电图表现，室性节律超过 100 次/分，常为 160～250 次/分，RR 间期不规则，伴 QRS 轴和（或）QRS 波形态围绕 QRS 轴的进行性、正弦状、周期性变化。多形性尖端扭转型室性心动过速出现前的心电图可以见到 QT 间期明显延长，以及 T 波电交替。尖端扭转型室性心动过速发作通常非常短暂，可自行终止，但如连续出现，患儿将发生晕厥甚至猝死。LQTS 患儿心电图还可以见到其他心律失常，包括房室传导阻滞、心动过缓以及房性心律失常，部分患儿可以在胎心监护时即发现心律失常。其中房室传导阻滞可以与传导系统自身异常有关，也可以与心室不应期延长有关。

2. 24 h 动态心电图监测

对于发现心律失常、T 波动态变化以及 T 波电交替现象等非常重要，尤其是监测夜间的心率及心律情况以及分析室速诱因、用药对心电图的影响等方面具有不可替代的优势。动态心电图（简称 Holter）比体表心电图更容易发现其他类型的心律失常，比如房室传导阻滞、心动过缓或房性心律失常。在 Holter 检查中，尽量采用全 12 导联监测。值得关注的是，非先天性 LQTS 患者的 QT 间期有时也会超过正常范围，因此该测值可以作为重要的辅助信息，但不推荐用于 LQTS 诊断。

3. 运动负荷试验

对于评估是否存在运动相关心律失常、运动时及运动后 QT 间期的延长或缩短，以及观察 T 波形态的动态变化均具有重要作用。生理情况下，运动和心率增加时 QT 间期缩短，但 LQT1 型患者 QT 间期在劳累和心率加快时可能不缩短甚或延长，运动后的恢复期可能延长。LQT3 患者运动期间和恢复期出现 QT 间期缩短。部分患者可能在运动时诱发心律失常的发生。因此，在充分保护和严密监测下的运动负荷试验对于诊断和分型具有重要意义。此外，运动负荷试验还有助于评估 β 受体阻滞剂的治疗是否充分，并与儿茶酚胺敏感性多形性室性心动过速相鉴别。

4. 超声心动图

LQTS 患儿的心脏结构往往是大致正常的，部分综合征患儿可以伴有先天性心脏病。

5. 基因检测

基因检测不仅对诊断、分型具有非常重要的作用，对评估预后、确定治疗方案及遗传咨询都非常重要。基于病史、家族史、心电图等结果，如 Schwartz 评分较高（≥3.5），临床上高度怀疑为先天性 LQTS 的患者（Ⅰ类推荐），Schwartz 评分中等（1.5～3），临床上中等程度怀疑为先天性 LQTS 的患者（Ⅱ类推荐）均推荐行基因检测。对没有家族史的散发病例，连续心电图检查显示 QTc≥480 ms（青春期前）或≥500 ms（青春期后）的无症状患者（Ⅰ类推荐），连续心电图检查显示 QTc≥460 ms（青春期前）或≥480 ms（青春期后）的无症状患者（Ⅱ类推荐）推荐行基因检测。对所有患者的一级亲属建议行基因检测（Ⅰ类推荐）。在临床表型符合 LQTS 诊断的患者中，75%～80% 可以检测出 *KCNQ1*、*KCNH2* 或 *SCN5A* 的突变。

【诊断】

1. LQTS 的诊断及危险分层

所有疑似先天性 LQTS 的患者需根据 Schwartz 评分估计先天性 LQTS 的临床概率。Schwartz 评分是一个基于临床表现、家族史和心电图结果的加权评分系统，于 1985 年提出[5]，分别于 1993 年[6]、2006 年[7]及 2011 年[8]进行修订（表 6-1-1）。

Schwartz 评分为高度可能（即≥3.5 分）时，LQTS 基因检测阳性的可能性约为 80%。Schwartz 评分结果为中等可能性时，并不能诊断先天性 LQTS，需要进一步评估先天性 LQTS 可能性（即对患者进

表 6-1-1　LQTS 诊断标准

心电图检查结果（排除了已知可影响这些表现的药物治疗或疾病）：	
QTc（QTc=QT/√RR，心率过快时 QTc 会校正过度，因此心动过速时需谨慎解读）	
≥480 ms	3 分
460～479 ms	2 分
450～459 ms（男性）	1 分
运动负荷试验后恢复的第 4 min QTc≥480 ms	1 分
尖端扭转型室性心动过速*（没有使用可延长 QT 间期的药物）	2 分
T 波电交替	1 分
3 个导联存在 T 波切迹	1 分
心率低于该年龄段第 2 百分位	0.5 分
临床表现：	
晕厥*(*明确尖端扭转型室性心动过速和晕厥中只能选 1 项计分)	
应激引起	2 分
非应激引起	1 分
先天性耳聋	0.5 分
家族史（同一家族成员满足下列两项标准时，不累积计分）：	
家族成员中有 LQTS 患者	1 分
30 岁以下直系亲属中有不明原因的 SCD	0.5 分
各项得分相加计算出 LQTS 诊断评分（Schwartz 评分）。2006 年和 2011 年版根据累积得分评估 LQTS 发生概率：	
低	≤1 分
中等	1.5～3 分
高	≥3.5 分

行基因检测以及对其亲属进行心电图检查）。此时，LQTS 的可能性为 5%～20%，远高于该疾病的背景发生率 1/2000。若这类患者进行了基因检测且结果为阴性，则有 80% 可以排除 LQTS，因此 Schwartz 评分结果为"中等概率"的此类患者最终可能视为正常个体，没有充分证据可以诊断为 LQTS。应注意，如果 Schwartz 评分低（<1 分），不应进行基因检测。不要将这类个体归为边界 LQTS 或疑诊 LQTS。而在大多数情况下，这类患者应迅速地重新归类为正常并不再随访。

由以上诊断标准可以看出，QTc 延长是诊断 LQTS 的必要条件。QTc 在婴儿期平均值为（400±20）ms，而青春期后为（420±20）ms，基因确诊的 LQTS 患者中，QTc 平均值约为 470 ms。一般而言，QTc 的第 99 百分位数为 460 ms（青春期前）、470 ms（青春期后男性）和 480 ms（青春期后女性）。心电图 QTc 超过这些界值，且没有任何引起 QTc 延长的继发性因素时，LQTS 的患病概率为 10%。此外，家族史对于 LQTS 的诊断至关重要，该家族史不仅包括明确诊断 LQTS 的患者以及晕厥、猝死家族史，还要重视不明原因死亡、意外死亡（<40 岁和尸检未发现死因）、淹溺以及癫痫（全面性发作）等病史。

2. LQTS 的临床分型

噪声、运动、应激、电解质紊乱及药物等，都可能成为尖端扭转型室性心动过速的触发因素，但不同类型的 LQTS 在发作环境、心脏事件的诱因以及出现的时间方面有一定特点。LQT1 型患者的心脏事件最常与运动有关，其次是急性唤醒及游泳。LQT2 型患者最容易在听觉刺激时诱发恶性心律失常，急性唤醒以及静息或睡眠时也均可能诱发恶性心律失常导致晕厥。LQT3 型患者在静息或睡眠时发生心脏事件的风险最高（事件占比为 68%）。心电图 T 波形态对于 LQTS 分型也具有一定的提示意义。LQT1 型心电图 T 波宽大，LQT2 型的特征性表现是 T 波双峰或低平，LQT3 型很少出现 T 波双峰，常表现出 ST 段延长和 T 波双相。临床分型对于预后的评估具有指导意义。一项包含 25 个国际中心的病例的回顾性研究评估了 84 例胎儿和（或）新生儿被鉴定为 LQTS 的表型特征，其中 12 例为 LQT1 型，35 例为 LQT2 型，37 例为 LQT3 型。LQT3 型更可能出现严重的心律失常、有发生频繁且致命的心脏事件的高风险[9]。

3. LQTS 的基因诊断

如前所述，根据 Schwartz 评分针对不同危险分层的疑似 LQTS 患儿进行基因检测对明确诊断、分型进而确定靶向治疗方案均具有重要意义。比如，明确的 SCN5A 致病变异导致的 LQTS 患儿应用美西律治疗可以特异性缩短 QT 间期。此外，基因检测也推荐应用于所有 LQTS 患儿的一级亲属。

4. 可能存在的综合征

在对患儿的病史询问和体格检查中需要关注是否存在听力异常、发作性麻痹、发育迟滞、骨骼异常、先天性心脏结构异常等问题。

【鉴别诊断】

1. 继发性 QT 间期延长

影响 QT 间期的因素很多，对于所有心电图出现 QT 间期延长的患儿，均需要关注自主神经状态、电解质失衡及药物等影响。部分新发现的有明显药物诱导性 LQTS 的患者，即使没有家族史，仍有可能携带 LQTS 相关基因突变，若停用可疑药物及排除其他继发因素后仍存在 QTc 延长，需考虑先天性 LQTS 的可能性。

2. 自主神经介导性晕厥

自主神经介导性晕厥也可以表现为晕厥发作并伴有面色苍白，尤其是部分血管迷走性晕厥患者在发作后，还可能出现暂时性的 QTc 轻度延长。

3. 癫痫

该病是 LQTS 患者最容易被误诊的疾病。首次出现的全面性癫痫发作（特别是在运动或情绪激动时）的患儿，均应注意完善心电图，甚至 Holter 与运动试验的检查。

【治疗】

1. 一般治疗

需要包括改变生活方式在内的综合治疗[10]。无人监护时，LQT1 型患者应避免剧烈运动，尤其是游泳；LQT2 型患者应避免突然的声音刺激（闹钟、电话铃声等）；所有的 LQTS 患者都应避免使用可能延长 QT 间期的药物，纠正腹泻、呕吐、代谢性疾病及减肥导致饮食失衡对电解质的影响，预防和治疗电解质紊乱。

2. 药物治疗

（1）β 受体阻滞剂：只要没有禁忌证，所有先天性 LQTS 患者无论是否有症状，都应使用非选择性 β 受体阻滞剂，如普萘洛尔或纳多洛尔。虽然 β 受体阻滞剂的应用不能直接缩短 QT 间期，但可以减少发作性事件的发生率。

（2）美西律：可以通过阻滞 LQT3 型相关晚钠电流缩短 LQT3 型患者的 QT 间期，因此在 LQT3 型患者可以与 β 受体阻滞剂联合应用。

（3）其他药物治疗：正常情况下不要求常规补钾。针对 Andersen-Tawil 综合征可以在密切监测下补钾治疗，口服利尿剂及患胃肠道疾病时需要关注是否出现低钾，并予以相应的补充。在营养状态异常的患儿需要关注是否存在长期的低钾低镁等高危因素，并需予以对症治疗。但血清钾浓度升高可能加重骨骼肌无力，而且部分患儿血钾水平并没有显著降低，甚至有升高，盲目补钾可能带来高钾血症的风险。

3. 起搏器治疗

对于心动过缓诱发晕厥的患儿可以考虑安装起搏器治疗，尤其是 LQT3 型，当心动过缓时 QTc 延长。

4. 植入型心律转复除颤器（implantable cardioverter defibrillator，ICD）

对心源性猝死复苏患者或 β 受体阻滞剂联合左侧心脏交感神经切除术治疗后仍有反复心源性晕厥的患者，或不适合应用左侧心脏交感神经切除术而在 β 受体阻滞剂治疗期间仍发生心源性晕厥的患者应植入 ICD 预防。ICD 的副作用包括可能出现感染、导线断裂和移位、不恰当放电以及精神后遗症等。

5. 左侧心脏交感神经切除术

通过去除节前神经支配，切断释放到心脏的去甲肾上腺素主要来源从而减少 LQTS 患者心脏事件的发生。主要应用于不能耐受 β 受体阻滞剂，以及 β 受体阻滞剂治疗后仍存在心律失常的先天性 LQTS 患者。

【病例摘要】

患儿，男，6 岁，1 年前在与小朋友追打时突然倒地，伴面色苍白，呼之不应，约 1 min 后自行缓解，伴小便失禁，缓解后如常，此后又有 3 次发作。家族中无类似发作。查体未及异常。普通体表心电图可见 QT 间期延长，QTc 0.52 s；动态心电图可见 QT 间期延长及尖端扭转型室性心动过速。诊断：先天性长 QT 间期综合征。根据心电图表现符合 LQT3 型，进一步行基因检测。病例详细资料见二维码数字资源 6-1。

数字资源 6-1

【参考文献】

[1] Schwartz PJ. 1970-2020：50 years of research on the long QT syndrome-from almost zero knowledge to precision medicine. Eur Heart J, 2021, 42（11）: 1063-1072.

[2] Skinner JR, Winbo A, Abrams D, et al. Channelopathies that lead to sudden cardiac death: clinical and genetic aspects. Heart Lung Circ, 2019, 28（1）: 22-30.

[3] Van Niekerk C, Van Deventer BS, du Toit-Prinsloo L.

Long QT syndrome and sudden unexpected infant death. J Clin Pathol, 2017, 70 (9): 808-813.

[4] Schwartz PJ, Stramba-Badiale M, Segantini A, et al. Prolongation of the QT interval and the sudden infant death syndrome. N Engl J Med, 1998, 338 (24): 1709-1714.

[5] Schwartz PJ. Idiopathic long QT syndrome: progress and questions. Am Heart J, 1985, 109: 399.

[6] Schwartz PJ, Moss AJ, Vincent GM, et al. Diagnostic criteria for the long QT syndrome: An update. Circulation, 1993, 88: 782-784.

[7] Schwartz PJ. The congenital long QT syndromes from genotype to phenotype: clinical implications. J Intern Med, 2006, 259: 39.

[8] Schwartz PJ, Crotti L. QTc behavior during exercise and genetic testing for the long-QT syndrome. Circulation, 2011, 124: 2181.

[9] Moore JP, Gallotti RG, Shannon KM, et al. Genotype predicts outcomes in fetuses and neonates with severe congenital long qt syndrome. JACC Clin Electrophysiol, 2020, 6 (12): 1561-1570.

[10] 胡大一, 郭继鸿, 刘文玲, 等. 遗传性原发性心律失常综合征诊断与治疗中国专家共识. 中华心血管病杂志, 2015, 43 (1): 5-21.

第二节　儿茶酚胺敏感性多形性室性心动过速

【概述】

儿茶酚胺敏感性多形性室性心动过速（catecholaminergic polymorphic ventricular tachycardia，CPVT）是导致晕厥和猝死的重要原因之一。患儿心脏结构及静息心电图可无明显异常，运动或情绪激动时诱发典型的双向性室性心动过速。QRS波群的形态不断变化可以引起血流动力学异常，甚至威胁生命。目前估计CPVT的全球发病率约为1/10 000，Ryanodine receptor 2（RyR2）基因突变是引起CPVT最主要的原因，呈常染色体显性遗传，该基因位于1q43，包含105个外显子。RyR2基因突变诱发舒张期肌质网释放钙离子，导致细胞内钙超载，诱发延迟后除极和触发活动，而诱发室性心动过速和室颤。CASQ2基因突变约占CPVT患者的1%～2%，呈常染色体隐性遗传。该基因位于1p13，含11个外显子，编码Ca^{2+}结合蛋白。CASQ2蛋白是肌浆网内主要的Ca^{2+}储存蛋白，通过三合蛋白（triadin，TRDN）和接头蛋白与RyR2形成复合物，调控着肌浆网内Ca^{2+}的释放。当CASQ2基因发生突变时，肌质网储存钙离子的能力下降，也会发生钙离子的异常释放，导致延迟后除极的发生。此外，随着对CPVT突变基因的筛查及发病机制的探索逐步深入，目前还发现编码Kir2.1通道的KCNJ2基因（常显）、TRDN基因（常隐）及编码钙调蛋白的CALM1基因突变也可以在临床上表现为CPVT表型。在组织学上，有研究认为可能还存在窦房结功能障碍，以及起源于浦肯野细胞或其他心室心肌细胞的异位搏动参与了CPVT的发生[1]。

【临床表现】

该病通常起病于儿童期或青春期，多于7～9岁首次发作，也有在30多岁首次发作的病例。家族中常有青少年猝死或应激诱发晕厥发作的情况。男女发病率相近，男性发病稍早。患者可能以晕厥或心搏骤停为首发表现，也可能因为有阳性家族史而在常规筛查中诊断。

临床表现主要取决于是否发生室性心动过速。在没有心律失常发作时，患者一般没有症状。发作由交感神经兴奋诱发（常为运动或紧张、情绪激动），发作时的症状主要与心电图异常的类型和程度有关。

1. 心悸

当有心律失常，但尚未造成显著血流动力学异常时，患儿可表现为心悸不适，小年龄儿童描述不清时可能表现为突然活动减少。

2. 晕厥或晕厥先兆

部分患儿可以在情绪激动或活动时突然出现意识丧失和倒地，或因为意识水平下降突然出现原有姿势不能维持，但是迅速缓解恢复。如果是短时间的发作，患者可能很快恢复如常，部分患者也可以伴有少许乏力及困倦。

3. 发作性事件

部分患者突然黑矇、倒地、四肢抽动，在就诊时因缺乏目击者或未能及时评估而被临床诊断为

"发作性事件",甚至误诊为"癫痫""低血糖发作"。

4. 猝死

部分患者的首次发作即为猝死。有研究显示,在尸检阴性的不明原因猝死患者中,15%可能归因于CPVT[2-3]。

5. 神经系统异常

部分CPVT患儿同时自幼存在智力障碍为主的神经发育迟滞和(或)癫痫,该神经系统异常可以与心律失常同时存在,需要与猝死生还后遗留的神经系统障碍相鉴别[4]。

【辅助检查】

1. 心电图

所有疑似CPVT的患者都应做12导联心电图检查。窦性心律时的心电图通常大致正常,而发作时可以表现为"典型"的在肢体导联上相邻QRS波群方向交替出现的特征性多形性室性心动过速。此外,房性心动过速在CPVT患者中也较为常见。

2. 运动负荷试验或药物试验

通常情况下,CPVT患者的室性早搏随运动强度增加而更为频繁,因此,运动负荷试验是CPVT检查和诊断的重要试验。如果患者不能耐受运动,可以选择输注肾上腺素,但需要在具有抢救能力的医疗团队密切监护下进行。运动试验还可以用于监测患者的长期β受体阻滞剂治疗效果,确保服用药物后可以有效地减少心律失常的发生。

3. 动态心电图

可以较为全面地观察CPVT患者存在心律失常的类型、频率及与生活诱因的关系,尤其对于不能耐受运动试验的患者尤为重要,对于病情的动态监测也具有一定的意义,建议病情稳定的情况下,每年复查一次。

4. 超声心动图

超声心动图对于CPVT没有直接诊断意义,因为CPVT患者的心脏结构常常是正常的,但是对于疾病的鉴别诊断具有一定的意义。

5. 程序性电刺激(电生理检查)

对该病没有直接的诊断意义,不列为CPVT患者诊断的常规项目。

6. 基因检测

目前在60%~70%的患者中可以找到导致钙离子释放异常的基因突变。其中 *RyR2*、*KCNJ2* 基因变异呈常染色体显性遗传,*CASQ2*、*TRDN* 基因变异呈常染色体隐性遗传。

【诊断】

在儿童期,对于心脏结构、静息心电图无异常,不能用其他原因解释的由运动或儿茶酚胺诱发的双向性室性心动过速、多形性室性早搏或多形性室性心动过速的患儿,对于携带致病性基因变异的患儿(无论是先证者还是家庭成员)以及对于CPVT先证者的家族成员在排除器质性心脏病,出现运动诱发的室性期前收缩或双向性室性心动过速或多形性室性心动过速时均可以诊断。基于心电图改变在该病诊断中的重要地位,运动心电图、动态心电图监测甚至植入式动态心电图的长程监测对于诊断具有重要意义。基因检测在辅助诊断中具有越来越重要的意义。

【鉴别诊断】

1. 长QT间期综合征

基于钙通道异常的病理生理基础,CPVT可以呈现QT间期延长、窦性心动过缓以及其他多种心律失常的表现,对于心电图存在QT间期延长的患者,如果运动负荷试验或儿茶酚胺刺激试验可以诱发双向性多形性室性心动过速,则支持CPVT的诊断。对于长QT间期综合征患儿,应激并不能诱发其出现双向性多形性室性心动过速[5]。

2. 致心律失常性右室心肌病

罕见情况下 *RyR2* 基因变异可以引起非典型致心律失常性右室心肌病,其临床表现可有右心室扩张和右心室壁瘤,但心电图表现与典型的CPVT不符。

3. 癫痫等非晕厥发作

CPVT患儿在晕厥发作时突然出现意识丧失及倒地等表现,部分患儿还可能伴有非特异性的不自主动作,容易误诊为癫痫发作。此外,部分CPVT患儿可能同时存在心脏事件及癫痫发作。因此,对于CPVT患儿需要分析每次发作的具体原因。

【治疗】

针对CPVT的管理需要包括生活管理以及药物、手术等综合治疗,以最大限度减少猝死的发生[6-7]。

1. 生活管理

限制/避免竞技性运动及剧烈运动,尽量避免暴露在压力环境中。

2. 急诊处理

如果多形性室性心动过速患者存在血流动力学

不稳定或脉搏消失，立即进行心脏电复律/除颤。

3. 药物治疗

（1）β受体阻滞剂：长期治疗应选用非选择性β受体阻滞剂，如普萘洛尔及纳多洛尔（非选择性长效β受体阻滞剂）。β受体阻滞剂可在细胞水平上拮抗儿茶酚胺，抑制肾上腺素依赖的触发活动，还可以直接抑制RyR2，避免其在肌浆网中Ca^{2+}浓度增高后开放孔道。使用β受体阻滞剂后患儿发生心律失常的概率会有所减少，降至3%～11%。

（2）氟卡尼：氟卡尼是Ⅰc类抗心律失常药物，氟卡尼可以直接抑制RyR2，并可能对钠钙交换体有抑制作用，氟卡尼联合β受体阻滞剂可以减少恶性心律失常的发生。

（3）普罗帕酮：有研究表明普罗帕酮可以抑制RYR2通道开放，已开始在临床中尝试与β受体阻滞剂联合应用于治疗CPVT。

4. 手术治疗

（1）植入型心律转复除颤器（ICD）：对于药物达到最大可耐受剂量和（或）左心交感神经切除术治疗后仍然有晕厥、心源性猝死或双向/多形性室性心动过速发生的患者，建议植入ICD（Ⅰ级推荐）。但ICD在CPVT治疗中的应用与其他离子通道病不同，虽然在CPVT患儿心搏骤停的救治过程中发挥关键作用，但对双向/多形性室性心动过速几乎无效，且可能造成异常放电事件，异常放电进一步诱发儿茶酚胺的过量释放而加重症状，因此对于ICD的使用需要专家与患儿家庭的共同决策。

（2）左心交感神经切除术：在药物治疗不耐受和（或）ICD多次不当放电的患者，可以通过切除左心交感神经，降低儿茶酚胺在心肌细胞的作用[8]。

（3）射频消融术：有研究对部分难治性CPVT患者针对双向性室性早搏点进行射频消融治疗，能够减少诱发室颤的触发因素。

【病例摘要】

患儿男，7岁，10天前在与小朋友追打时突然倒地，面色苍白，呼之不应，约1 min后自行缓解，伴小便失禁，缓解后如常。2天前再次在玩耍时发作。既往健康，否认晕厥及猝死家族史。体格检查心率50～60次/分，余未及异常。普通体表心电图示窦性心律不齐，运动后心电图可见双向性室性早搏、多形性室性心动过速，基因检测示RyR2 c.12568G＞T（p.V4190L，新生变异）。诊断：CPVT。予口服普萘洛尔治疗。病例详细资料见二维码数字资源6-2。

数字资源6-2

【参考文献】

[1] Wleklinski MJ, Kannankeril PJ, Knollmann BC. Molecular and tissue mechanisms of catecholaminergic polymorphic ventricular tachycardia. J Physiol, 2020, 598（14）: 2817-2834.

[2] Stiles MK, Wilde AAM, Abrams DJ, et al. 2020 APHRS/HRS expert consensus statement on the investigation of decedents with sudden unexplained death and patients with sudden cardiac arrest, and of their families. Heart Rhythm, 2021, 18（1）: e1-e50.

[3] Dharmawan T, Nakajima T, Ohno S, et al. Identification of a novel exon3 deletion of RYR2 in a family with catecholaminergic polymorphic ventricular tachycardia. Ann Noninvasive Electrocardiol, 2019, 24（3）: e12623.

[4] Lieve KVV, Verhagen JMA, Wei J, et al. Linking the heart and the brain: Neurodevelopmental disorders in patients with catecholaminergic polymorphic ventricular tachycardia. Heart Rhythm, 2019, 16（2）: 220-228.

[5] Ozawa J, Ohno S, Fujii Y, et al. Differential diagnosis between catecholaminergic polymorphic ventricular tachycardia and long QT syndrome type 1-modified Schwartz score. Circ J, 2018, 82（9）: 2269-2276.

[6] 曹克将，陈柯萍，陈明龙，等. 2020室性心律失常中国专家共识（2016共识升级版）. 中国心脏起搏与心电生理杂志，2020，34（3）：189-253.

[7] Pflaumer A, Davis AM. An Update on the diagnosis and management of catecholaminergic polymorphic ventricular tachycardia. Heart Lung Circ, 2019, 28（3）: 366-369.

[8] Sgrò A, Drake TM, Lopez-Ayala P, et al. Left cardiac sympathetic denervation in the management of long QT syndrome and catecholaminergic polymorphic ventricular tachycardia: A meta-regression. Congenit Heart Dis, 2019, 14（6）: 1102-1112.

第三节 心肌病

心肌病指心肌结构和（或）心功能异常的一大类异质性心肌疾病，不包括因冠状动脉疾病、高血压、心脏瓣膜病和先天性心脏病等疾病导致的心肌结构和功能异常。心肌病的定义和分类历经一系列改变，应用较为广泛的是 1995 年 WHO/ 国际心脏病协会联盟（International Society and Federation of Cardiology，ISFC）心肌病定义和分类工作组对心肌病的定义和分类。根据解剖学和生理学，将心肌病分为扩张型心肌病（dilated cardiomyopathy，DCM）、肥厚型心肌病（hypertrophic cardiomyopathy，HCM）、限制型心肌病（restrictive cardiomyopathy，RCM）、致心律失常性右室心肌病 / 发育不良（ARVC/D）及未定型心肌病。2006 年 AHA 的科学声明提出了心肌病当代定义和分类。将电活动异常也纳入到心肌病中。目前认为儿童心肌病年发病率约为 1/100 000[1]，其中 DCM 占 51%～58%，HCM 占 25%，其他为 RCM、ARVC 和未分类型心肌病。本节内容主要涉及遗传性病因导致的扩张型心肌病、肥厚型心肌病、限制型心肌病及心肌致密化不全。值得一提的是，这几种心肌病都是基于影像学和功能评估结果所做的分类，部分患儿具有一种以上的形态学改变，为具有混合表型。尽管形态功能表型可能与成人相似，但在儿童心肌病中，神经肌肉病、代谢性疾病、线粒体和综合征相关心肌病尤为常见，因此，儿童心肌病的遗传学检测对明确诊断、了解预后、针对性治疗以及家族的遗传咨询均非常重要[2]。

一、扩张型心肌病

【概述】

扩张型心肌病（DCM）是最常见的心肌病类型，左心室扩大为主的心脏腔室扩大和收缩功能减低为其主要特征。心脏扩大常逐渐加重，并出现充血性心力衰竭、心律失常和血栓形成。基因变异是 DCM 的重要病因，病理改变方面，DCM 心脏呈球形扩大，重量增加，心腔中可见附壁血栓形成。心内膜变薄，心肌苍白，可见局灶性硬化灶。光镜下可见心肌细胞肥大、变性，心肌纤维稀少，间质纤维增生，可有少量淋巴细胞聚集。电镜下线粒体数量增多，肿胀，嵴断裂甚至消失，肌浆网扩张，肌原纤维断裂、崩解、丧失等。由于心肌病变和纤维组织增生，心脏收缩功能减低，心输出量减少，心室舒张期容量增加，肺循环和体循环回流受阻，导致体、肺循环淤血。心输出量的下降导致器官供血不足，造成终末器官损害。心室的扩张使房室瓣环扩大，造成二尖瓣和三尖瓣关闭不全。心肌病变累及传导系统、心肌纤维化及心腔持续扩张促进心肌电生理的不稳定等因素均可以导致心律失常的发生。家族性 DCM 多呈常染色体显性遗传，也可呈 X 连锁和常染色体隐性遗传。70 余个候选细胞骨架基因和 Z 盘编码基因包括 δ- 肌聚糖、β- 肌聚糖、结蛋白、层粘连蛋白 A/C、旁粘着斑蛋白、肌肉 LIM 蛋白、肌巨蛋白、α- 肌动蛋白 -2，以及线粒体基因等致病变异均可造成 DCM 的心脏表型。

【临床表现】

多隐匿起病，早期无明显症状，常因劳累、急性呼吸道或消化道疾病等诱发充血性心力衰竭就诊，也可以急性心力衰竭或心律失常起病，部分患儿可能出现栓塞。

1. 心功能不全

年长儿主要表现为乏力、纳差、胸闷、运动不耐受、水肿、少尿、呼吸困难，最初是劳累后呼吸困难，后来在安静休息时也出现呼吸困难，甚至端坐呼吸。小婴儿常表现为喂养困难、体重不增、多汗、易激惹或者气促。查体可有面色苍黄，呼吸和心率增快，脉搏细弱，血压正常或者偏低，四肢末端凉。双肺底细湿啰音，心前区膨隆，心尖搏动向左下移位，心界向左下扩大，第一心音减弱，奔马律，心尖部可闻及二尖瓣关闭不全导致的收缩期反流性杂音。体循环淤血时还可出现颈静脉怒张、肝大和下肢、颜面水肿。

2. 心律失常

可见快速或缓慢心律失常。可以是心脏扩大继发异位心律或传导系统异常，也可以是某些引起心肌病的基因变异在引起心脏扩大的同时也导致传导系统受累。

3. 栓塞

由于心脏扩大、血流缓慢,部分患儿可能出现附壁血栓,造成体、肺循坏栓塞,而出现相应的临床症状。

【辅助检查】

1. 胸部 X 线

心脏扩大,心胸比例增加,以左心室扩大为主,可以有各腔室的扩大。可有肺淤血、肺水肿及少量胸腔积液。

2. 心电图

最常见的心电图表现是窦性心动过速、左心房扩大、QRS 低电压和 ST-T 改变,异位心律和传导阻滞也较常见。部分患儿可出现异常 Q 波。

3. 超声心动图

对于 DCM 的诊断非常重要。表现为左心房、左心室扩大为主的全心扩大。室间隔和左室后壁运动幅度弥漫性减低。二尖瓣前后叶开放幅度小,舒张期开口小,多普勒检查提示二尖瓣关闭不全。心室射血分数和短轴缩短率明显下降。

4. 心肌磁共振

可以确定心室大小、室壁厚度和心室质量,帮助确定特定的形态学表型以及病因。心脏磁共振还可以评估心肌功能、显示局部室壁运动异常,并描述瘢痕、间质纤维化、水肿和充血等组织特征,有助于确定心肌病的病因。

5. 血液及代谢和分子遗传学检测

有利于寻找潜在病因。目前研究表明有近 50 个基因与非综合征扩张型心肌病有关,大部分呈常染色体显性遗传,小部分呈常染色体隐性遗传。Barth 综合征、Carvajal 综合征、Laing 远端肌病、迪谢内肌营养不良、线粒体扩张型心肌病等综合征相关扩张型心肌病可以表现为 X 连锁、常染色体遗传以及线粒体遗传等多种遗传方式,因此,对于扩张型心肌病,需要考虑的基因较多,并且需要结合临床表现综合应用多种检测方式。

【诊断】

左心室扩大为主的心脏扩大伴心功能不全,并且能够排除继发性病因时需要考虑家族性和(或)特发性扩张型心肌病。大多数特发性扩张型心肌病被认为有遗传原因。家系调查非常重要,如果多个家族成员受到影响,仅基于家族谱系,即可归类为家族性扩张型心肌病。因此,首诊为特发性扩张型心肌病的患儿,随着时间的推移和家族史的变化,也可能重新归类为家族性扩张型心肌病。

【鉴别诊断】

1. 病毒性心肌炎

多急性起病,有前驱感染史,心肌酶谱和(或)肌钙蛋白增高,心电图表现以心律失常、低电压、ST-T 改变为主,超声心动图可未见异常,也可表现为室间隔增厚、室壁运动欠协调,重症患儿可有心脏扩大及心功能降低,一旦心力衰竭得到控制,增大的心脏常迅速缩小。部分病毒性心肌炎患者病情持续不缓解,可发展为扩张型心肌病,也称为炎症性心肌病,其中部分患儿也具有一定的遗传基础。

2. 心内膜弹力纤维增生症

多在 1 岁以内,尤其是 6 个月以内起病,以充血性心力衰竭为主要临床表现,可以出现左心室扩大及心功能降低,心电图示左心室肥厚伴 ST-T 改变,超声心动图除心脏扩大及心脏收缩功能减弱外,还提示心内膜增厚。

3. 冠状动脉起源异常

左冠状动脉起源于肺动脉可以导致左心室为主的心脏扩大及充血性心力衰竭。心电图表现为类似前壁或前侧壁心肌梗死的图形(I、aVL、V_5、V_6 导联有异常 Q 波和 ST 段偏移,T 波倒置)。超声心动图可检出左冠状动脉开口异常以及室间隔花彩血流。

4. 瓣膜病

风湿性心脏病二尖瓣和(或)主动脉瓣受累,以及部分先天性瓣膜病及代谢病瓣膜受累均可能出现瓣膜反流继发心脏扩大及心功能降低,需要关注原发疾病的其他临床表现。

【治疗】

主要包括对症治疗、延缓心肌重构及预防并发症。

1. 一般治疗

充分的休息和镇静、控制钠盐摄入、适当限制液量等有利于减轻心脏负荷。呼吸急促和发绀的患儿及时吸氧。

2. 对症治疗

积极有效地控制心力衰竭及改善心肌重构,预防猝死和栓塞。对于出现心律失常的患者进行对症抗心律失常治疗，减慢疾病进展，提高患者的生活质量和生存率。

3. 其他药物治疗

包括应用辅酶 Q10、1,6-二磷酸果糖和磷酸肌酸等心肌代谢赋活剂改善心肌能量代谢。

4. 心脏移植

是晚期内科治疗无效的难治性重症 DCM 的唯一有效的治疗方法。

二、肥厚型心肌病

【概述】

肥厚型心肌病（HCM）以左心室及室间隔心肌对称性或非对称性肥厚、心室腔变小、左心室舒张充盈受限、室壁顺应性下降为特征，是导致青少年猝死的常见原因。HCM 心肌肥厚可以为弥漫性或局限性，根据有无左室流出道梗阻可分为非梗阻性与梗阻性肥厚。典型的病理表现为显著的心肌肥厚及心脏重量增加，心腔狭小，光镜下可见肌束排列紊乱，心肌间质胶原纤维增生并淋巴细胞浸润。病理生理改变主要表现为舒张功能障碍、左室流出道梗阻和心肌缺血。目前认为遗传因素是 HCM 的主要病因，并且是多种基因突变引起的临床异质性疾病。HCM 通常是常染色体显性遗传性疾病，突变基因及位点与临床表型和进程关系密切，肌节蛋白基因 *MYH7*、*MYL2*、*MYL3*、*MYBPC3*、*TNNT2*、*TNNI3*、*TPM1* 和 *ACTC1* 等，以及 Z 盘蛋白基因（如 *CSRP3* 和 *ACTN2*）、钙信号蛋白基因（如 *PLN*）的致病性变异均可能造成 HCM。此外，糖原贮积病、溶酶体病、脂肪酸代谢紊乱、线粒体病等代谢性疾病也可表现为肥厚型心肌病样表现。Noonan's 综合征、LEOPARD 综合征等综合征也常合并 HCM 的心脏表型。总之，婴幼儿及儿童 HCM 与成人不同，病因复杂且临床表现呈高度异质性，可在任何年龄阶段发展为心力衰竭，其诊断和治疗较为复杂[3]。

【临床表现】

1. HCM 的心脏表现

症状差异很大，轻者可无不适，在体检中偶然发现，严重时可有低血压、左室流出道梗阻以及心衰相关临床表现，甚至晕厥或猝死。

年长儿可诉呼吸困难、心悸、胸痛、头晕，婴儿 HCM 可有充血性心力衰竭表现，如呼吸困难、喂养困难、多汗、面色苍白、口周发绀等。体征有脉搏短促、心尖呈抬举性搏动、第 2 心音反常分裂、胸骨左缘下段及心尖部收缩中晚期喷射性杂音等。

2. HCM 的心脏外表现

非肌节蛋白基因变异导致的儿童肥厚型心肌病在心脏相关症状体征外常有多系统受累的表现，如表观畸形及生长发育落后等，对于提示病因具有重要意义。

Pompe 病是糖原贮积症 Ⅱa 型，呈常染色体隐性遗传。除心电图表现为 QRS 高电压和 PR 间期缩短外，临床表现为进行性多系统受累，包括因肌张力降低、肌肉无力导致的活动障碍和喂养困难、肝大、舌大，继而出现心力衰竭和呼吸衰竭。Danon 病由溶酶体相关膜蛋白基因（*LAMP2*）突变导致，呈 X 连锁显性遗传，临床表现以心肌病、骨骼肌病和智力低下三联症为特征，部分患者伴有肝大及眼底色素视网膜病。法布里病由 *GLA* 基因突变导致，呈 X 连锁不完全性显性遗传，除心肌肥厚及传导阻滞等心脏表现外，还可能出现不同程度的手足疼痛、少汗、皮肤血管角质瘤、蛋白尿和（或）肾功能异常、卒中等。

【辅助检查】

1. 胸部 X 线检查

心影正常或左心室轻度扩大。

2. 心电图

儿童心电图异常出现较早，超过 90% 的患儿有心电图异常，并且往往早于临床症状，可以表现为 ST-T 改变及异常 Q 波、左心房肥大和左心室肥厚。部分患儿的心电图改变具特征性意义，如预激型心电图伴广泛 T 波倒置常提示为 Pompe 病。短 PR 间期伴房室传导阻滞，提示线粒体心肌病或 PRAKG2 心脏综合征等。

3. 超声心动图

可以发现室间隔伴或不伴心室壁肥厚等特征性表现，不仅可用于 HCM 的诊断、动态评估心肌肥厚的进展，还可以判断是否存在显著的左室流出道梗阻，并根据压力阶差协助判断手术时机。主动脉瓣及主动脉弓的检查对于排除造成心肌肥厚的继发病因也具有重要意义。

4. 心脏磁共振

能够比超声心动图更准确地显示心肌肥厚的部

位和程度，计算心肌的质量，提示是否存在心肌水肿或纤维化。也可以较好地评估是否有瓣膜狭窄和流出道梗阻。HCM 在心脏磁共振上的特征性表现为肥厚室壁与正常室壁厚度比值≥ 1.5，左室前游离壁基底部及其相邻的室间隔前部是最常见的受累部位。与超声心动图相比，对于心尖等特殊部位心肌壁肥厚更有诊断价值。

5. 遗传学及代谢性疾病检查

儿童 HCM 基因检测的总阳性率可达 80%。基因诊断对于 HCM 的诊治具有重要的指导意义。目前已经发现 20 余个基因的致病变异与肥厚型心肌病的发生有关，其中，最为常见的是编码肌小节蛋白的基因变异，此外 PTPN11、PRKAG2、GAA、GLA、LAMP2、TTR 和线粒体基因组均需要关注。

6. 其他检查

包括转氨酶、乳酸、血液学检查及腹部超声、头颅磁共振、智力测试等，对诊断 Pompe 病、Danon 病、线粒体病等疾病具有重要价值。

【诊断】

超声心动图左心室壁厚度增加较同年龄、同性别和同体表面积儿童左心室壁厚度平均值增加 2 个标准差（或 Z 值＞ 2），并排除引起心脏负荷增加的其他疾病，即可以诊断 HCM。是否有症状不作为诊断标准。诊断肥厚型心肌病后还需要进一步寻找病因。

【鉴别诊断】

1. 其他继发因素致心肌肥厚

高血压、先天性主动脉缩窄及主动脉瓣狭窄、主动脉瓣上隔膜等，均可以引起心室肥厚，通过查体和超声心动图检查可以明确诊断，部分患儿可能需要 CTA 检查协助诊断。

2."运动员心脏"

高强度耐力训练可以引起左心室壁厚度、心腔大小和质量出现生理性增加。

【治疗】

目的在于改善症状、预防并发症、减少猝死危险。

1. 非特异性治疗

注意休息，避免情绪激动和剧烈运动，禁忌参加竞技性体育运动。避免血容量不足的诱因。

2. 特异性治疗

（1）药物治疗：对于无症状的 HCM 是否需治疗目前观点不一，有明确猝死家族史或严重心室肥厚的患者，多数主张药物治疗。β 受体阻滞剂是一线药物。可以减慢心率，降低心肌收缩力，增加心肌顺应性，减轻流出道梗阻，从而改善症状。对于不能耐受 β 受体阻滞剂的儿童可以应用非二氢吡啶类钙通道阻滞剂，如维拉帕米（避免应用于 1 岁以内婴儿），但维拉帕米有可能出现窦房结自律性受抑和房室传导阻滞，因此在应用时需要关注患儿基础心律情况并注意监测。尽量避免使用可能增加左室流出道压力差的药物，如二氢吡啶类钙通道阻滞剂（硝苯地平、氨氯地平）、利尿剂等，地高辛仅在伴有收缩功能障碍的肥厚型心肌病中谨慎使用。血管紧张素转化酶抑制剂、血管紧张素受体拮抗剂的应用存有争议。

（2）手术治疗：对药物治疗无反应且左室流出道梗阻较重的梗阻性 HCM 患者，可考虑室间隔部分切除术、室间隔化学消融术、双腔起搏器植入等。另外，植入型心律转复除颤器（ICD）是预防猝死的有效措施。

三、限制型心肌病

【概述】

RCM 是心内膜和（或）心肌病变（如纤维化）导致心室充盈受限和心室舒张功能障碍，引起心室舒张末压增高和心房扩大，而心室大小、室壁厚度和心室收缩功能大致正常的一类心肌病。病理学表现为心内膜心肌纤维化或心肌间质纤维化。心室舒张期血量减少造成心输出量减少，心房血量增多及心房明显扩大导致静脉回流障碍，引起体循环和肺循环淤血。心内膜心肌纤维化增厚，房室瓣受累牵拉变形，造成不同程度的瓣膜反流。肌节蛋白基因突变是 RCM 的重要原因，包括肌球蛋白结合蛋白基因（MYBPC3）、β-肌球蛋白重链基因（MYH7）、肌球蛋白轻链基因（MYL3）、肌钙蛋白 I 基因（TNNI3）和肌钙蛋白 T 基因（TNNT2）、α 心肌肌动蛋白基因（ACTC）及肌钙蛋白 C 基因（TNNC1）等的基因变异均已发现与 RCM 相关。这些基因变异导致心肌细胞钙敏感性增加并出现松弛障碍。此外，编码结蛋白和细丝蛋白 C 的基因突变也被报道可以导致限制型心肌病。在所有儿童心肌病中，RCM 儿童的预后最差。

【临床表现】

起病隐匿，主要表现为心力衰竭（静脉回流障碍）和心输出量减少的症状和体征。如呼吸困难、咳嗽、气促、水肿、少尿、乏力、活动耐力减退、咯血等。严重者发生栓塞、晕厥，甚至猝死。查体可见体格发育缓慢，血压偏低，脉压小，脉搏细弱。颈静脉怒张、心前区膨隆，心尖搏动弱，心界轻度扩大，心率快，心音低钝，可有奔马律，伴有心律失常的患儿可闻及心律不齐，多数无杂音，也可有收缩期房室瓣关闭不全的杂音。部分患儿可有肺底细湿啰音、肝大、腹水、肝颈静脉回流征阳性。

【辅助检查】

1. 胸部 X 线检查

心脏轻到中度扩大，以左右心房扩大为主。肺血流量增加，可见 Kerley B 线。由于心房扩大可发生肺不张。

2. 心电图

主要表现为心房扩大，ST-T 改变，低电压。可见房性期前收缩、房性心动过速等房性心律失常。也可见房室传导阻滞和束支传导阻滞以及异常 Q 波。

3. 超声心动图

对诊断非常重要。以左右心房明显增大，心室大小正常或者减小为主要特征。收缩功能常正常，舒张功能明显异常。可见心内膜增厚及回声异常。常见二尖瓣和三尖瓣反流。

4. 心脏 CT

有助于发现心脏解剖和冠脉异常，尤其有助于判断是否存在心包缩窄及钙化，协助鉴别缩窄性心包炎。

5. 其他

心导管及心血管造影可以出现心室舒张压在早期明显下降后很快上升到较高水平，压力曲线呈现先下陷后高原平台的"平方根"形压力图形。心内膜心肌活检可能发现心内膜心肌纤维化或瘢痕形成。

【诊断】

临床上以心力衰竭为主要表现，超声心动图发现心房明显扩大，心室大小正常或者缩小，收缩功能正常而舒张功能障碍时，应考虑限制型心肌病的诊断。

【鉴别诊断】

1. 缩窄性心包炎

缩窄性心包炎是心脏受到心包异常束缚导致的回心血量减少、心输出量减少。心腔压力不受呼吸时胸腔压力的影响，而存在心室间压力相互影响，也常伴继发性心率增快。超声心动图、心电图、心脏磁共振和心导管检查都有助于区分 RCM 和缩窄性心包炎。血清生物标志物，如 BNP、NT-proBNP，也有助于 RCM 与缩窄性心包炎的鉴别。

2. 房室瓣反流导致的心房扩大

RCM 患者可能出现二尖瓣和三尖瓣反流，因此，限制型心肌病需要明确心房扩大与房室瓣反流之间的因果关系，反流程度与心房扩大程度的比较有助于二者的鉴别。

3. 二尖瓣狭窄或二尖瓣瓣上环等结构异常导致的心房扩大

单个房室瓣狭窄或二尖瓣、三尖瓣单侧反流显著增多常常更为显著地造成单侧心房扩大，限制型心肌病常有两侧心房受累，有助于二者的鉴别。

【治疗】

予以针对性抗心力衰竭、抗凝及抗心律失常治疗，能找到病因者针对原发疾病治疗。

对心内膜心肌纤维化晚期内科治疗无效时，可考虑心内膜剥离术。若有瓣膜病变，可同时做瓣膜置换术。儿童报道少。

四、心肌致密化不全

心肌致密化不全为未分类心肌病的一种，主要病理表现为非致密内层增厚以及致密层变薄，其中增厚的非致密层由异常增多的肌小梁和小梁间隐窝构成。其发病机制尚不明确，以左心室心肌致密化不全（left ventricular noncompaction，LVNC）为主，多累及左心室心尖部，也可以累及右心室或双心室。是胎儿期心肌壁疏松的网状交织结构致密化过程异常停滞或致密心肌的异常小梁样生长所致。心脏影像学检查可以将左心室心肌致密化不全分为孤立型或伴其他心肌病（如 DCM、HCM 或 RCM）表型。2001 年 Jenni 等[4]提出的孤立型 LVNC 的诊断标准应用较为广泛：①不合并其他的心脏畸形（孤立型 LVNC）；②左心室壁节段性增厚，由薄的正常致密化的外层和增厚的非致密的内层组成，有增多的肌小梁和小梁间深陷的隐窝，收缩末期非致密层/致密层（noncompaction/compaction，NC/C）>2（胸骨旁心室短轴切面）；③病变部位主要位于心尖部（>80%）、侧壁、下壁，伴随的局部运动功能减退并不局限于非致密节段；④彩色多普勒可以测及深陷隐窝内有血流且与心腔内有低速血流相通，而不与冠状动脉循环相通。肌节蛋白基因突变是导致LVNC较为常见的原因，较多表现为常染色体显性遗传。TAZ基因突变导致的Barth综合征等代谢性疾病也可以伴有LVNC，该综合征呈X连锁隐性遗传，在临床表现上还具有骨骼肌病、乳酸酸中毒和中性粒细胞减少等特征性表现。LVNC患儿容易出现心力衰竭、血栓栓塞和室性心律失常，包括窦性心动过缓、完全性心脏传导阻滞、非特异性室内传导阻滞、房颤和室性心动过速等。对该病的治疗主要是针对并发症的治疗。孤立型与混合型左心室心肌致密化不全患儿的5年生存率相似，心律失常与患儿的不良预后相关。

【病例摘要】

患儿，女，4岁，2周前无诱因出现阵发性干咳，10天前在当地医院输液过程中出现面色苍白、呼吸急促、大汗。胸部X线片提示心影大，超声心动图检查结果异常（未见报告），予抗感染、呼吸支持及改善心功能等综合治疗后，咳嗽、气促逐渐消失。患儿平素性格安静，较少参加体育活动。体格检查：心前区无隆起，未见异常搏动，未及震颤，心界叩诊向左下扩大，心律齐，心音低钝，心率130次/分，心尖部可闻及3/6级收缩期杂音。腹软，肝肋下3 cm。辅助检查：BNP 4783 pg/ml，血钠125 mmol/L，血钾3.0 mmol/L，心肌酶谱及cTnI正常。超声心动图：左心房、左心室扩大，左心室收缩功能显著减低（EF 18%），二尖瓣中量反流、三尖瓣少量反流。心脏增强磁共振：左心室明显扩大，左心室心肌运动弥漫性减弱，未见心肌异常强化，符合扩张型心肌病，二尖瓣轻度反流，心包积液。诊断：扩张型心肌病（特发性）；心力衰竭，心功能Ⅳ级；心律失常，偶发室性早搏；电解质紊乱，低钠血症，低钾血症；肺炎。病例详细资料见二维码数字资源6-3。

数字资源 6-3

【参考文献】

[1] Lipshultz SE, Law YM, Asante-Korang A, et al. Cardiomyopathy in children: classification and diagnosis: a scientific statement from the American Heart Association. Circulation, 2019, 140（1）: e9-e68.

[2] Landstrom AP, Kim JJ, Gelb BD, et al. Genetic testing for heritable cardiovascular diseases in pediatric patients: a scientific statement from the American Heart Association. Circ Genom Precis Med, 2021, 14（5）: e000086.

[3] 张艳敏，李自普，韩玲，等. 中国儿童肥厚型心肌病诊断的专家共识. 中国实用儿科杂志, 2019, 34（5）: 329-334.

[4] Jenni R, Oechslin E, Schneider J, et al. Echocardiographic and pathoanatomical characteristics of isolated left ventricular non-compaction: a step towards classification as a distinct cardiomyopathy. Heart, 2001, 86（6）: 666-671.

第四节　特发性及遗传性肺动脉高压

【概述】

特发性肺动脉高压（idiopathic pulmonary arterial hypertension，IPAH）和遗传性肺动脉高压（heritable pulmonary arterial hypertension，HPAH）均属于Ⅰ型肺动脉高压，患病率为（5~15）/1 000 000。在儿童期虽然先天性心脏病相关肺动脉高压最为常见，IPAH和HPAH依然是肺动脉高压重要的病因。IPAH与HPAH很难区分，目前认为二者的发病机制及病理生理改变相同，主要累及远端肺小动脉，表现为血管壁全层的增生性病变，包括血管收缩、细胞增殖、纤维化和微血栓形成。从轻到重依次出现肺小动脉肌化、中膜肥厚和内膜增生、特征性的内膜被胶原性结构替代形成的"洋葱皮"样外观以及丛状病变。支气管动脉可因"血管分流"出现管壁增厚和管腔扩大等表现。已有研究表明，多种基因突变与HPAH和IPAH相关，如骨形成蛋白Ⅱ型受体基因（*BMPR2*）、激活素受体样激酶1基因（*ACVRL1*）、ENC、SMAD8/9、肺动脉高压敏感性钾离子通道蛋白基因（*KCNK3*）、小窝蛋白基因（*CAV1*）等。其中，多达80%的HPAH患者是由于*BMPR2*突变所致，呈常染色体显性遗传，外显率不完全并且表现度因人而异。在IPAH患者中也有多达25%的患者存在*BMPR2*突变，该通路可以诱导细胞凋亡，发生突变时导致内皮细胞过度增殖。真核翻译起始因子2-α激酶4（eukaryotic translation initiation factor 2-alpha kinase 4，EIF2AK4）基因突变虽然主要见于PVOD相关肺动脉高压，但也罕见于IPAH/HPAH患者。在靶向药物的广泛应用前，儿童肺动脉高压的中位生存时间仅有约10个月，在靶向药物治疗下IPAH的2年和5年生存率可分别达到90%和75%。

【临床表现】

IPAH与HPAH患者临床表现均缺乏特异性，单纯从临床表现上很难区分。患儿隐匿起病，表现为右心功能不全，严重时出现晕厥。

1. **右心功能不全的表现**

患儿有疲劳、呼吸困难、胸闷和晕厥，部分患儿可出现干咳和恶心、呕吐。劳累后症状加重，严重时出现踝部、下肢甚至腹部、全身水肿。婴幼儿以食欲差、气促及心动过速为主。儿童出现临床症状时肺动脉压力往往已经很高。体格检查时心前区隆起伴抬举感，肺动脉瓣第二心音亢进。三尖瓣区可闻及收缩期杂音和（或）肺动脉瓣区舒张期杂音。右心衰竭时可见颈静脉怒张、肝大及水肿。儿童出现右心功能不全的体征与成人相比较晚，部分患儿已经临床表现为晕厥，而右心功能不全的体征相对较轻。

2. **肺动脉高压的并发症和肺血流异常分布导致的症状**

部分患儿出现咯血及声音嘶哑，少数病例可因肺动脉扩张压迫冠状动脉左主干，引起胸闷、胸痛等冠脉缺血相关症状。

【辅助检查】

1. **心电图**

可见电轴右偏、肺性P波、Ⅰ导联出现S波，右心室高电压或右心室肥厚、右束支传导阻滞、右心导联ST段压低或T波倒置等。需要注意的是，心电图正常不能除外肺动脉高压，而心电图异常多见于严重患儿。在疾病晚期，患儿可以出现室上性心律失常。

2. **胸部X线**

可见右心扩大，肺动脉段突出，肺门血管影粗密，周围血管纹理减少，甚至呈枯枝样改变。胸部X线在中重度患者中诊断价值较高，但影像正常并不能排除肺动脉高压。

3. **胸部CT**

对于了解肺部病变、鉴别肺动脉高压的病因、评估肺血管扩张及心脏腔室大小均具有非常重要的作用。

4. **超声心动图**

超声心动图是重要的筛查和监测肺动脉压力的无创性检查方法，对于鉴别先天性心脏病等导致肺动脉高压的继发性疾病也具有重要价值。值得关注的是，虽然超声多普勒估测的肺动脉收缩压与右心导管测量值有较好相关性，其准确性容易受到多种因素的影响，需要结合临床表现及基础疾病等多种因素综合考虑。

5. **CT血管造影及肺动脉造影检查**

对于鉴别慢性血栓栓塞性肺动脉高压及先天性心脏病等病因非常重要。

6. **肺功能和动脉血气分析**

在IPAH患者中，总肺容量和用力肺活量可能出现轻度降低。还有研究表明，IPAH患者二氧化碳分压值越低，说明过度通气越严重，预后越差。此外，肺活量、肺通气和弥散功能的评估，对于鉴别肺动脉高压的病因也具有重要意义，如在慢性阻塞性肺疾病导致的肺动脉高压患儿中，肺功能呈现严重的阻塞性通气功能障碍。

7. **肺通气灌注扫描**

对鉴别血栓栓塞性肺动脉高压有重要的诊断价值，此外，肺静脉闭塞症也可以出现通气/血流不匹配的现象。

8. **睡眠呼吸监测**

用于鉴别睡眠呼吸阻塞综合征等睡眠呼吸障碍导致的肺动脉高压。

9. **心脏MRI**

可直接评价右心室形态和功能，对于除外其他心脏结构异常及心肌病变也具有重要作用。

10. **血液学检查及免疫学检查**

主要针对筛查病因及评价器官损害情况。自身免疫抗体检测、人类免疫缺陷病毒抗体及肝炎病毒抗体、甲状腺功能、抗磷脂抗体、自身免疫抗体等有助于发现肺动脉高压潜在病因。脑钠肽及氨基末端脑钠肽前体是评价右心功能和病情严重程度的重要指标，肌钙蛋白Ⅰ及肌钙蛋白T、尿酸、高密度脂蛋白胆固醇有助于对肺动脉高压的预后评估。

11. 腹部超声

有助于诊断或排除门静脉高压、肝血管畸形等肺动脉高压的继发病因。

12. 右心导管检查及急性肺血管扩张试验

是诊断肺动脉高压的金标准，可以提供完整的血流动力学评估，包括测量肺动脉压、肺毛细血管楔压、肺血管阻力等。在右心导管检查中评价肺血管反应性，对肺动脉高压治疗方法的选择及预后判断具有一定的意义。

13. 6分钟步行试验和心肺运动试验

用于评价肺动脉高压患者心肺储备功能及运动耐量，与疾病的预后也密切相关。但是因为儿童受年龄、身高、体重、认知水平、情绪等因素影响，应用受到一定程度的限制。

14. 遗传学检查

有助于IPAH与HPAH的鉴别诊断以及肺动脉高压家系成员明确自身是否携带致病变异及其临床意义。携带致病变异但尚无临床表现的家族成员需要进行早期评价并密切随访。

【诊断】

首先需要明确肺动脉高压的诊断，海平面状态下、静息时右心导管检查肺动脉平均压（mPAP）≥25 mmHg，肺动脉楔压（pulmonary artery wedge pressure，PAWP）≤15 mmHg，全肺血管阻力指数（pulmonary vascular resistance index，PVRI）>3 WU·m²，可以诊断肺动脉高压。IPAH与HPAH很难区分，家族史及基因检测结果对二者的诊断具有一定的意义。一般而言，对于没有肺动脉高压危险因素、没有家族史的散发病例诊断IPAH，有家族史的病例考虑HPAH。在儿童肺动脉高压诊断与治疗专家共识中认为IPAH指没有已知的肺动脉高压相关基因突变、明确的危险因素及其他相关因素的一类特定疾病。在遗传学上，一般认为IPAH患者可能存在肺血管疾病的遗传易感性，而HPAH患者的肺动脉高压是由于更为明确的基因突变导致，因此，当能够识别出已知会引起肺动脉高压的可遗传基因缺陷（最常为 *BMPR2* 突变）时，诊断更倾向于HPAH。

明确肺动脉高压诊断后需要进行WHO肺动脉高压患者功能分级，作为评价患儿病情严重程度和预后的重要指标。具体分级为：Ⅰ级，不影响体力活动，日常体力活动不引起气短、胸痛或黑矇；Ⅱ级，体力活动轻度受限，安静休息时无不适，日常活动可引起呼吸困难、乏力、胸痛或接近晕厥；Ⅲ级，体力活动明显受限，安静休息时无不适，低于日常活动时即可引起呼吸困难、乏力、胸痛或接近晕厥；Ⅳ级，体力活动极度受限，有右心功能不全的症状体征，安静休息时有呼吸困难和（或）乏力，任何体力活动等均可使症状加重。

对于肺动脉高压患者还需要做危险分层，成人和儿童的危险分层标准有一定差异（表6-4-1）[1-2]。简化版的成人分层量表根据1年预期死亡率将患者分为低危（<5%）、中危（5%～10%）或高危（>10%）。主要依据WHO功能分级、6分钟步行试验、生物标志物或右心房压力及心脏指数或混合静脉血氧饱和度等，具有至少3个低危指标且不具有高危指标定义为低危状态，具有至少2项高危指标（其中包括心脏指数或混合静脉血氧饱和度）定义为高危状态，不符合低危及高危者都属于中危状态。儿童肺动脉高压的病情严重程度分级分为低危和高危两级（表6-4-2）。用于对病情严重程度及预后的评估。

【鉴别诊断】

与其他类型的肺动脉高压相鉴别。在儿童中，先天性心脏病相关肺动脉高压、左心疾病导致的肺动脉高压以及呼吸系统疾病导致的肺动脉高压均较常见，也需要除外慢性血栓栓塞性肺动脉高压、肺毛细血管瘤病、肺静脉闭塞症及全身系统性疾病等导致的肺动脉高压。此外，儿童期的先天性疾病，如遗传代谢性疾病甲基丙二酸尿症合并高同型半胱氨酸血症等，也可能导致肺动脉高压，需要积极鉴别诊断。

【治疗】

对于IPAH和HPAH目前尚无针对病因的治疗。

1. 一般措施

患儿宜保持适量的体力活动和运动，避免在高海拔地区造成进一步缺氧，预防肺部感染，对于血氧饱和度<91%的患者建议吸氧治疗。此外，由于该病造成的躯体不适、对活动的限制、晕厥发作带

表 6-4-1　动脉性肺动脉高压（PAH）危险分层

指标	低危	中危	高危
A. WHO 功能分级	Ⅰ、Ⅱ	Ⅲ	Ⅳ
B. 6 MWD	> 440 m	165～440 m	< 165 m
C. 血浆 BNP/ NT-pro BNP 水平或 RAP	BNP < 50 ng/L NT-proBNP < 300 ng/L 或 RAP < 8 mmHg	BNP 50～300 ng/L NT-proBNP 300～1400 ng/L 或 RAP 8～14 mmHg	BNP > 300 ng/L NT-proBNP > 1400 ng/L 或 RAP > 14 mmHg
D. CI 或 SvO_2	CI ≥ 2.5 L/(min·m^2) 或 SvO_2 > 65%	CI 2.0～2.4 L/(min·m^2) 或 SvO_2 60%～65%	CI < 2.0 L/(min·m^2) 或 SvO_2 < 60%

注：评判标准：ABCD 四个标准综合分析。低危：至少符合三项低危指标且不具有高危指标；高危：符合两项高危指标，其中包括心脏指数或混合静脉血氧饱和度；中危：不属于低危和高危者均属于中危。BNP，脑钠肽；NT-proBNP，氨基末端脑钠肽前体；CI，心脏指数；RAP，右心房压力；6 MWD，6 分钟步行距离；SvO_2，混合静脉血氧饱和度。1 mmHg = 0.133 kPa。

表 6-4-2　儿童肺动脉高压的病情严重程度及预后评估的决定因素

决定因素	低危	高危
右心衰竭	无	有
症状进展	无	有
晕厥	无	有
生长发育	正常	落后
WHO 功能分级	Ⅰ、Ⅱ	Ⅲ、Ⅳ
血浆 BNP 或 NT-proBNP 水平	轻度升高	明显升高
超声心动图	无右心室明显增大或功能不全，无心包积液	右心室明显增大或功能不全，有心包积液
血流动力学	体循环心脏指数 > 3.0 L/(min·m^2)，mPAP/mSAP < 0.75，APVT 阳性	体循环心脏指数 < 2.5 L/(min·m^2)，mPAP/mSAP > 0.75，RAP > 10 mmHg

mPAP/mSAP，平均肺动脉压/体循环平均动脉压；APVT，急性肺血管扩张试验；RAP，右心房压力。1mmHg = 0.133 kPa。

来的恐惧以及预后不良等因素，可能对患儿及家庭造成严重的心理压力，需要积极心理疏导。

2. 基础药物治疗

（1）利尿剂：用于改善合并失代偿性右心衰竭时的水钠潴留。应用利尿剂治疗时需要监测体重、电解质、肾功能等指标，避免低血容量和电解质紊乱。

（2）抗凝治疗：早期对 IPAH 患者进行尸检发现半数以上存在血栓形成，抗凝治疗可能会有利于改善预后，但儿童活动较多容易造成继发出血，目前在儿童中的应用存在争议。

（3）正性肌力药物：对于合并右心衰竭的肺动脉高压患儿，短期应用洋地黄可以增加心输出量，长期治疗中的作用尚不确切。

（4）预防和改善贫血：铁缺乏与疾病的严重程度和预后相关，患儿不同程度的心力衰竭对食欲造成的影响可能进一步加重贫血以及铁缺乏。

3. 特异性药物治疗

（1）钙通道阻滞剂：急性肺血管扩张试验阳性肺动脉高压患儿可以首先使用钙通道阻滞剂（CCBs），如二氢吡啶、硝苯地平或地尔硫䓬，但婴儿以及未进行急性血管反应试验或者反应阴性的患者因低血压、晕厥、右心衰竭等可能的严重副作用，不应使用 CCBs 类药物。

（2）内皮素受体拮抗剂：可以通过内皮素途径改善血管收缩，如波生坦、安立生坦等，马昔腾坦是新一代双重内皮素受体拮抗剂，具有更好的组织穿透力和受体亲和力，但目前在儿科应用的经验有限。

（3）前列环素类似物和前列环素受体激动剂：前列环素由血管内皮细胞产生，具有强效扩张血管作用，也是目前最强的内源性血小板聚集抑制剂。推荐作为Ⅲ、Ⅳ级患者的一线用药，包括依前列醇、伊洛前列素、曲前列尼尔等。司来帕格是一种长效的口服前列环素受体激动剂，给药较为方便，具有较好的应用前景。

（4）5型磷酸二酯酶（PDE5）抑制剂：可以通过减少血管平滑肌细胞内环磷酸鸟苷的降解，升高其浓度引起血管舒张。此外，PDE5抑制剂还有抗增殖的作用，包括西地那非、伐地那非、他达拉非等。

（5）吸入一氧化氮：用于治疗足月儿和早产儿肺动脉高压，受设备及气源的限制少有应用。

（6）可溶性鸟苷酸环化酶激动剂：利奥西呱是一种新型的可溶性鸟苷酸环化酶激动剂，具有独特的双重机制，其作用效果不依赖于体内一氧化氮水平，可单独或与一氧化氮协同提高血浆中的环磷酸鸟苷水平，引起血管舒张并具有抗重塑作用，目前尚无儿童用药经验。

（7）联合用药：推荐在病情早期即联合用药，尽早达到低危目标，但在药物联合应用时需注意配伍禁忌及可能出现的副作用[3]。

4. 外科治疗

对于WHO功能分级Ⅳ级或反复晕厥的患儿，在最大限度的药物治疗后病情仍无改善，可考虑进行房间隔造口术，减轻右心负荷。此外，对于药物治疗无效的严重肺动脉高压患者，肺移植或心肺移植是最后的选择。

【病例摘要】

患儿女，6岁，自半年前开始于玩耍后诉乏力，未予诊治。2个月余前患儿于玩耍后出现晕倒伴意识丧失，持续约1 min自行恢复，半小时后如常。此后又有多次发作，形式相似。既往史、个人史及家族史均无特殊。体格检查：神志清，精神反应好，口唇红润，无杵状指。心前区无异常隆起，心尖搏动有力，未及抬举性搏动及震颤，心界不大。心率80次/分，律齐，心音有力，未闻及杂音及心包摩擦音，P2亢进。双肺、腹部及神经系统查体无异常。辅助检查：免疫学检查、凝血功能、感染筛查均正常。影像学检查可见右房室内径轻度增大，肺动脉增宽。超声心动图根据三尖瓣反流估测肺动脉收缩压约60 mmHg。诊断：特发性肺动脉高压。病例详细资料见二维码数字资源6-4。

数字资源6-4

【参考文献】

[1] 中华医学会呼吸病学分会肺栓塞与肺血管病学组，中国医师协会呼吸医师分会肺栓塞与肺血管病工作委员会，全国肺栓塞与肺血管病防治协作组，等. 中国肺动脉高压诊断与治疗指南（2021版）. 中华医学杂志，2021，101（1）：11-51.

[2] 中华医学会儿科学分会心血管学组，《中华儿科杂志》编辑委员会. 儿童肺高血压诊断与治疗专家共识. 中华儿科杂志，2015，53（1）：6-16.

[3] Hirani N, Brunner NW, Kapasi A, et al. Canadian Cardiovascular Society/Canadian Thoracic Society Position Statement on Pulmonary Hypertension. Can J Cardiol，2020，36（7）：977-992.

第五节　家族性高胆固醇血症

【概述】

家族性高胆固醇血症（familial hypercholesterolemia，FH）以血浆低密度脂蛋白胆固醇（LDL-C）水平从出生即大幅升高和早发性动脉粥样硬化为特点。其发病机制与细胞膜表面的LDL受体缺如或异常，导致体内LDL-C代谢异常，造成血浆总胆固醇水平和LDL-C水平升高有关。LDL-C的代谢异常同时表现为分解减慢与产生增加，吞噬了胆固醇的巨噬细胞可引起各部位在肌腱出现结节性肿胀，在眼睑发生类似的胆固醇沉着，引起扁平状黄色瘤，角膜的胆固醇浸润引起角膜弓。临床主要表现为皮肤、肌腱黄色瘤和早发冠心病。FH患病率在不同人种中为1/（200～500），纯合子FH（homozygous FH，HoFH）较为罕见，为1/（160 000～250 000）。FH的遗传学基础与LDL受体基因（*LDLR*，位于19p13.2）突变、载脂蛋白B基因（*APOB*，位于2p24.1）突变及前蛋白转化酶枯草溶菌素9基因（PCSK9，位于1p32.3）功能获得性突变有关。这三种突变分别占可明确基因突变患者的93%、5%和2%，均为常染色体显性遗传。APOB基因突变的患者临床症状相对较轻，纯合子和复合杂合基因突变患者症状较杂合子患者重。其中，LDLR作为该病最重要的基因，包含18个外显子，目前已经发现了超过1700种致病变异。已报道的致病变异最常发生在外显子4（20%）。根据突变蛋白的表型特点分为无效等位基因、转运缺陷、结合缺陷、内移缺陷或受体不能再循环到细胞膜上五种类型。APOB基因缺陷损害LDL颗粒与LDLR的结合，导致LDL清除减少。PCSK9基因功能获得性突变编码一种丝氨酸蛋白酶，可结合于细胞上LDLR的胞外结构域，阻止LDLR再循环到细胞表面，并最终加速其在肝细胞内的破坏，进而降低LDL的代谢。

【临床表现】

杂合子FH在儿童期可以完全没有临床表现，在做其他生化检查的时候偶然发现，或者在有家族史的家庭中级联筛查发现。部分患儿可以出现皮肤或肌腱黄色瘤、眼睑扁平状黄色瘤及脂性角膜弓。其中跟腱和手伸肌腱较早受累，在纯合子患儿中，肌腱黄色瘤甚至可以在婴儿期出现，并随年龄增长更为常见，约75%的患者最终会出现肌腱黄色瘤。FH患儿在10岁左右就可以出现冠心病的症状和体征，包括其他动脉受累的症状，比如颈动脉粥样硬化可引起颈动脉狭窄，在颈动脉部位可闻及血管杂音。

【辅助检查】

1. 血脂水平的评估

血浆总胆固醇及LDL-C浓度增高，约10%的患儿可同时有高甘油三酯血症。在儿童胆固醇水平首次检查时可以应用非空腹血脂检查，当结果异常或处于临界值时需要空腹测定，连续测量两次升高有助于确定诊断。

2. 动脉粥样硬化程度评估

心脏及血管超声对于评估主动脉根部硬化、主动脉瓣钙化及冠状动脉钙化、冠状动脉主干狭窄、大动脉粥样硬化均较敏感，可以用于动态随诊。

3. 跟腱厚度评估

超声检测跟腱低回声及跟腱厚度增加可作为FH的定性指标，X线也可以用于跟腱厚度的评估。

4. 基因检查

可以明确绝大部分FH的基因缺陷，可以先做LDLR突变检测，需涵盖点突变及染色体微缺失的检测，如未发现突变可行APOB及PCSK9基因检测。

【诊断】

我国2018年家族性高胆固醇血症筛查与诊治中国专家共识中FH诊断标准[1]，建议对成人符合下列标准中的2项即可诊断为FH：①未接受调脂药物治疗的患者血清LDL-C水平≥4.7 mmol/L（180 mg/dl）；②有皮肤/肌腱黄色瘤或≤45岁的人存在脂性角膜弓；③一级亲属中有FH或早发动脉粥样硬化性心血管疾病（ASCVD），特别是冠心病患者。儿童FH的诊断标准：未治疗的LDL-C水平≥3.6 mmol/L（140 mg/dl）且一级亲属中有FH患者或早发冠心病患者。对于LDLR、APOB、PCSK9和LDLRAP1基因检测到致病突变者也可诊断为FH。国际上尚无统一的诊断标准，常用的有Simon Broome标准[2]、DLCN标准[3]、日本标准[4]和美国早期诊断早期预防组织标准[5]。为了早期发现早期治疗减少远期心血管危害，日本儿童满足以下两个标准即可以诊断FH[6]：① LDL-C≥3.6 mmol/L（140 mg/dl），②有FH或早发冠心病家族史（父母、祖父母和同胞）。

【鉴别诊断】

1. 家族性混合型高脂血症

相对常见。在受累家族中表现为LDL-C的升高和高甘油三酯血症，儿童期较少出现血脂异常，为LPL基因突变导致的常染色体显性遗传性疾病，也可见于APOB和USF1基因突变。在FH患者中，大约10%同时有高甘油三酯血症。对于这一部分患者，单从血脂水平和早发冠心病家族史难以与家族性混合型高脂血症相鉴别，但黄色瘤仅见于FH。

2. 多基因高胆固醇血症

这些患者存在中度高胆固醇血症和早发冠心病的家族聚集性。基因检测未能发现LDLR、APOB或PCSK9的致病突变，可能是多基因突变导致的高胆固醇血症。该病常不出现肌腱黄色瘤。

3. 谷固醇血症

ABCG5或ABCG8基因突变引起的常染色体隐性遗传性疾病，LDL-C可以正常也可以不同程度的升高。

4. 常染色体隐性遗传的高胆固醇血症

LDLRAP1突变所致，纯合子患者LDL-C可以>

10 mmol/L（387 mg/dl），杂合子携带者 LDL-C 水平正常。

5. 继发性高胆固醇血症

继发于肥胖、糖尿病、甲状腺功能减退症、药物（如类固醇激素）或肾病。

6. 27- 羟化酶缺陷

是 *CYP27A1* 基因突变导致的常染色体隐性遗传性疾病，可以产生黄色瘤，但 LDL-C 水平正常，且可以出现痴呆、小脑共济失调和白内障。

【治疗】

目标是控制 LDL-C 水平。生活管理是 FH 治疗的重要部分，但是单纯生活管理无法达到治疗目的。

1. 饮食治疗与生活管理

适当的体育锻炼，减少饱和脂肪酸摄入，增加可溶性食物纤维素至每日 10～20 g。加强对糖尿病、高血压等疾病的管理。对于儿童应自幼即加强健康的生活方式的管理。2 岁以上儿童一旦诊断即开始调整饮食方案，升阶梯管理。第一套饮食方案：应限制总脂肪摄入占总摄取热量的 30%，饱和脂肪占总热量的 7%～10%，总胆固醇 300 mg/d。第一套饮食方案治疗 3 个月后，患者空腹血脂水平仍然超过治疗目标，推荐更为严格的饮食限制，应用第二套饮食方案：限制总脂肪摄入占总摄取热量的 25%～30%，饱和脂肪≤总热量的 7%，总胆固醇小于 200 mg/d。饮食方案的改变应该在营养师的指导下进行。此外还可以做一定的膳食补充，如在低饱和脂肪膳食的基础上联合植物甾醇/植物甾烷醇的膳食补充，但由于植物甾醇可能降低脂溶性维生素和 β- 胡萝卜素的吸收，需要每日补充复合维生素。其他膳食补充包括纤维素，鼓励儿童在日常饮食中，从水果、蔬菜和全谷物中摄取纤维素。

2. 药物治疗

（1）儿童调脂药物的应用：美国国家心肺血液研究所指南推荐对儿童患者 LDL-C ≥ 4.9 mmol/L（190 mg/dl）或/和 LDL-C ≥ 4.1 mmol/L（160 mg/dl）并至少具备两个危险因素时予他汀类药物为基础的调脂治疗。建议最早在 8 岁后开始治疗，但对于 HoFH，需要早于 8 岁开始治疗。目标是 LDL-C 降低大于 50% 或 LDL-C < 3.4 mmol/L（130 mg/dl）。

（2）调脂药物：纯合子 FH 的治疗和监测需要更为积极，有可能需要联合用药。大剂量的他汀类药物、依折麦布和胆汁酸螯合剂联合应用可能对于仍遗留有残存 LDLR 活性的部分患者有效。FDA 批准了杂合子 FH 成年患者和纯合子 FH 患者除了应用最大耐受剂量的他汀类药物治疗和膳食调节外，还可应用 PCSK9 抑制剂（伏洛单抗和阿利库单抗）控制血脂水平。米泊美生是一种具有 20 个碱基的硫代磷酸寡核苷酸，具有核糖核酸酶活性，通过破坏特定的 ApoB100 信使核糖核酸破坏极低密度脂蛋白在肝内的组装，降低循环中致动脉粥样硬化性脂蛋白的浓度。洛美他派通过直接结合并抑制微粒体甘油三酯转运蛋白，抑制乳糜微粒和极低密度脂蛋白的合成，使血浆 LDL-C 水平降低。米泊美生和洛美他派近年相继获得 FDA 批准上市，对于 LDL 受体功能完全缺失的患者有效，但均尚未正式推荐应用于儿童。

（3）LDL 血浆分离置换术：是治疗 FH 的有效方法，可以即刻降低 80% LDL-C 水平，如果每周 1 次或每周 2 次应用可以降低 30% LDL-C 水平。但其具有创伤性，并需要反复操作，应用受到了限制。

（4）其他治疗：加用阿司匹林有利于降低患者冠心病高风险。

（5）基因治疗：FH 的基因治疗目前仍处于动物实验中，明确的基因突变为基因治疗带来可能。

【病例摘要】

患儿，女，4 岁半，1 年前因患肺炎在当地医院行生化检查发现血脂异常，总胆固醇 13.87 mmol/L（余不详），予"低脂饮食"。患儿祖父 50 岁去世，具体不详。体格检查未见异常。血脂检测甘油三酯 0.66 mmol/L，总胆固醇 7.19 mmol/L，LDL-C 5.63 mmol/L。患儿母亲血脂水平正常，患儿父亲总胆固醇 8.26 mmol/L，LDL-C 6.73 mmol/L，对该患儿行高胆固醇血症常见基因二代测序分析，建议更加健康的生活方式，开始第一套饮食方案，8 岁后开始调脂药物治疗。病例详细资料见二维码数字资源 6-5。

数字资源 6-5

（闫 辉）

【参考文献】

[1] 中华医学会心血管病学分会动脉粥样硬化及冠心病学组,中华心血管病杂志编辑委员会.家族性高胆固醇血症筛查与诊治中国专家共识.中华心血管病杂志,2018,46(2):99-103.

[2] Scientific Steering Committee on Behalf of the Simon Broome Register Group. Risk of fatal coronary heart disease in familial hypercholes-terolaemia. BMJ, 1991, 303 (6807): 893-896.

[3] Nordestgaard BG, Chapman MJ, Humphries SE, et al. Familial hypercholesterolaemia is underdiagnosed and undertreated in the general population: guidance for clinicians to prevent coronary heart disease: consensus statement of the European Atherosclerosis Society. Eur Heart J, 2013, 34 (45): 3478-3490a.

[4] Harada-Shiba M, Arai H, Ishigaki Y, et al. Guidelines for diagnosis and treatment of familial hypercholesterolemia 2017. J Atheroscler Thromb, 2018, 25 (8): 751-770.

[5] Williams RR, Hunt SC, Schumacher MC, et al. Diagnosing heterozygous familial hypercholesterolemia using new practical criteria validated by molecular genetics. Am J Cardiol, 1993, 72 (2): 171-176.

[6] Harada-Shiba M, Ohta T, Ohtake A, et al. Guidance for pediatric familial hypercholesterolemia 2017. J Atheroscler Thromb, 2018, 25 (6): 539-553.

第七章 遗传代谢病

第一节 21-羟化酶缺乏症

【概述】

21-羟化酶缺乏症（21-hydroxylase deficiency，21-OHD，OMIM# 613815）是导致先天性肾上腺皮质增生症（congenital adrenal hyperplasia，CAH）的主要病因，为常染色体隐性遗传病，由于CYP21A2基因缺陷导致21-羟化酶活性缺乏，肾上腺皮质类固醇激素合成障碍，国内外新生儿筛查结果显示发病率为1/（10 000～20 000）[1]。

1985年Carroll和White等鉴定了CYP21A2基因位于染色体6p21.3，编码21-羟化酶（P450c21）。迄今已知CYP21A2基因百余种突变，导致不同程度的21-羟化酶活性缺陷，基因型与表型有一定的相关性[2]。21-羟化酶催化17α-羟孕酮（17α-hydroxyprogesterone，17-OHP）转化为11-脱氧皮质醇，同时催化孕酮转化为11-脱氧皮质酮，二者分别为皮质醇和醛固酮的前体。因此，21-羟化酶缺乏导致皮质醇和醛固酮合成受损，引起水电解质紊乱。皮质醇水平降低，通过负反馈机制使垂体促肾上腺皮质激素（ACTH）分泌增加，刺激肾上腺皮质细胞增生。醛固酮分泌不足激活肾素和血管紧张素Ⅱ的分泌，并且，由于旁路代谢亢进，雄烯二酮、睾酮和脱氢表雄酮等雄激素合成增多，引起高雄激素血症[3]。

【临床表现】

21-OHD导致先天性肾上腺皮质增生症，患者临床表现多样。经典型患者发病较早，常有脱水、高钾低钠血症等肾上腺危象表现，严重时危及生命；高雄激素血症使女性男性化或男性性早熟，骨龄进展加速，并影响生育能力。非经典型临床症状较轻或者无症状，患者可产生正常或接近正常水平的皮质醇和醛固酮，雄激素增多，出生时无明显异常，可在儿童期或青少年时期发病。任何一个先天性肾上腺皮质增生症亚型均有非经典型，由于症状不典型，诊断标准不统一，较难诊断，因此其患病率不详[4]。

（1）失盐型（salt wasting）：约75%的经典型21-OHD患儿有失盐表现，多在新生儿早期发病，呕吐，腹泻，脱水，常有低钠血症、高钾血症、代谢性酸中毒和高肾素血症，一些患儿伴低血糖，严重时循环衰竭、休克，甚至死亡。代谢危象常因发热、疲劳、饥饿等应激刺激诱发急性发病。非危象起病者软弱无力、恶心、呕吐、喂养困难、腹泻、慢性脱水、体格生长迟缓。

（2）单纯型（simple virilizing）：由于体内持续高雄激素水平，导致女性患儿男性化、男性患儿假性性早熟，皮肤色深，早期生长加速，阴毛早现。女性患者阴蒂增大，阴唇后部融合，子宫、输卵管和卵巢均正常，但缺乏Wolffian管发育，腋毛、阴毛早现，阴蒂持续增大，性早熟，多毛，月经过少。男性患者色素沉着，阴茎粗大。如果不治疗，多数患者矮小，最终身高低于同龄平均身高，生育能力下降。

【辅助检查】

1. **生化检测**

（1）17-羟孕酮（17-OHP）：血液17-OHP显著增高，可增高至正常的几十倍至几百倍，是21-OHD诊断与治疗监测的关键标志物，患者多高于300 nmol/L，正常足月新生儿低于30 nmol/L。

（2）激素测定：失盐型患儿血液皮质醇降低，ACTH升高，肾素活性升高。单纯男性化型血皮质醇、ACTH可在正常范围或稍低。失盐型及男性化型患者血液雄激素（睾酮、雄烯二酮和硫酸脱氢表雄酮）均升高。

（3）血电解质、糖、血气测定：失盐型常有低血钠、高钾血症，代谢危象时合并代谢性酸中毒及低血糖。

（4）尿液 17-羟类固醇、17-酮类固醇和孕三醇测定：21-OHD 患者 17-酮类固醇明显升高。

2. 影像学检查

腹部、子宫、卵巢及阴囊超声探查生殖系统发育情况，鉴别诊断。肾上腺 CT 或 MRI 扫描可发现双侧肾上腺增大[5-6]。

3. 基因检测

21-OHD 患者 CYP21A2 双杂合致病变异。需要注意的是，由于 CYP21A2 和其附近的假基因 CP21A1P 具有高度同源性，PCR 扩增时容易同时扩增假基因 CP21A1P。可先采用特异性引物扩增 CYP21A2 基因片段，以区别真假基因，然后在 PCR 产物的基础上再进行高通量测序，以检测常见的基因变异和小片段插入缺失。必要时采用其他技术分析特殊的基因变异，如大片段重复和缺失。为判断变异来源及致病性，需与父母的基因对照[7]。

4. 其他检查

（1）染色体检查：对外生殖器畸形的患儿应进行染色体分析，以鉴定遗传性别。

（2）骨龄检查：患者骨龄常超过实际年龄。

【诊断和鉴别诊断】

目前，我国 21-OHD 患儿部分经新生儿筛查发现，部分经临床诊断。单纯男性化型患者仅可见雄激素增高的症状，如多毛、阴毛早现、声音变粗、男孩阴茎粗大和女孩外生殖器男性化等，无失盐及明显的糖皮质激素缺乏表现。失盐型患儿多在新生儿期出现呕吐、腹泻、脱水和难以纠正的低血钠、高血钾和代谢性酸中毒，严重者休克。男女患儿均有生长加速，骨龄超前。非典型患者在儿童早期无明显临床症状，往往因多毛、痤疮、月经过少、闭经和不孕不育等原因就诊。由于症状及体征缺乏特异性，需注意鉴别诊断。

1. 失盐型

易被误诊为先天性肥厚性幽门狭窄或肠炎，对于反复呕吐、腹泻的新生儿，应注意家族史、生殖器发育等异常，及早进行病因检查。先天性肥厚性幽门狭窄症特征为喷射性呕吐，钡剂造影可发现狭窄的幽门，无皮肤色素沉着，外生殖器正常。

2. 单纯男性化型

需与真性性早熟、肾上腺肿瘤相鉴别。单纯男性化型患儿睾丸容积与实际年龄相称，尿 17-酮类固醇明显升高；真性性早熟患儿睾丸明显增大，尿 17-酮类固醇增高，但不超过成人期水平。男性化肾上腺肿瘤和单纯男性化型均有男性化表现，尿 17-酮类固醇均升高，需进行地塞米松抑制试验，男性化肾上腺肿瘤不被抑制，而单纯男性化型患者服用较小剂量地塞米松即可显著抑制。

3. 其他疾病导致的先天性肾上腺皮质增生症

已知 7 种酶缺陷可导致先天性肾上腺皮质增生症，均为常染色体隐性遗传病，21-OHD 是最常见的类型，另有 11β-羟化酶缺乏症、17α-羟化酶/17,20-裂解酶缺乏症、3β-羟基类固醇脱氢酶缺陷症、P450 侧链裂解酶缺乏症、先天性类脂质性肾上腺皮质增生症、P450 氧化还原酶缺乏症，需通过激素测定及基因分析鉴别诊断。

【治疗】

治疗目的：补充生理需要的糖皮质激素、盐皮质激素，维持机体正常的生理代谢，防治肾上腺危象，抑制 ACTH 的分泌，减少肾上腺雄激素的过度分泌，抑制男性化及骨骺成熟加速，维持正常的生长发育。

1. 失盐型

急性期应及时静脉补液，纠正水、电解质紊乱，静脉输注生理盐水，合并代谢性酸中毒时则用 0.45% 氯化钠和碳酸氢钠溶液，忌用含钾溶液。重症失盐型急性期需静脉滴注氢化可的松 25～100 mg，若低钠血症和脱水难以纠正，可口服氟氢可的松。纠正脱水后，将糖皮质激素改为口服，并长期维持，同时口服氯化钠 2～4 g/d，根据病情调整剂量。

2. 长期治疗

（1）糖皮质激素：补偿肾上腺分泌皮质醇不足，抑制 ACTH 的释放及雄激素的过度产生，改善男性化、性早熟等症状。一旦确诊应尽早治疗，一般给予醋酸氢化可的松，每日 10～20 mg/m^2，分 2～3 次口服。

治疗中应监测血压、身高增长速率、骨成熟度、血液雄烯二酮、脱氢表雄酮、睾酮及尿 17-酮类固醇等指标，调整糖皮质激素的剂量。如果糖皮质激素剂量过大，会影响身高生长；如剂量不足，不能抑制肾上腺雄激素的过量产生，骨骺过早成熟，并发生雄激素过多的其他表现。

（2）盐皮质激素：协同糖皮质激素，进一步抑制 ACTH 的过度分泌。可口服氟氢可的松 0.05～0.1 mg/d，病情好转后逐渐减量、停药。0.1 mg 氟氢可的松相当于 1.5 mg 氢化可的松的活性，应将氟氢可的松的剂量计算在皮质醇的用量中，以免皮质醇过量。

在皮质激素长期替代治疗中，应监测血钾、钠、氯，以及体格发育情况等，调节激素用量。在应激情况下（如发热、腹泻、感染、劳累、预防接种、手术等）或青春期时，将糖皮质激素的剂量提高到平时的 1.5～2 倍。

3. 手术治疗

女性假两性畸形患儿宜在 6 个月至 1 岁行阴蒂部分切除术或矫形术。

4. 监测

确诊后立即开始补充皮质激素，1 岁以下患儿每 3 个月复诊一次。情况稳定后酌情 4～6 个月复诊。

（1）体格生长及性发育：监测身高、体重和第二性征发育。身高增长速度过快或 6 岁前呈现第二性征，提示雄激素控制不良，应检查性腺轴功能，明确是否合并中枢性性早熟。2 岁起监测骨龄，6 岁前一般一年一次，线性生长速度过快和激素控制不佳者需 4～6 个月复查。

（2）监测内分泌激素动态：血液 17-OHP 是主要指标，需在清晨服用皮质激素前抽血，雄烯二酮最能反映雄激素控制状态，治疗目标是使各指标稍高于正常值。应用氟氢可的松的患者应监测血浆肾素活性，将肾素活性维持在正常范围均值至上限。ACTH 和皮质醇不是常规监测指标。

（3）睾丸和肾上腺的影像检查：21-OHD 男性患者易发生肾上腺残余瘤，4 岁后的男童应每年采用 B 超检查睾丸。控制不良的患者，需进行肾上腺 CT 或 MRI 检查，注意有无肾上腺结节样增生甚或腺瘤。

【预防与预后】

1. 预防

（1）新生儿筛查：采集日龄 2～5 天的新生儿足跟血，检测 17-OHP 浓度，可早期发现经典型 21-OHD 患儿。一些早产、低出生体重儿和患某些疾病的新生儿血液 17-OHP 会增高，需注意鉴别诊断。

（2）产前诊断：在先证者基因诊断明确的基础上，母亲再孕时于孕 9～14 周采取胎盘绒毛膜或孕 16～20 采取羊水细胞，可进行胎儿基因分析。

2. 预后

21-OHD 患者个体差异显著，疗效和预后取决于疾病轻重、治疗早晚、药物剂量、合并症、依从性等多种因素。肾上腺危象可严重危及生命，常发生于未经治疗的失盐型婴儿，若能正确治疗，患儿可获得正常的青春发育和生育功能。单纯男性化者比失盐型者具有正常生育功能的比例较高，非典型者较典型患者具有正常生育功能者多。

【病例摘要】

先证者，男，23 岁，因"发现双侧睾丸肿瘤一年"就诊。通过病史调查、内分泌代谢分析、超声、磁共振检查甄别病因，查阅文献，针对性干预，观察。

患者为第 4 胎，出生后喂养困难、呕吐、脱水、肤色黑，22 天时在北京大学第一医院确诊为 21-OHD 失盐型。1 个月时开始口服氢化可的松、氟氢可的松和食盐，病情稳定，智力运动及体格发育良好。8 岁时自行停药。此后 14 年未来复诊。22 岁时发现双侧睾丸增大，未予重视。1 个月前患者双侧睾丸增大明显，伴坠胀感及隐痛，彩超提示"双侧睾丸增大，内部回声杂乱不均，未探及正常睾丸组织回声，双侧附睾与睾丸界限不清，血流信号丰富"。精液检查显示"无精症"。血液 17-OHP、ACTH、雄烯二酮明显增高，考虑为 21-OHD、睾丸肾上腺残余瘤。重新开始氟氢可的松和氢化可的松替代治疗后睾丸体积显著缩小，睾丸坠胀感及疼痛缓解，肿物缩小，血液 17 羟孕酮、ACTH 恢复正常。

家族史：患者曾有 3 个哥哥，于新生儿期不明原因夭折。弟弟经产前诊断出生，现在 19 岁，发育正常，在大学就读，患有代谢综合征、脂肪肝。

结论：21-羟化酶缺乏症为常染色体隐性遗传病，需终身规范治疗，监测内分泌代谢及生殖系统发育情况。男性不规范治疗，有发生睾丸肾上腺残余瘤的风险，需定期进行睾丸彩超等检查，及时干预。

【参考文献】

[1] 中华预防医学会出生缺陷预防与控制专业委员会新生儿筛查学组，中国医师协会青春期医学专业委员会临床遗传学组，中华医学会儿科学分会内分泌遗传代谢学组. 先天性肾上腺皮质增生症新生儿筛查共识. 中华儿科杂志，2016，54（6）：404-409.

[2] 中华医学会儿科学分会内分泌遗传代谢学组. 先天性肾上腺皮质增生症 21-羟化酶缺陷诊治共识. 中华儿科杂志，2016，54（8）：569-576.

[3] Smeets EE, Span PN, van Herwaarden AE, et al. Molecular characterization of testicular adrenal rest tumors in congenital adrenal hyperplasia: Lesions with both adrenocortical and Leydig cell features. J Clin Endocrinol Metab, 2015, 100（3）: 524-530.

[4] 罗飞宏. 先天性肾上腺皮质增生症诊断治疗进展. 中华实

[5] 李燕虹. 易被误诊为睾丸肿瘤的肾上腺残余瘤. 中国实用儿科杂志, 2020, 35 (7): 532-535.
[6] Mendes-Dos-Santos CT, Martins DL, Guerra-Júnior G, et al. Prevalence of testicular adrenal rest tumor and factors associated with its development in congenital adrenal hyperplasia. Horm Res Paediatr, 2018, 90 (3): 161-168.
[7] 杨艳玲, 戚豫, 赵湘台, 等. 先天性肾上腺皮质增生症21-羟化酶缺陷的产前诊断一例. 中华儿科杂志, 2000, 38 (12): 766-768.

第二节　遗传性高苯丙氨酸血症

血液苯丙氨酸浓度持续高于 2 mg/dl（120 μmol/L）称为高苯丙氨酸血症（hyperphenylalaninemia）。遗传性高苯丙氨酸血症患者血液苯丙氨酸持续性增高，绝大多数高于 6 mg/dl（360 μmol/L）[1]。我国782 万新生儿筛查研究结果显示高苯丙氨酸血症检出率为 1/10712 [2-3]。

遗传性高苯丙氨酸血症包括两组单基因病，一组为苯丙氨酸羟化酶（phenylalanine hydroxylase, PAH, OMIM 612349）缺陷所致苯丙酮尿症（phenylketonuria, PKU, OMIM 261600）和高苯丙氨酸血症，占 90% 以上；另一组为苯丙氨酸羟化酶的辅酶四氢生物蝶呤（tetrahydrobiopterin, BH4）的代谢缺陷所致四氢生物蝶呤缺乏症。两类缺陷均导致高苯丙氨酸血症，引起一系列神经精神损害，诊断、饮食与药物治疗方法不同，应及早甄别，精准治疗（表 7-2-1）[4-6]。

PKU 患者肝苯丙氨酸羟化酶的水平仅有正常人

表 7-2-1　遗传性高苯丙氨酸血症的分类、鉴别与治疗

病名	酶缺陷	尿蝶呤谱			临床表现	治疗
		生物蝶呤	新蝶呤	生物蝶呤/新蝶呤		
苯丙酮尿症	PAH	↑	↑	→	智力损害 癫痫 黑色素缺乏	低苯丙氨酸饮食
轻度高苯丙氨酸血症	PAH	↑	↑	→	智力损害 癫痫 黑色素缺乏	低苯丙氨酸饮食 部分患者四氢生物蝶呤有效
四氢生物蝶呤缺乏症	PTS	↓↓	↑↑	↓↓	肌张力异常 智力损害 癫痫	四氢生物蝶呤 1～5 mg/(kg·d) 5-羟色氨酸 1～10 mg/(kg·d) 左旋多巴 2～15 mg/(kg·d)
	QDPR	↑	↑	→	肌张力异常 智力损害 癫痫	左旋多巴 2～15 mg/(kg·d) 低苯丙氨酸饮食
	GTPCH	↓	↓	→	肌张力异常	左旋多巴 2～15 mg/(kg·d)

的 1% 或更低，经食物摄取的蛋白质降解后产生的苯丙氨酸不能代谢转化，体内苯丙氨酸、苯丙酮酸、苯乙酸蓄积，酪氨酸、黑色素、肾上腺素等生物活性物质缺乏，引起神经髓鞘发育障碍、神经精神异常。轻度高苯丙氨酸血症患者苯丙氨酸羟化酶缺乏程度较轻，可能无症状或轻症，一些患者在成年发病，出现精神行为异常、脑白质损害等疾病。四氢生物蝶呤缺乏症患者缺乏四氢生物蝶呤等神经递质，导致肌张力异常、癫痫发作、免疫力下降。

一、苯丙酮尿症（PKU）

【概述】

PKU 是氨基酸代谢病及新生儿筛查的重点疾病，为常染色体隐性遗传病，由于编码苯丙氨酸羟化酶

的 PAH 基因突变导致苯丙氨酸代谢障碍，为 PAH 缺乏型高苯丙氨酸血症。PAH 位于 12q23.2，含 13 个外显子，国内外已报告了近千种基因突变，具有高度遗传异质性，突变类型与人种、民族、临床表现有一定的关系。我国 PKU 患病率较高，一般人群中 PAH 基因杂合突变携带者高达 1/（30～50）[7-8]。

【临床表现】

PKU 的主要危害是脑损害。患儿在新生儿期多无明显症状，如果不进行治疗，多在婴幼儿期出现智力发育落后或倒退，近半数患儿合并癫痫，其中一些表现为婴儿痉挛症形式。大多数患儿有烦躁、易激惹、抑郁、多动、孤独症倾向等精神行为异常，最终将造成中度至极重度智力障碍。由于黑色素缺乏，患儿毛发逐渐变黄，皮肤白，虹膜颜色浅。由于尿液、汗液大量排出苯丙酮酸、苯乙酸等旁路代谢产物，患者常有鼠尿样体臭。

必须重视的是，PKU 患儿在新生儿期和婴儿早期多无明显异常，部分患儿有呕吐、喂养困难、烦躁等非特异性症状，临床表现个体差异较大，极易漏诊或误诊，只有通过新生儿筛查才能早期发现。

【辅助检查】

（1）血苯丙氨酸浓度＞120 μmol/L 及苯丙氨酸/酪氨酸比值＞2.0。苯丙氨酸＞6 mg/dl（360 μmol/L），经低苯丙氨酸饮食控制后下降。

（2）尿蝶呤谱分析结果正常，不同于四氢生物蝶呤缺乏症。

（3）红细胞二氢蝶啶还原酶活性正常，可鉴别二氢蝶啶还原酶缺乏症。

（4）基因诊断：PAH 双等位基因突变。

（5）四氢生物蝶呤负荷试验：约 30% 的 PAH 缺乏型高苯丙氨酸血症患者服用四氢生物蝶呤后血液苯丙氨酸浓度下降，轻度高苯丙氨酸血症患者中四氢生物蝶呤有效型较多。

（6）脑影像学检查：一些疾病控制不良的患者可见脑白质髓鞘化异常。

【诊断与鉴别诊断】

1. 新生儿筛查发现的血苯丙氨酸浓度增高的患者

血苯丙氨酸浓度＞120 μmol/L 及苯丙氨酸/酪氨酸比值＞2.0 可诊断为高苯丙氨酸血症，需要通过尿蝶呤谱分析及基因检测进一步分析病因。

2. 临床高危筛查的患者

对于智力发育落后、皮肤和毛发色浅淡的患者，应注意是否有鼠臭味体臭，血苯丙氨酸浓度＞120 μmol/L 及苯丙氨酸/酪氨酸比值＞2.0 者可诊断高苯丙氨酸血症，需要通过尿蝶呤谱分析及基因检测进一步分析病因。

3. 鉴别继发性高苯丙氨酸血症

任何疾病导致的先天或后天肝损害患者血液苯丙氨酸浓度均可轻度增高，需要通过病因调查、血液氨基酸分析、尿有机酸分析、基因分析鉴别诊断。

【治疗】

PKU 一旦确诊，应立即开始饮食或药物干预，终身治疗。开始治疗的年龄越小，预后越好。治疗目的是将血液苯丙氨酸尽快降至理想范围，预防或减轻脑损害。

1. 低苯丙氨酸饮食

（1）限制天然蛋白质摄入：根据年龄及个体耐受情况，将天然蛋白质控制在生理需要量，以防止体内苯丙氨酸及其代谢产物的异常蓄积。血苯丙氨酸降至理想浓度后，可逐渐少量添加天然饮食，首选母乳。较大婴儿及儿童可添加低蛋白低苯丙氨酸食物及少量牛奶、粥、面、蛋等。

（2）补充无或低苯丙氨酸配方粉：满足机体蛋白质、热量等营养需要，保证患儿的正常发育。

（3）监测：血中苯丙氨酸浓度应控制在理想范围（2～6 mg/dl，120～360 μmol/L），苯丙氨酸浓度过高或者过低都将影响神经精神发育。同时需监测患儿智力、运动、体格及营养状况。

2. 四氢生物蝶呤

约 30% 的 PAH 缺乏型高苯丙氨酸血症患者四氢生物蝶呤治疗有效，口服四氢生物蝶呤 5～20 mg/（kg·d）1～2 周，血液苯丙氨酸浓度显著降低，可判断为四氢生物蝶呤反应型。部分患者只需口服四氢生物蝶呤即可获得良好的控制，部分患者服用四氢生物蝶呤后对天然蛋白质的耐受性提高，可以减少低苯丙氨酸配方粉食用量。

【预防与预后】

新生儿筛查是早期发现高苯丙氨酸血症的重要措施，如果在发病后开始治疗，患儿可能遗留不可逆性脑损害。如能在症状前开始治疗，绝大多数患者可以获得正常发育，与同龄人一样就学就业、结婚生育。

对于 PAH 基因诊断明确的家系，可在母亲下一次妊娠 9~14 周左右留取胎盘绒毛，或在妊娠 16~22 周抽取羊水，分取羊水细胞，通过胎儿 PAH 基因分析进行产前诊断。

二、四氢生物蝶呤缺乏症

【概述】

四氢生物蝶呤缺乏症（tetrahydrobiopterin deficiency）又称异型 PKU，占遗传性高苯丙氨酸血症的 5%~10%，中国南方多于北方。

已发现 6 种基因缺陷与四氢生物蝶呤生成障碍有关，6-丙酮酰四氢蝶呤合成酶（6-pyruvoyl tetrohydropterin synthase，PTS）缺乏症（OMIM 261640）最常见，其次为二氢蝶啶还原酶（dihydropteridine reductase，DHPR）缺乏症（OMIM 261630），其余较为少见。编码 6-丙酮酰四氢蝶呤合成酶的 PTS 基因（OMIM 612719）位于 11q23.1，含 6 个外显子，编码 DHPR 的基因 QDPR（OMIM 612676）位于 4p15.32，含有 7 个外显子，均已发现多种致病变异[9]。

四氢生物蝶呤是苯丙氨酸羟化酶、酪氨酸羟化酶和色氨酸羟化酶的辅酶，不仅参与苯丙氨酸的代谢，也参与多巴、肾上腺素、5-羟色氨酸的合成，具有多种生物作用。四氢生物蝶呤缺乏症导致高苯丙氨酸血症，同时引起多巴、肾上腺素、5-羟色氨酸等生理活性物质缺乏，引起神经精神疾病，神经细胞髓鞘蛋白合成下降，机体免疫功能下降。

【临床表现】

四氢生物蝶呤缺乏症患儿新生儿期多表现正常，少数患儿哭闹、惊厥，无特异性症状与体征，临床诊断困难。与苯丙氨酸羟化酶缺乏症导致的苯丙酮尿症及高苯丙氨酸血症相比，患儿多自婴儿期出现惊厥、发育落后、吞咽困难、睡眠障碍、肌张力异常、松软或角弓反张。低苯丙氨酸饮食治疗无效，即使食用无苯丙氨酸配方粉后血苯丙氨酸浓度降至正常，神经精神损害仍进行性加重。患儿抵抗力较差，容易合并感染，如果不能正确治疗，多死于肺炎等炎症性疾病。

【辅助检查】

（1）新生儿筛查或高危筛查：血苯丙氨酸增高，可波动在 2~20 mg/dl（120~1200 μmol/L），经治疗后下降。

（2）尿蝶呤谱异常：四氢生物蝶呤代谢途径中各型酶缺陷患者的尿蝶呤谱有所不同，PTPS 缺乏症患者尿新蝶呤浓度明显增高，生物蝶呤浓度降低，新蝶呤/生物蝶呤显著增高；DHPR 缺乏症患者尿新蝶呤、生物蝶呤均增高，新蝶呤/生物蝶呤正常；GTPCH1 缺乏症患者尿新蝶呤、生物蝶呤浓度均降低，二者比例正常，有助于鉴别诊断。

（3）红细胞二氢蝶啶还原酶（DHPR）活性测定：可采用干血斑检测，DHPR 缺乏症患者酶活性低下。

（4）四氢生物蝶呤负荷试验：对于血液苯丙氨酸基础浓度 > 6 mg/dl 的患者，给予四氢生物蝶呤 20 mg/kg，负荷前及负荷后 1 h、2 h、4 h、8 h 取血，测定血苯丙氨酸浓度，负荷前、负荷后 4~8 h 留尿进行蝶呤谱分析。四氢生物蝶呤缺乏症患儿常于负荷后 4~8 h 血苯丙氨酸浓度降至正常，而苯丙氨酸羟化酶缺乏所致 PKU 和高苯丙氨酸血症患儿血苯丙氨酸浓度无明显下降。

（5）基因诊断：不同酶缺陷的患者基因变异不同，如 PTPS、DHPR 等基因双杂合变异。

【诊断与鉴别诊断】

对所有新生儿筛查或临床高危筛查发现的高苯丙氨酸血症患者，均需通过尿蝶呤谱分析、红细胞 DHPR 活性测定和基因分析进行确诊及分型[10-12]。

【治疗】

一旦确诊，应立即开始治疗，以预防或减轻神经精神损害，终身治疗。

1. 四氢生物蝶呤

各型四氢生物蝶呤缺乏症患者方法不同，PTS 缺乏症患者四氢生物蝶呤剂量为 1~5 mg/(kg·d)，根据体重、血苯丙氨酸浓度及尿蝶呤谱分析等调节剂量。

2. 神经递质前质补充治疗

如左旋多巴、5-羟色氨酸。

3. 低苯丙氨酸饮食治疗

对于 DHPR 缺乏症患者，需要限制天然蛋白质，补充特殊奶粉，并补充亚叶酸或 5-甲基四氢叶酸，以防治脑叶酸缺乏症。

【预防】

新生儿筛查是早期发现四氢生物蝶呤缺乏症的关键措施，如果在发病后开始治疗，患儿可能遗留不可逆性脑损害。如能在症状前开始治疗，绝大多数四氢生物蝶呤缺乏症患者可以获得正常发育，与同龄人一样就学就业、结婚生育。

对于基因诊断明确的家系，可在母亲下一次妊娠9～14周留取胎盘绒毛，或在妊娠16～22周抽取羊水，分取羊水细胞，通过胎儿基因分析进行产前诊断。

【参考文献】

[1] 中华医学会儿科学分会内分泌遗传代谢学组，中华预防医学会中华预防医学会出生缺陷预防与控制专业. 高苯丙氨酸血症的诊治共识. 中华儿科杂志，2014，52（6）：420-425.

[2] 顾学范，韩连书，余永国. 中国新生儿遗传代谢病筛查现状及展望. 罕见病研究，2022，1（1）：13-19.

[3] Liu SR, Zuo QH. Newborn screening for phenylketonuria in eleven districts. Chin Med J (Engl), 1986, 99: 113-118.

[4] Hasegawa Y, Yamada K, Kobayashi H, et al. Diversity in the incidence and spectrum of organic acidemias, fatty acid oxidation disorders, and amino acid disorders in Asian countries: Selective screening vs. expanded newborn screening. Mol Genet Metab Rep, 2018, 16: 5-10.

[5] 丁圆，李溪远，刘玉鹏，等. 幼儿发育落后间断抽搐8个月. 中国当代儿科杂志，2016，18（1）：67-71.

[6] Ye J, Yang Y, Yu W, et al. Demographics, diagnosis and treatment of 256 patients with tetrahydrobiopterin deficiency in mainland China: results of a retrospective, multicentre study. J Inherit Metab Dis, 2013, 36（5）: 893-901.

[7] 宋昉，瞿宇晋，杨艳玲，等. 中国北方地区苯丙氨酸羟化酶基因的突变构成. 中华医学遗传学杂志，2007，24（3）：241-246.

[8] 宋昉，金煜炜，王红，等. 苯丙氨酸羟化酶（PAH）基因外显子7及其两侧内含子的突变研究. 遗传，2005，27（1）：53-56.

[9] 杨艳玲，戚豫，时春艳，等. 6-丙酮酰四氢蝶呤合成酶缺乏致四氢生物蝶呤缺乏症的诊断、治疗与产前诊断研究. 中华围产医学杂志，2004，7（6）：349-352.

[10] 戚豫，杨艳玲，吴希如，等. 6-丙酮酰-四氢蝶呤合成酶缺陷症的产前诊断. 中华儿科杂志，2001，39（6）：346-349.

[11] 武师润，阴怀清，雷婷婷，等. 1例筛查漏诊的6-丙酮酰基四氢生物蝶呤合成酶缺乏症. 中国临床案例成果数据库，2023，5（1）：E00479.

[12] 武师润，陈哲晖，杨建平，等. 延误诊断12年的四氢生物蝶呤缺乏症一例及随访研究. 中国临床案例成果数据库，2021，3（1），E213.

第三节 β酮硫解酶缺乏症

【概述】

β酮硫解酶缺乏症（β-ketothiolase deficiency）又称线粒体乙酰乙酰辅酶A硫解酶（mitochondrial acetoacetyl-CoA thiolase，T2）缺乏症（OMIM 203750），为常染色体隐性遗传病，是一种潜在的致死性罕见病，儿童时期高发，死亡率、致残率很高[1]。

β酮硫解酶参与异亮氨酸代谢的第6步，使2-甲基-乙酰乙酰辅酶A裂解为乙酰辅酶A和丙酰辅酶A，是异亮氨酸分解代谢及肝外酮体利用过程重要的酶。β酮硫解酶缺乏症的病因为编码乙酰辅酶A乙酰基转移酶-1的 ACAT1 基因（OMIM 203750）突变，上游产物2-甲基乙酰乙酸、2-甲基-3-羟基丁酸及甲基巴豆酰甘氨酸等有机酸堆积，与游离肉碱结合从尿中排出，而过量的中间产物积聚，同时肝外酮体利用受阻，酮体在组织细胞中积聚，导致酮症、代谢性酸中毒、低血糖等代谢紊乱及脏器功能异常，严重时致死[2-3]。

【临床表现】

患者个体差异性显著，发病年龄不一，多在2岁内起病，常表现为急性发作的酮症酸中毒，因长时间空腹、饥饿、发热、胃肠道及上呼吸道感染等诱因导致急性代谢紊乱发作，呼吸深长，可有酮臭味，多伴有呕吐、脱水、昏睡、昏迷，少数患者伴有其他代谢异常，如血糖升高或降低、高氨血症及高甘氨酸血症等。患儿首次发作之前体格生长及智能运动发育多正常，若能得到及时诊断和恰当治疗，多可完全康复并长期维持正常。否则，急性代谢性酸中毒反复发作，严重者死亡，幸存者多遗留严重的神经精神损害后遗症[4]。

【辅助检查】

（1）一般化验：发作期间尿酮体阳性，血气分析提示代谢性酸中毒，pH < 7.0 多见，部分患者血糖升高或降低，血氨升高，血常规及肝功能多数正常。

（2）血液氨基酸及酰基肉碱谱分析：氨基酸正常，3-羟基异戊酰肉碱（C5OH）、3-羟基丁酰肉碱（C4OH）及异戊烯酰肉碱（C5：1）浓度升高，游离肉碱降低。

（3）有机酸分析：尿液2-甲基-3-羟基丁酸、甲基巴豆酰甘氨酸及3-羟基丁酸明显升高。

（4）酶学分析：皮肤成纤维细胞或成淋巴细胞β-酮硫解酶活性明显降低。

（5）基因诊断：ACAT1基因定位于染色体11q22.3-q23.1，包含12个外显子，国内外已报道多种致病突变。

【治疗】

（1）急性期：及时静脉点滴含葡萄糖的电解质溶液，保证热量，给予左卡尼汀、碳酸氢钠等药物纠正酸中毒，对于合并高氨血症的患儿静脉点滴或口服精氨酸，对症处理。鼓励经口喂养[5]。

（2）缓解期：正常饮食，鼓励少量多餐，避免饥饿。口服小剂量左卡尼汀，将血液游离肉碱维持在正常水平。

【预后】

如未能获得及时合理诊治，β酮硫解酶缺乏症患者反复发生代谢紊乱，对生长发育造成不良影响，严重者死亡，幸存者多遗留神经系统后遗症。一些患儿在酮症酸中毒发作前出现了椎体外系的症状，早期诊断、及时恰当治疗者预后较好，为此，需普及新生儿疾病筛查及高危筛查，使患儿在急性发作前得到诊断与治疗，维持患儿正常的生长发育。

【预防】

新生儿筛查：一些患儿血液羟异戊酰肉碱增高，通过新生儿检测可以检出，进一步通过尿有机酸分析确诊。

在先证者ACAT1基因诊断明确的前提下，通过胎盘绒毛或羊水细胞基因分析可进行胎儿诊断，避免相同疾病患儿出生，或在出生后及早进行干预，避免代谢危象的发生。

（陆 妹 杨艳玲）

【参考文献】

[1] Hasegawa Y, Yamada K, Kobayashi H, et al. Diversity in the incidence and spectrum of organic acidemias, fatty acid oxidation disorders, and amino acid disorders in Asian countries: Selective screening vs. expanded newborn screening. Mol Genet Metab Rep, 2018, 16: 5-10.

[2] 李莉，朱岷，毛会英，等. T2基因突变致3-酮硫解酶缺乏症. 重庆医科大学学报, 2014, 39（5）: 683-686.

[3] 徐烽，韩连书，季文君，等. 质谱技术联合基因分析进行β-酮硫解酶缺乏症的产前诊断. 发育医学电子杂志, 2018, 6（1）: 25-29.

[4] Nguyen KN, Abdelkreem E, Colombo R, et al. Characterization and outcome of 41 patients with beta-ketothiolase deficiency: 10 years' experience of a medical center in northern Vietnam. J Inherit Metab Dis, 2017, 40（3）: 395-401.

[5] 白科，周舫，刘成军，等. β-酮硫解酶缺乏致非糖尿病性酮症酸中毒救治1例并文献复习. 中国循证儿科杂志, 2017, 12（4）: 304-307.

第四节 原发性肉碱缺乏症

【概述】

原发性肉碱缺乏症（primary carnitine deficiency）又称原发性肉碱吸收障碍（carnitine uptake defect）（OMIM 212140），是一种潜在的致死性罕见病，为常染色体隐性遗传病。美国报道患病率为1/（20 000～70 000），日本1/40 000，法罗群岛1/300，我国新生儿筛查结果显示患病率为1/（20 000～45 000），具有较明显的种族差异[1-2]。

游离肉碱通过细胞膜上肉碱转运蛋白（organic cation transporter 2，OCTN2）作用进入细胞内，OCTN2在心肌、骨骼肌、肾小管、成纤维细胞和胎盘中高表达，对维持细胞内高浓度的游离肉碱起重要作用，细胞内游离肉碱浓度是细胞外的20～50倍。OCTN2蛋白功能缺陷时肾小管回吸收游离肉碱功能下降，尿液中游离肉碱丢失增多，血清及细胞内游离肉碱浓度降低，脂肪酸β氧化代谢障碍，体内酮体和能量产生减少，脂肪酸在受累细胞中蓄积，心肌、骨骼肌及肝等多种器官病理损害，引起心肌病、肌无力及脂肪肝等，在饥饿和应激时加重[3]。

【临床表现】

原发性肉碱缺乏症患者临床表现缺乏特异性，可在新生儿至成年发病，以急性、间歇性或慢性形式发病，轻重不等，可单个或多脏器受累，以心肌、骨骼肌、肝损害为主，轻症无症状，但是可能在饥饿、发热、剧烈运动、酗酒、服用某些药物（如红霉素、阿司匹林、尼美舒利）时猝死[4]。

1. 急性发作期代谢紊乱

多在3个月～2岁发病，易被误诊为瑞氏综合征、爆发性心肌炎、脑炎、肝炎。患者常在呼吸道感染、胃肠炎、疲劳、药物等应激状态下诱发代谢危象，出现低酮症性低血糖、代谢性酸中毒、高尿酸血症，一些患者伴心律失常、心力衰竭、脂肪肝、脑损害等，严重者猝死。

2. 心肌病

原发性肉碱缺乏症患儿通常在1～4岁时出现进行性或间歇性心肌损害，扩张型心肌病较肥厚型心肌病多见，数年后出现明显的心肌病或充血性心力衰竭，强心剂和利尿药对改善患者心功能疗效有限。如果未能及时补充左卡尼汀，可能导致心脏性猝死。心肌组织病理检查可见大量脂质沉积，伴心内膜纤维化。部分患者发生房颤、室性早搏、室颤等心律失常，甚至猝死。

3. 肌病

可见于任何年龄。肌张力减弱，肌肉无力多从近侧肢体开始进行性加重，运动后肌肉疼痛。肌肉活检可见脂质沉积。

4. 肝损害

可发生在各个年龄，婴幼儿及儿童较为多见。表现为肝大，肝功能损伤，脂肪肝。

5. 其他表现

一些患者有运动耐力下降、贫血、呼吸窘迫、智力运动发育落后或倒退、学习困难、精神行为异常、妊娠期脂肪肝等症状。部分成人患者仅表现为易疲劳或无明显症状，可能在剧烈运动、感冒或暴饮暴食时猝死。焦虑、抑郁也是较常见的异常，常被疑诊为心理疾病。

【辅助检查】

（1）血液氨基酸、游离肉碱及酰基肉碱谱分析：患者血液游离肉碱水平显著降低（<10 μmol/L），常伴多种酰基肉碱水平降低。对于婴儿患者，尚需检测母亲血液氨基酸、游离肉碱及酰基肉碱谱，以鉴别母源性肉碱缺乏症。

（2）常规化验及检查：患者急性期常有低酮症性低血糖、血清肌酸激酶及肌酸激酶同工酶升高、高氨血症、代谢性酸中毒、转氨酶升高，尿酮体可正常。腹部超声常见脂肪肝，一些患者合并心肌病。病理检查可见脂肪累积性心肌病及肌病。

（3）基因检查：SLC22A5基因（OMIM 212140）双等位基因致病性变异。

【诊断与鉴别诊断】

原发性肉碱缺乏症患者临床表现缺乏特异性，与其他有机酸代谢病及线粒体脂肪酸氧化障碍症状类似，需要通过生化代谢分析、基因分析等进行筛查、明确鉴别诊断。

1. 新生儿筛查

血液氨基酸、游离肉碱及酰基肉碱谱分析，对异常者应尽快召回复测，并检测母亲血液氨基酸、游离肉碱及酰基肉碱谱，以排除母源性肉碱缺乏症。根据病情进行生化、影像学及遗传学检查，争取早期确诊[5]。

2. 高危筛查

对急性代谢紊乱、脂肪肝、心肌病、肌病及其他疑似肉碱缺乏症的患者，应及时进行血液氨基酸、游离肉碱及酰基肉碱谱检测及基因分析，明确病因[6]。

对于血游离肉碱水平降低的患者需鉴别继发性肉碱缺乏症，通过病史调查、尿有机酸分析、基因分析等综合分析。对于母乳喂养的婴儿，需注意母亲营养状况及其血液游离肉碱及酰基肉碱谱，以鉴别母源性肉碱缺乏症。

【治疗】

1. 长期治疗

原发性肉碱缺乏症患者需终身补充左卡尼汀，维持血液游离肉碱浓度在正常范围（20～60 μmol/L），以保护心脏、肝、大脑等脏器功能,改善生存质量。

2. 急症处理

急性重症患者初始剂量100～400 mg/(kg·d),分3次口服或静脉滴注。病情稳定后改左卡尼汀30～100 mg/(kg·d)口服。应注意监测患者生长发育、代谢状况、肝肾及心肌功能,避免饥饿及疲劳,防止发生低血糖。

3. 补充治疗

在脏器不可逆损伤前开始补充左卡尼汀的原发性肉碱缺乏症患者长期预后良好。

【预防】

新生儿筛查是早期诊断原发性肉碱缺乏症的关键措施,在无症状期开始治疗,终身补充左卡尼汀,可避免脏器损害,绝大多数患者预后良好,可以健康成长。

患者的健康同胞也应进行血液游离肉碱、酰基肉碱谱分析及基因分析,携带者常有轻度肉碱缺乏症,需要在生育前、妊娠期、哺乳期补充左卡尼汀。

原发性肉碱缺乏症患者母亲再孕时一般不建议进行产前诊断,需监测母亲血液游离肉碱水平,母亲孕期及哺乳期补充左卡尼汀。新生儿出生后监测血液游离肉碱及酰基肉碱水平,及早补充左卡尼汀。

(杨艳玲)

【参考文献】

[1] 中华预防医学会出生缺陷预防与控制专业委员会新生儿遗传代谢病筛查学组,中华医学会儿科分会出生缺陷预防与控制专业委员会,中国医师协会医学遗传医师分会临床生化遗传专业委员会,等. 原发性肉碱缺乏症筛查与诊治共识. 中华医学杂志,2019,99(2):88-92.

[2] Tang NL, Hwu WL, Chan RT, et al. A founder mutation (R254X) of SLC22A5 (OCTN2) in Chinese primary carnitine deficiency patients. Hum Mutat, 2002, 20(3): 232.

[3] Longo N, Frigeni M, Pasquali M. Carnitine transport and fatty acid oxidation. Biochim Biophys Acta, 2016, 1863 (10): 2422-2435.

[4] 李梦秋,金颖,陈哲晖,等. 三姐妹同患原发性肉碱缺乏症家系分析. 中国临床案例成果数据库,2022,4(1): E03289.

[5] 黄永兰,唐诚芳,刘思迟,等. 广州市原发性肉碱缺乏症新生儿筛查评估及SLC22A5基因变异谱特征. 中华儿科杂志,2020,58(6): 476-481.

[6] Kyhl K, Róin T, Lund A, et al. Cardiac function and incidence of unexplained myocardial scarring in patients with primary carnitine deficiency - a cardiac magnetic resonance study. Scientific Reports, 2019, 9(1): 13909.

第五节　丙酸血症

【概述】

丙酸血症(propionic acidemia)又称为丙酸尿症(propionic aciduria)(OMIM 606054)是有机酸血症中的严重类型,为常染色体隐性遗传病,由于丙酰辅酶A羧化酶缺乏导致3-羟基丙酸及其代谢产物蓄积,引起自身有机酸中毒,发病率略低于甲基丙二酸血症,我国782万新生儿筛查结果显示丙酸血症发病率为1/195492[1-2]。

丙酰辅酶A是缬氨酸、异亮氨酸、苏氨酸、甲硫氨酸、脂肪酸和胆固醇的中间代谢产物。丙酰辅酶A羧化酶是由α、β两种亚单位组成的$\alpha_6\beta_6$多聚体,编码两种亚基的基因分别是PCCA(OMIM 232000)和PCCB(OMIM 232050),分别定位于染色体13q32.3和3q22.3。由于丙酰辅酶A羧化酶(propoinyl-CoA carboxylase,PCC)缺陷导致丙酰辅酶A向甲基丙二酰辅酶A的转化障碍,体内大量丙酰辅酶A蓄积,丙酸及其旁路代谢物质甲基枸橼酸、3-羟基丙酸、丙酰甘氨酸、酮体等增多,造成脑损害、代谢性酸中毒、低血糖及心肌损害等[3]。

【临床表现】

丙酸血症与甲基丙二酸血症患者临床表现类似,缺乏特异性,个体差异显著。

重症患者于新生儿期发病,初发症状常为喂养困难、呕吐、脱水、低体温、嗜睡、肌张力低下、惊厥和呼吸困难,如治疗不当,则进行性加重,出现酮症、代谢性酸中毒、高氨血症,病死率极高。丙酸等有机酸严重蓄积可造成骨髓抑制,引起贫血、粒细胞减少、血小板减少，有易感染和出血倾向。婴幼儿期及以后起病的患者多表现为喂养困难、发育迟缓、惊厥、肌张力低下，常因发热、饥饿、高蛋白饮食、感染等诱发代谢危象。一些患者合并心肌病、心律失常、长QT间期综合征，导致心脏性猝死。

【辅助检查】

（1）常规检验：急性期可见贫血、粒细胞减少、酮症、代谢性酸中毒、高氨血症、低血糖、心肌酶增高。一些患者出现心电图异常、心肌肥厚、心功能不全。

（2）尿有机酸分析：甲基枸橼酸、3-羟基丙酸、丙酰甘氨酸显著增高[4-5]。

（3）血氨基酸及酰基肉碱谱分析：丙酰肉碱常呈显著增高（＞5 μmol/L），游离肉碱降低，丙酰肉碱/游离肉碱及丙酰肉碱/乙酰肉碱比值增高。严重者伴甘氨酸增高[6]。

（4）酶学分析：外周血白细胞、皮肤成纤维细胞丙酰辅酶A羧化酶活性下降。

（5）基因检测：*PCCA*和*PCCB*基因双等位基因致病性变异。

【诊断与鉴别诊断】

（1）新生儿筛查：对于血液丙酰肉碱增高和（或）丙酰肉碱/游离肉碱、丙酰肉碱/乙酰肉碱比值增高的新生儿应高度重视，通过尿有机酸分析、血总同型半胱氨酸测定及基因分析，与甲基丙二酸血症进行鉴别诊断。

（2）临床诊断：对于临床可疑的患者需进行血氨基酸及酰基肉碱谱分析和尿有机酸分析，患者血丙酰肉碱常显著增高，丙酰肉碱/游离肉碱及丙酰肉碱/乙酰肉碱比值增高，尿中甲基枸橼酸、3-羟基丙酸、丙酰甘氨酸显著增高[6]。

（3）基因诊断：*PCCA*和*PCCB*基因检测。

【治疗】

1. 急性期治疗

暂时中止蛋白摄入，补充含10%葡萄糖的电解质溶液，静脉滴注左卡尼汀100～500 mg/（kg·d）及碳酸氢钠，尽快纠正代谢性酸中毒。对于合并严重高氨血症或酸中毒的患者，静脉滴注精氨酸或精氨酸谷氨酸，必要时进行血液净化。卡谷氨酸可改善尿素循环效率，对降低血氨、纠正代谢性酸中毒有显著疗效。限制天然蛋白质的时间不宜超过48 h，以避免自身蛋白分解。

2. 长期治疗

应以低蛋白质、高热量饮食为主，限制天然蛋白质的摄入。为保证患者营养发育需要，应补充去除异亮氨酸、缬氨酸、甲硫氨酸、苏氨酸的特殊奶粉或氨基酸粉，并保证足够的热量供给及其他营养素。左卡尼汀需终身维持，一般剂量为30～100 mg/（kg·d）。

3. 肝移植

对于饮食及药物治疗效果不佳的患者，可考虑肝移植。

4. 预后

丙酸血症患者的预后取决于疾病类型、发现早晚和长期治疗三方面。经新生儿筛查发现、早期治疗的患者多数相对预后良好。

（杨艳玲）

【参考文献】

[1] Liu Y, Chen Z, Dong H, et al. Analysis of the relationship between phenotypes and genotypes in 60 Chinese patients with propionic acidemia: a fourteen-year experience at a tertiary hospital. Orphanet J Rare Dis, 2022, 17 (1): 135.

[2] 马雪, 刘怡, 陈哲晖, 等. 78例丙酸血症患者的基因型和表型分析. 中华预防医学杂志, 2022, 56 (9): 1263-1271.

[3] Hasegawa Y, Yamada K, Kobayashi H, et al. Diversity in the incidence and spectrum of organic acidemias, fatty acid oxidation disorders, and amino acid disorders in Asian countries: Selective screening vs. expanded newborn screening. Mol Genet Metab Rep, 2018, 16: 5-10.

[4] 宋金青, 杨艳玲, 孙芳, 等. 气相色谱-质谱联用分析在有机酸尿症筛查与诊断中的应用. 中国医刊, 2006, 41 (2): 38-40.

[5] 杨艳玲, 山口清次, 田上泰子, 等. 有机酸尿症71例临床分析. 北京大学学报（医学版）, 2002, 34 (3): 214-218.

[6] 杨艳玲, 张月华, 姜玉武, 等. 六例丙酸血症的诊断和治疗分析. 中华儿科杂志, 2001, 39 (3): 170-171.

第六节 瓜氨酸血症1型

【概述】

瓜氨酸血症1型是由于精氨酰琥珀酸合成酶（arginosuccinate synthetase，ASS）缺乏导致的瓜氨酸降解障碍，引起尿素循环障碍，血氨增高，为常染色体隐性遗传病，男女发病率相同。我国782万新生儿检出率仅为1/289 617，为罕见病，是新生儿筛查的目标疾病之一[1]。

ASS1 基因位于染色体9q34.11，含16个外显子，国内外已发现多种突变。精氨酰琥珀酸合成酶在多种组织中表达，主要在肝，催化瓜氨酸及天冬氨酸合成精氨酰琥珀酸，精氨酰琥珀酸合成酶缺陷导致尿素循环受阻，血氨增高，瓜氨酸增高[2]。

【临床表现】

可分为两种表型。

1. 经典型

全身性精氨酰琥珀酸合成酶缺乏，多于新生儿期起病，成人偶见，血、尿瓜氨酸浓度显著增高，精氨酸水平低下，常见表现为喂养困难、呕吐、惊厥、四肢强直、意识障碍、智力运动发育落后，急性期死亡率高，存活者多有脑萎缩、智力损害[3]。

2. 成人型

肝精氨酰琥珀酸合成酶缺乏，可于青春期至成年发病，血、尿瓜氨酸浓度常为中等度增高，精氨酸水平正常或增高，临床症状可见精神行为异常，半数患者有嗜豆倾向，急性发作时出现意识障碍、昏迷、猝死[4]。

【辅助检查】

1. 新生儿筛查或高危筛查
血液瓜氨酸显著增高，尿乳清酸、尿嘧啶增高。

2. 一般化验
血氨显著增高，肝功能损害。

3. 酶学分析
经典型患者全身各组织精氨酰琥珀酸合成酶活性缺乏，成人型患者肝精氨酰琥珀酸合成酶降低。

4. 基因诊断
*ASS1*双等位基因致病性变异。

【诊断和鉴别诊断】

新生儿筛查或高危筛查发现血液瓜氨酸显著增高，尿有机酸分析显示乳清酸、尿嘧啶增高，结合基因分析有助确诊[5]。希特林缺乏症患者血液瓜氨酸亦常有不同程度增高，精氨酸降低或正常，多合并酪氨酸、蛋氨酸、苏氨酸等氨基酸增高，临床表现为新生儿胆汁淤积症或高氨血症脑病，需通过临床及基因分析鉴别诊断[6]。

对不明原因厌食、呕吐、意识障碍、惊厥、精神行为异常、昏迷或死亡、肝损害的患者，如血氨持续显著增高，血瓜氨酸明显升高，结合尿乳清酸及尿嘧啶升高可以确诊，通过基因分析可明确类型[7]。

【治疗】

1. 饮食治疗

限制天然蛋白质，减少瓜氨酸的摄入，为保证营养，须补充高碳水化合物、高脂肪的特殊配方奶粉及低蛋白食物，给予维生素、不饱和脂肪酸等营养支持，保证患者生长发育及整体生活质量。

2. 降氨治疗

静脉点滴或分次口服精氨酸（每日100～500 mg/kg）有助于降低血氨，苯丁酸钠（每日100～500 mg/kg）或苯丁酸甘油酯（每日100～500 mg/kg）等除氮剂是有效的降氨治疗药物。在急性期，如果血氨持续高于400 μmol/L，需进行血液净化，以挽救生命，避免不可逆的脑损害[8]。

3. 肝移植

对于饮食及药物控制不良的患者，应考虑肝移植。

【预后】

如能在发生脑病前控制血氨，防治高氨血症脑病，多数患者预后良好。如果发生严重高氨血症，可能导致不可逆的脑损害，致残、致死率很高。

（陈哲晖　陆　妹　杨艳玲）

【参考文献】

[1] 顾学范,韩连书,余永国.中国新生儿遗传代谢病筛查现状及展望.罕见病研究.2022,1(1):13-19.

[2] Häberle J, Burlina A, Chakrapani A, et al. Suggested guidelines for the diagnosis and management of urea cycle disorders: First revision. J Inherit Metab Dis, 2019, 42(6): 1192-1230.

[3] 北京医学会罕见病分会,中国妇幼保健协会儿童疾病和保健分会遗传代谢学组,中国医师协会青春期医学专业委员会临床遗传学组及生化学组,等.尿素循环障碍的三级防控专家共识.中国实用儿科杂志,2021,36(10):725-730.

[4] 中国医师协会医学遗传医师分会临床生化专业委员会,中华医学会儿科学分会内分泌遗传代谢学组,中国妇幼保健协会儿童疾病和保健分会遗传代谢学组,等.中国尿素循环障碍诊断治疗和管理指南.中华儿科杂志,2022,60(11):1118-1126.

[5] Häberle J, Rubio V. Hyperammonemias and related disorders. Physician's guide to the diagnosis, treatment, and follow-up of metabolic diseases. Berlin: Springer, 2014: 47-62.

[6] Wu TF, Liu YP, Li XY, et al. Prenatal diagnosis of citrullinemia type 1: A Chinese family with a novel mutation of the ASS1 gene. Brain Dev, 2013, 36(3): 264-267.

[7] Gao HZ, Kobayashi K, Tabata A, et al. Identification of 16 novel mutations in the argininosuccinate synthetase gene and genotype-phenotype correlation in 38 classical citrullinemia patients. Hum Mutat, 2003, 22(1): 24-34.

[8] Kobayashi K, Saheki T, Song YZ. Citrin Deficiency.// Pagon RA, Adam MP, Ardinger HH, et al. GeneReviews® [Internet]. Seattle (WA): University of Washington, Seattle, 2005: 1993-2014.

第七节 枫糖尿症

【概述】

枫糖尿症(maple syrup urine disease,MSUD)又称枫糖尿病,是一种常染色体隐性遗传病,是支链氨基酸(亮氨酸、异亮氨酸和缬氨酸)代谢障碍中的主要疾病,重症患儿尿液中排出大量支链α-酮酸,带有枫糖浆的香甜气味。国外资料报告,枫糖尿症患病率约为1/185 000,在东南亚和某些近亲通婚率较高的地区患病率较高。我国782万新生儿筛查研究结果中枫糖尿病检出率为1/229 990[1],全国情况不详。

亮氨酸、异亮氨酸和缬氨酸在氨基转移后生成多种支链α-酮酸,在线粒体中经支链α酮酸脱氢酶催化脱羧,支链α-酮酸脱氢酶是一个复合酶系统,由脱羧酶(E1,包括E1α和E1β两个亚单位)、二氢硫辛酰胺酰基转移酶(E2)和二氢硫辛酰胺酰基脱氢酶(E3)等四部分组成。其中E3是丙酮酸脱氢酶和α-酮戊二酸脱氢酶的组成部分。支链α-酮酸脱氢酶系统还需焦磷酸硫胺作为辅酶参与作用,编码相关酶蛋白的基因突变均会导致支链α-酮酸脱氢酶复合体的缺陷,造成各种不同类型的枫糖尿症[2]。

BCKDHA基因编码E1α亚单位,位于19q13.2,BCKDHA缺陷约占枫糖尿症的45%。BCKDHB基因编码E1β,位于6q14.1。DBT基因编码二氢硫辛酰胺酰基转移酶(E2),位于1p21.2,维生素B₁有效型患者多是DBT基因突变[3]。

支链α-酮酸脱氢酶复合物缺陷造成支链氨基酸代谢障碍,患儿脑内支链氨基酸增高,谷氨酸、谷氨酰胺和γ-氨基丁酸等下降,鞘脂类如脑苷脂、蛋白脂质和硫酸脑苷脂等不足,导致脑白质海绵状变性和髓鞘形成障碍;在急性期死亡的患儿多伴严重代谢性脑病及脑水肿[4]。

【临床表现】

枫糖尿症患者轻重不同,可分为以下类型[5-7]。

1. 经典型

是枫糖尿症中最常见、最严重的一型。患儿多于数日龄出现嗜睡、烦躁、哺乳困难等异常;交替出现肌张力降低和增高、角弓反张,病情进展迅速,惊厥,昏迷。患儿常有枫糖浆样体味或尿味,部分患儿伴低血糖、酮症、酸中毒、高氨血症等。多数患儿于数月龄内死于反复发作的代谢紊乱或脑损害,少数存活者遗留智力落后、痉挛性瘫痪、皮质盲等残疾,预后很差。

2. 轻(或中间)型

血中支链氨基酸和支链酮酸仅轻度增高;尿液

大量支链酮酸排出。多数患儿新生儿时期正常，婴儿期起智力运动发育迟缓、惊厥，少数患儿发生酮症酸中毒等急性代谢紊乱。

3. 间歇型

患儿常于 0.5～2 岁发病，轻症迟至成人期发病，多因感染、手术、疲劳、高蛋白饮食、药物等应激因素诱发急性发作，出现嗜睡、共济失调、精神行为异常、步态不稳，重症可有惊厥、昏迷，甚至死亡，体味及尿液呈现枫糖浆样气味。患儿在发作间歇期血、尿生化检查通常正常。

4. 硫胺有效型

临床表现与间歇型类似。硫胺素（维生素 B_1 100～500 mg/d）治疗效果显著。

5. 二氢硫辛酰胺酰基脱氢酶（E3）缺乏型

极为罕见，患儿除支链 α-酮酸脱氢酶活力低下外，丙酮酸脱氢酶和 α-酮戊二酸脱氢酶功能亦降低，故伴有严重乳酸酸中毒。患儿在数月龄内常无症状，随着病程进展，出现进行性神经系统疾病，如肌张力降低、运动障碍、发育迟缓等。尿液中排出大量乳酸、丙酮酸、α-酮戊二酸、α-羟基异戊酸和 α-羟基酮戊二酸等有机酸。由于丙酮酸的大量累积，血中丙氨酸浓度增高。低蛋白饮食、大剂量硫胺素等治疗对本型无效[5]。

【辅助检查】

1. 新生儿筛查或高危筛查

血液 L-亮氨酸、异亮氨酸、缬氨酸增高，L-别异亮氨酸（L-alloisoleucine）增高，急性期尤为显著。

2. 尿有机酸分析

α-酮异戊酸、α-羟基异己酸、α-羟异戊酸等有机酸浓度增高，在急性期显著增高。

3. 一般检测

一些患儿急性期合并低血糖、高血氨、电解质紊乱及代谢性酸中毒。

4. 酶学检测

成纤维细胞、淋巴细胞支链酮酸脱氢酶复合物活性降低。

5. 基因分析

枫糖尿症相关基因双等位基因致病变异。

【诊断和鉴别诊断】

根据患者临床症状，血 L-亮氨酸、异亮氨酸、缬氨酸、L-别异亮氨酸增高，尿 α-酮异戊酸、α-酮异戊酸、α-羟异戊酸浓度增高，结合基因分析可确诊并分型。

维生素 B_1 缺乏、营养不良及一些线粒体病患者血液亮氨酸、异亮氨酸、缬氨酸也可能增高，L-别异亮氨酸正常，血液维生素测定及基因分析有助于鉴别诊断。

【治疗】

1. 饮食治疗

是枫糖尿症的主要治疗方法，限制天然蛋白质，减少食物来源的 L-亮氨酸、异亮氨酸、缬氨酸，将血中支链氨基酸浓度控制在合理范围内。为保证蛋白质、脂肪、碳水化合物、维生素及矿物质的支持，需补充枫糖尿症治疗专用配方奶粉或氨基酸配方。

2. 急性期代谢危象时的治疗

严重代谢紊乱损害神经系统，危及生命，应积极治疗，促进体内毒性代谢产物的排泄，提供足够的营养物质，促进机体的合成代谢，抑制分解代谢。

（1）血液透析或血浆置换。

（2）全静脉营养，可用去除支链氨基酸的全静脉营养液。

（3）静脉补液，滴注胰岛素 0.3～0.4 U/(kg·d) 和含 10%～15% 葡萄糖的电解质溶液，使血支链氨基酸及其酮酸保持在低水平。

（4）鼻饲：高热量的无支链氨基酸流质饮食，以保证营养。亮氨酸、缬氨酸均为必需氨基酸，无蛋白饮食状态不宜超过 24 h，24 h 后应从 0.3 g/(kg·d) 开始给予少量天然蛋白质，婴儿首选母乳。

（5）药物：硫胺素治疗有效的患者，应给予维生素 B_1 100～1000 mg/d。急性代谢危象期可使用基因重组生长激素 0.1～0.15 U/(kg·d) 皮下注射，以减少组织蛋白分解，促进蛋白质合成。

（6）肝移植：对于饮食及药物治疗控制不良的经典型枫糖尿症患儿，可考虑肝移植，可达到根治效果。

【预后】

早期诊断、早期治疗是改善预后的关键，新生儿筛查是发现枫糖尿症的重要措施，如果在发病后开始治疗，患儿可能遗留不可逆性脑损害。如能在症状前开始治疗，绝大多数患儿可以获得正常发育，与同龄人一样就学、就业、结婚、生育。

（陆　妹　杨艳玲）

【参考文献】

[1] 中华预防医学会出生缺陷预防与控制专业委员会新生儿遗传代谢病筛查学组. 新生儿筛查遗传代谢病诊治规范专家共识. 中华新生儿科杂志（中英文），2023，38（7）：385-394.

[2] 李溪远，丁圆，刘玉鹏，等. 枫糖尿症患儿13例临床、生化及基因研究. 中华实用儿科临床杂志，2016，31（8）：569-572.

[3] Hasegawa Y, Yamada K, Kobayashi H, et al. Diversity in the incidence and spectrum of organic acidemias, fatty acid oxidation disorders, and amino acid disorders in Asian countries: Selective screening vs. expanded newborn screening. Mol Genet Metab Rep, 2018, 16: 5-10.

[4] Manara R, Rizzo MD, Burlina AP, et al. Wernicke-like encephalopathy during classic maple syrup urine disease decompensation. J Inherit Metab Dis, 2012, 35（3）: 413-417.

[5] 韩彤妍，李在玲，杨艳玲. 枫糖尿症一例. 中华围产医学杂志，2003，6（1）：49-50.

[6] Li X, Yang Y, Gao Q, et al. Clinical characteristics and mutation analysis of five Chinese patients with maple syrup urine disease. Metab Brain Dis, 2018（1）: 1-11.

[7] Li X, Ding Y, Liu Y, et al. Eleven novel mutations of the BCKDHA, BCKDHB and DBT genes associated with maple syrup urine disease in the Chinese population: Report on eight cases. Eur J Med Genet, 2015, 58（11）: 617-623.

第八节　希特林缺乏症

【概述】

希特林缺乏症（citrin deficiency）又称希特林蛋白缺乏症，是线粒体内膜的天冬氨酸/谷氨酸载体蛋白希特林功能缺陷导致的遗传代谢病，为常染色体隐性遗传病。我国782万新生儿检出率仅为1/68 594，以血液瓜氨酸增高为指标进行筛查，可能会漏诊部分患儿，需联合基因分析等技术，目前正在新生儿筛查研究[1-2]。

希特林是一种钙调节蛋白，主要表达于肝细胞线粒体内膜，负责将线粒体内合成的天冬氨酸转运到胞质，同时把胞质中的谷氨酸和质子转运进线粒体内。这一过程与苹果酸穿梭、柠檬酸穿梭、尿素循环、蛋白质合成、糖酵解、糖异生等生化反应相偶联，对肝细胞生理功能的发挥至关重要。编码希特林蛋白的 SLC25A13 基因位于染色体7q21.3，含有18个外显子，SLC25A13 基因突变导致希特林蛋白功能下降，肝多种物质代谢失常，引起复杂多样的生化代谢紊乱，造成与年龄相关的不同临床表现[3-4]。国内外已报道的 SLC25A13 突变类型达百余种，我国希特林缺乏症发病率较高，一般人群中 SLC25A13 杂合突变携带者高达1/60～1/30，高频突变类型是 c.851_854del、c.1638_1660dup、IVS6+5G＞A、IVS16ins3kb 和 c.1399C＞T[5-8]。

【临床表现】

已报道3种临床表型，与发病年龄相关。

1. 新生儿期或婴儿期发病的希特林缺乏症导致的新生儿肝内胆汁淤积（neonatal intrahepatic cholestasis caused by citrin deficiency，NICCD）

是最常见的儿童希特林缺乏症表型，多在1岁以内发病，表现为生长迟缓、黄疸、胆汁淤积、肝大、肝功能损害，常伴有低蛋白血症、凝血功能障碍、溶血性贫血、低血糖等。

2. 儿童期发病的希特林缺乏症导致的生长迟缓和血脂异常

多在1～2岁发病，大部分患者有典型的高蛋白、高脂、低碳水化合物饮食偏好，临床主要表现为体格发育落后和高脂血症，血清甘油三酯和总胆固醇水平增高，伴高密度脂蛋白胆固醇降低。

3. 成人期或青少年发病的成人发病瓜氨酸血症2型（adult-onset type 2 citrullinemia，CTLN2）

年长儿或者成人发病，以反复发作的高氨血症和神经精神症状为主要临床表现，血液瓜氨酸升高，精氨酸正常或增高，苏氨酸/丝氨酸比值增高，肝精氨酰琥珀酸合成酶活性低下。国内外报道的病例于11～79岁发病，表现为癫痫、精神行为异常、记忆力下降、定向力障碍或意识障碍等，部分患者死于严重脑水肿、脑疝。

【辅助检查】

1. 一般化验

未经治疗的婴幼儿患者常有血清转氨酶、胆红素和胆汁酸升高及肝内胆汁淤积表现，常伴随高氨血症，甲胎蛋白显著升高，多有凝血功能障碍，而纤维蛋白原水平降低。另外，常见低血糖、高乳酸血症、轻度代谢性酸中毒和贫血。

2. 代谢分析

尿液半乳糖、半乳糖醇和半乳糖酸等半乳糖代谢物增高，4-羟基苯乳酸和4-羟基苯丙酮酸等酪氨酸代谢物增高，容易被误诊为半乳糖血症、酪氨酸血症。典型患者血液瓜氨酸、蛋氨酸、苏氨酸、赖氨酸和精氨酸等氨基酸升高，而缬氨酸、亮氨酸和异亮氨酸下降，同时伴长链酰基肉碱水平升高，具有相对的特异性。

3. 影像学检查

B超可见脂肪肝表现。胆汁淤积症患者由于显影延迟，容易被误诊为胆道闭锁。

4. 肝病理

主要特点为肝细胞和小胆管内的胆汁淤积，肝细胞内脂肪沉积，不同程度的炎症和纤维化。

5. 基因诊断

*SLC25A13*等位基因双杂合变异是确诊的关键。

【诊断和鉴别诊断】

一些希特林缺乏症患者血液瓜氨酸正常，不同疾病时期血液及尿液代谢改变不同，缺乏特异性的生化或临床诊断标准，需综合分析临床、生化、代谢组学、影像和病理等多种检查结果，确诊需要依靠*SLC25A13*基因分析。需注意与胆道闭锁、胆汁酸合成障碍、酪氨酸血症、半乳糖血症、线粒体肝病等疾病鉴别。对于以神经精神疾病形式发病的患者，尚需与脑炎、神经变性病等疾病鉴别[9]。

【治疗】

1. 饮食管理

饮食管理为基础，限制蔗糖、果糖、乳糖、半乳糖等碳水化合物，强化中链甘油三酯，并补充脂溶性维生素、微量元素和不饱和脂肪酸。大量饮酒或输注高浓度葡萄糖、甘油或果糖制剂可能诱发代谢危象。对于脑水肿的患者，应注意避免使用高浓度葡萄糖及甘油果糖。

2. 药物

精氨酸（每日100~500 mg/kg）有助于防治高氨血症。苯丁酸钠（每日100~500 mg/kg）等除氮剂是有效的降氨治疗药物。在急性期，如果血氨持续高于400 μmol/L，需进行血液净化，以挽救生命，避免不可逆的脑损害。

3. 肝移植

对于饮食及药物控制不良的患者，可以考虑肝移植，以预防高氨血症导致的脑病。

【预后】

只要诊断治疗及时，合理饮食及营养干预，希特林缺乏病患者大多预后良好，有个别患者因肝硬化或高氨血症脑病死亡。新生儿筛查有助于症前诊断希特林缺陷病患儿，但是，半数患儿血液代谢改变不典型，可能漏诊。

（陈哲晖　陆　妹）

【参考文献】

［1］北京医学会罕见病分会，中国妇幼保健协会儿童疾病和保健分会遗传代谢学组，中国医师协会青春期医学专业委员会临床遗传学组及生化学组，等. 尿素循环障碍的三级防控专家共识. 中国实用儿科杂志，2021，36（10）：725-730.

［2］中国医师协会医学遗传医师分会临床生化专业委员会，中华医学会儿科学分会内分泌遗传代谢学组，中国妇幼保健协会儿童疾病和保健分会遗传代谢学组，等. 中国尿素循环障碍诊断治疗和管理指南. 中华儿科杂志，2022，60（11）：1118-1126.

［3］Häberle J，Burlina A，Chakrapani A，et al. Suggested guidelines for the diagnosis and management of urea cycle disorders：First revision. J Inherit Metab Dis，2019，42（6）：1192-1230.

［4］Kobayashi K，Saheki T，Song YZ. Citrin Deficiency. GeneReviews®［Internet］. Seattle（WA）：University of Washington，Seattle，2005：1993-2014.

［5］Song YZ，Li BX，Chen FP，et al. Neonatal intrahepatic cholestasis caused by citrin deficiency：clinical and laboratory investigation of 13 subjects in mainland of China. Dig Liver Dis，2009，41（9）：683-689.

［6］宋元宗，刘睿. 从肝细胞基侧膜载体蛋白角度谈希特林缺陷导致的新生儿肝内胆汁淤积症. 中国实用儿科杂志，2021，36（10）：738-741.

[7] Song YZ, Deng M, Chen FP, et al. Genotypic and phenotypic features of citrin deficiency: five-year experience in a Chinese pediatric center. Int J Mol Med, 2011, 28(1): 33-40.

[8] Lin WX, Zeng HS, Zhang ZH, et al. Molecular diagnosis of pediatric patients with citrin deficiency in China: SLC25A13 mutation spectrum and the geographic distribution. Sci Rep, 2016, 6: 29732.

[9] Zheng QQ, Zhang ZH, Zeng HS, et al. Identification of a large SLC25A13 deletion via sophisticated molecular analyses using peripheral blood lymphocytes in an infant with Neonatal Intrahepatic Cholestasis caused by Citrin Deficiency (NICCD): a clinical and molecular study. Biomed Res Int, 2016, 2016: 4124263.

第九节　鸟氨酸氨甲酰转移酶缺乏症

【概述】

鸟氨酸氨甲酰转移酶（ornithine transcarbamylase，OTC）缺乏症又称高氨血症 2 型，约占先天性尿素循环障碍中的半数，遗传方式为 X 连锁遗传，男女发病率大致相同。我国 782 万新生儿筛查检出率仅为 1/651 639，为罕见病，由于缺乏特异性生化检测指标，新生儿筛查漏诊严重，目前不适于列入新生儿筛查对象疾病[1]。

鸟氨酸氨甲酰转移酶是一种线粒体基质酶，催化尿素循环的第二步。编码鸟氨酸氨甲酰转移酶的 *OTC* 基因位于 Xp11.4，女性纯合子和男性半合子发病，女性杂合子也有发病，但症状较男性轻，其表型与临床表现有一定关系[2]。

【临床表现】

新生儿期起病的 OTC 缺乏症患者约占 1/3，男婴较多，由于起病急骤，常导致严重脑病、肝病，临床表现类似脓毒症、缺血缺氧性脑病，诊断困难，死亡率极高，一些患者在获诊前死亡，需要依靠尸检诊断[3]。

迟发型患者个体差异较大，男女患者数量大致相同，于婴幼儿期至成年起病，氨在体内蓄积，引起高氨血症脑病、肝病等一系列症状，可呈急性、间歇性或慢性进行性病程。大多迟发型患者初次发病之前无特异性症状，智力发育正常，也有少数患者成年后发病，甚至有的 *OTC* 基因变异携带者终身不发病。一些患者由于高蛋白饮食诱发急性高氨血症。在发热、饥饿、感染、手术等应激状态时，由于肌肉蛋白分解增加，可能导致高氨血症的急性发作。一些患者因上呼吸道感染服用退热剂、大环内酯类抗生素诱发瑞氏综合征，发生多脏器损害，死亡率很高[4]。

【辅助检查】

1. 生化检测

血氨增高（新生儿 > 150 μmol/L，婴儿期及以后 > 60 μmol/L），典型患者血液瓜氨酸降低，谷氨酸增高，尿乳清酸及尿嘧啶排泄增加，常伴有肝损害[5]。

2. 酶学分析

患者肝 OTC 活性降低。新生儿期发病的早发型患儿肝脏 OTC 活性极低，多在测定灵敏度以下。

3. 基因诊断

OTC 基因致病性变异。

【诊断和鉴别诊断】

根据症状、血氨、血氨基酸及尿有机酸异常，结合 *OTC* 基因分析可确诊。腹部超声、脑影像、脑电图等检查有助于鉴别病因，评估患者神经病变及功能，营养发育评估有助于指导综合治疗[6]。

【治疗】

1. 饮食治疗

限制天然蛋白质，为保证营养，需补充高碳水化合物、高脂肪的特殊配方奶粉等低蛋白食物，给予维生素、不饱和脂肪酸等营养支持，保证患者生长发育及整体生活质量。

2. 降氨治疗

瓜氨酸（每日 100～500 mg/kg）、精氨酸（每日 100～500 mg/kg）有助于降低血氨，苯丁酸钠（每日 100～500 mg/kg）或苯丁酸甘油酯（每日 100～500 mg/kg）等除氮剂是有效的降氨治疗药物。

如果血氨持续高于400μmol/L，需进行血液净化，以挽救生命，避免不可逆的脑损害。

3. 肝移植

对于饮食及药物控制不良的患者，应考虑肝移植。

【预后】

如能在发生脑病前通过饮食、药物或肝移植控制血氨，防治高氨血症脑病，多数患者预后良好。如果发生严重高氨血症，可能导致不可逆的脑损害，致残、致死率很高。

（陈哲晖 杨艳玲）

【参考文献】

[1] 中国妇幼保健协会儿童疾病和保健分会遗传代谢学组. 鸟氨酸氨甲酰转移酶缺乏症诊治专家共识. 浙江大学学报（医学版），2020，49（5）：539-547.

[2] 顾学范，韩连书，余永国. 中国新生儿遗传代谢病筛查现状及展望. 罕见病研究，2022，1（1）：13-19.

[3] 中国医师协会医学遗传医师分会临床生化专业委员会，中华医学会儿科学分会内分泌遗传代谢学组，中国妇幼保健协会儿童疾病和保健分会遗传代谢学组，等. 中国尿素循环障碍诊断治疗和管理指南. 中华儿科杂志，2022，60（11）：1118-1126.

[4] 北京医学会罕见病分会，中国妇幼保健协会儿童疾病和保健分会遗传代谢学组，中国医师协会青春期医学专业委员会临床遗传学组及生化学组，等. 尿素循环障碍的三级防控专家共识. 中国实用儿科杂志，2021，36（10）：725-730.

[5] 郝虎. 鸟氨酸氨甲酰转移酶缺乏症诊断与治疗. 中国实用儿科杂志，2021，36（10）：744-748.

[6] 初旭珺，杨艳玲，袁云. 迟发型尿素循环障碍的神经精神损害. 中国实用儿科杂志，2021，36（10）：756-758.

第十节　精氨酸血症

【概述】

精氨酸血症（argininemia，OMIM 207800）又称为精氨酸酶缺乏症（arginase deficiency），是常染色体隐性遗传病，为尿素循环障碍中的一个少见类型，我国782万新生儿筛查研究结果显示精氨酸血症检出率仅为1/558 547[1-2]，临床发病率不详。

精氨酸酶是尿素循环中的最后一个酶，由于ARG1基因致病变异导致精氨酸酶1功能缺陷，精氨酸不能顺利转化成瓜氨酸，使得血液和尿液中的精氨酸升高。此外，由于尿素无法顺利生成，导致过量的氮以氨的形式在血液中蓄积，引起高氨血症，继而引起一系列神经精神疾病[3]。

精氨酸血症患者临床表现复杂多样，可表现为智力运动倒退、癫痫发作、痉挛性瘫痪及肝损伤等，痉挛性瘫痪可能为主要或唯一的临床表现。对于临床怀疑精氨酸血症的患儿，可通过血液氨基酸、尿液有机酸及基因分析诊断。精氨酸血症的治疗对策主要包括低蛋白饮食、除氮药物及肝移植[4]。

【临床表现】

患者的临床表现个体差异很大，其严重程度常和酶的缺乏程度相关。严重者在新生儿早期发病，死亡率高；婴幼儿期或者学龄期发病的患者临床表现较复杂[5]。

1. 生长障碍和喂养困难

在婴幼儿期可以出现生长迟缓，小头畸形常见。部分患者会出现喂养困难，偏食或者厌食高蛋白质食物，进而造成营养障碍。

2. 神经系统损害

智力运动发育迟滞或倒退是主要表现，常见痉挛性瘫痪、共济失调以及癫痫。严重的下肢痉挛性瘫痪会导致关节挛缩或者脊柱前弯。因此，也常被误诊为脑性瘫痪、神经变性病或者小脑共济失调。

3. 意识障碍

精氨酸血症会引发不同程度的血氨增高，继而出现轻重不同的意识障碍。

4. 肝损害

部分患者血清转氨酶增高，可见轻度肝大或者胆汁淤积。肝硬化以及肝衰竭少见。

【辅助检查】

1. 一般化验

血氨检测是一个重要的手段，但是少数患者血氨水平可以正常。部分患者合并有转氨酶升高或者凝血时间延长。

2. 血液氨基酸及酰基肉碱谱检测

精氨酸水平可呈轻中度增高。

3. 尿液有机酸分析

发作期乳清酸水平升高，但是病情稳定期或者低蛋白饮食状态时可以正常。

4. 影像学检查

腹部超声可见轻度肝大或者胆汁淤积。颅脑MRI可见脑萎缩、脑白质的多囊性损害或者脑皮质萎缩。

5. 精氨酸酶测定

肝或红细胞、白细胞、皮肤成纤维细胞中精氨酸酶活性下降。

6. 基因分析

ARG1双等位基因致病变异。

【诊断和鉴别诊断】

1. 新生儿筛查或者高危筛查

血液精氨酸水平升高。

2. 血液氨基酸及酰基肉碱谱检测

精氨酸水平增高。精氨酸与鸟氨酸比值升高可作为诊断精氨酸血症的重要依据，大于0.8提示精氨酸血症。

3. 尿有机酸分析

发作期乳清酸水平升高。

4. 酶学分析

肝或红细胞、白细胞、皮肤成纤维细胞中精氨酸酶活性下降是诊断本病的重要依据。

5. 基因检测

ARG1基因复合杂合或者纯合变异。

【治疗】

1. 急性期治疗

①暂时停止蛋白质摄入，但应在24～48 h后开始补充必需氨基酸；②高浓度葡萄糖，适当补充电解质；③脂肪乳（每日0.5～2.0 g/kg）；④注意避免使用精氨酸、红霉素及阿司匹林。⑤血液净化：如果血氨持续高于400 μmol/L，需进行血液透析或血浆置换，以挽救生命，避免不可逆的脑损害。

2. 饮食及营养治疗

限制天然蛋白质，低精氨酸饮食。目标是使血液中精氨酸水平尽可能接近正常范围。为保证营养，须补充高碳水化合物、高脂肪的特殊配方奶粉等低蛋白食物，给予维生素、不饱和脂肪酸等营养支持，保证患者生长发育及整体生活质量。

3. 药物治疗

瓜氨酸（每日100～200 mg/kg）、鸟氨酸（每日100～200 mg/kg）有助于促进尿素生成，减少氨的产生；苯丁酸钠（每日0.25～0.5 g/kg）可促进氨的排泄。

4. 酶替代治疗

静脉滴注红细胞悬液可以改善重症患者的生化代谢，缓解症状。

5. 肝移植

如果饮食及药物治疗效果不良，或合并严重肝衰竭、肝硬化，需进行肝移植。

6. 对症治疗

针对患者的个体情况进行个体化治疗。

7. 需要规避的药物

丙戊酸、红霉素、阿司匹林等潜在肝损害的药物。

【预后】

精氨酸血症是可防可治的疾病，若能通过新生儿筛查早期发现，在症状前进行干预，可以避免或减轻神经系统损害[6-7]。

（陈哲晖　杨艳玲）

【参考文献】

[1] 董慧，张尧. 精氨酸血症所致瘫痪的识别与对策中国实用儿科杂志，中国实用儿科杂志，2021，36（10）：741-744.

[2] 顾学范，韩连书，余永国. 中国新生儿遗传代谢病筛查现状及展望. 罕见病研究，2022，1（1）：13-19.

[3] Bin Sawad A, Jackimiec J, Bechter M, et al. Epidemiology, methods of diagnosis, and clinical management of patients with arginase 1 deficiency（ARG1-D）: A systematic review. Mol Genet Metab, 2022; 137(1-2): 153-163.

[4] Sun A, Crombez EA, Wong D. Arginase Deficiency. 2004 Oct 21 [Updated 2020 May 28]. In: Adam MP, Everman DB, Mirzaa GM, et al., editors. GeneReviews® [Internet]. Seattle (WA): University of Washington, Seattle; 1993-2022.

[5] Häberle J, Burlina A, Chakrapani A, et al. Suggested guidelines for the diagnosis and management of urea cycle disorders: First revision. J Inherit Metab Dis, 2019, 42(6): 1192-1230.

[6] 中国医师协会医学遗传医师分会临床生化专业委员会，中华医学会儿科学分会内分泌遗传代谢学组，中国妇幼保健协会儿童疾病和保健分会遗传代谢学组，等. 中国尿素循环障碍诊断治疗和管理指南. 中华儿科杂志，

[7] 北京医学会罕见病分会，中国妇幼保健协会儿童疾病和保健分会遗传代谢学组，中国医师协会青春期医学专业委员会临床遗传学组及生化学组，等. 尿素循环障碍的三级防控专家共识. 中国实用儿科杂志，2021，36（10）：725-730.

第十一节　同型半胱氨酸血症

【概述】

同型半胱氨酸血症（homocystinemia）又称同型胱氨酸尿症（homocystinuria）是相对常见的可治疗的氨基酸代谢病。正常情况下，血清或血浆总同型半胱氨酸 < 15 μmol/L，多种遗传和非遗传原因可导致程度不同的同型半胱氨酸血症[1-2]。

同型半胱氨酸大部分通过两条途径进行再甲基化，恢复成甲硫氨酸。其中一条途径是由甜菜碱提供甲基，由甜菜碱-同型半胱氨酸甲基转移酶催化，另一条途径是由甲基四氢叶酸提供甲基，经 5-甲基四氢叶酸同型半胱氨酸甲基转移酶催化进行，这一过程尚需维生素 B_{12} 的衍生物甲钴铵作为辅助因子参与。因此，维生素 B_{12} 代谢异常也可导致这一途径发生障碍[3]。

已知的甲硫氨酸代谢途径中的酶缺陷有9种，均为常染色体隐性遗传病。经典型同型半胱氨酸血症共3型（表7-11-1），有些涉及维生素 B_{12} 的代谢缺陷。胱硫醚合酶（cystathionine synthase，CBS）缺乏症导致的同型半胱氨酸血症 I 型是最严重的类型，我国782万新生儿筛查研究结果中同型半胱氨酸血

表 7-11-1　三型同型胱氨酸血症的病因、临床、生化及遗传特点

病因	I 型	II 型	III 型
	胱硫醚合酶缺陷	亚甲基四氢叶酸还原酶缺陷	蛋氨酸合成酶
临床表现			
智力发育迟缓	常见	常见	常见
生长迟缓	无	常见	无
骨骼畸变	常见	偶有	无
晶状体异位	常见	无	无
血栓栓塞	常见	偶有	无
巨红细胞性贫血	无	偶有	无
甲基丙二酸尿症	无	无	有
生化特征			
血、尿总同型半胱氨酸	↑	正常~↑	↑
血浆甲硫氨酸	↑	↓~正常	↓~正常
血浆和尿中的胱硫醚	测不出	可能	可能
血清叶酸	↓~正常	↓~正常	↓~正常
基因缺陷	*CBS*	*MTHFR*	*MTR*
治疗			
维生素	维生素 B_6 对部分患者有效	维生素 B_{12}，叶酸	叶酸
严格限制甲硫氨酸	有益	有害	有害
甜菜碱	2~9 g/d	2~9 g/d	2~9 g/d

症Ⅰ型检出率为1/434 426，全国情况不详。CBS基因位于染色体21q22.3，已发现160余种突变类型。同型半胱氨酸血症Ⅱ型是我国常见的代谢病，病因为编码亚甲基四氢叶酸还原酶的MTHFR基因致病变异，患者可在新生儿至成年发病，血液总同型半胱氨酸升高，轻重不一。MTHFR位于染色体1p36.22，MTHFR基因c.677C>T多态性研究发现TT基因型是引起高血压、心脑血管疾病的主要原因之一，一些患者发生神经精神损害。同型半胱氨酸血症Ⅲ型病因为编码蛋氨酸合成酶（methionine synthase，MS）的基因MTR缺陷，MTR位于染色体1q43，血液蛋氨酸降低，总同型半胱氨酸增高[4]。

【临床表现】

患儿出生时正常，在婴儿期以非特异性症状为主，如体重不增、发育迟滞等，多数在3岁以后因发现眼病就诊[5-7]。

1. 眼

晶状体脱位常在幼儿期出现，逐渐加重，导致重度近视，在眼球或头部活动时可见到特殊的虹膜颤动。随着病程发展，出现散光、青光眼、白内障、视网膜脱离、视神经萎缩等表现。

2. 骨骼

身材细长，酷似马方综合征，接近青春期时可见骨骺和干骺端增大，尤以膝关节最显著。因全身骨质疏松，常见脊柱侧凸、椎体压缩、病理性骨折等骨骼损害；其他骨骼畸形有膝外翻、鸡胸或漏斗胸等。

3. 中枢神经系统

约50%的患者智力运动发育迟缓，智力较好的患者大多为维生素B_6反应型。心理行为异常亦较多见，严重者发生精神分裂症，约20%的患者伴有癫痫发作和脑电图异常。

4. 心、血管系统

血液同型半胱氨酸持续增高会增强血小板的粘连，造成血管壁损伤，极易发生血栓栓塞，导致肾血管梗死、脑梗死、肺源性心脏病、肺动脉高压、心肌病、肢体静脉血栓等。采用超声检查可早期发现血管病变[4]。

【辅助检查】

1. 新生儿筛查或高危筛查

血液蛋氨酸浓度增高，总同型半胱氨酸增高，胱硫醚和胱氨酸下降，为同型半胱氨酸血症Ⅰ型的特征[5-7]。

2. 尿硝普盐试验

可作为疑诊患儿的初筛方法，尿液中含有同型（半）胱氨酸、胱氨酸时亦呈阳性结果。

3. 尿有机酸检查

尿液总同型半胱氨酸显著增高，有机酸正常。

4. 酶学检测

同型半胱氨酸血症Ⅰ型患者淋巴细胞、皮肤成纤维细胞、肝、脑、胰等组织胱硫醚合成酶活性降低。

5. 基因诊断

相关基因双等位致病变异。

【诊断和鉴别诊断】

对于晶状体脱位、严重近视、骨骼异常（类似马方综合征的体型）、以血栓栓塞为特征的血管异常或合并发育迟缓/智力残疾的患者，需注意同型半胱氨酸血症Ⅰ型的可能，及早进行血液总同型半胱氨酸、蛋氨酸测定[8-9]。

新生儿疾病筛查发现血蛋氨酸升高，需通过血液总同型半胱氨酸检测明确诊断。

血液维生素B_{12}、B_6、叶酸测定，有助于鉴别营养因素导致的继发性同型半胱氨酸血症。

尿有机酸分析是鉴别甲基丙二酸尿症合并同型半胱氨酸血症的关键方法。

【治疗】

1. 药物及饮食治疗

（1）维生素B_6：约半数同型半胱氨酸血症Ⅰ型患者有效，剂量因人而异，100～1000 mg/d，同时应加用叶酸或亚叶酸5～10 mg/d；当每日口服500～1000 mg数周而血生化指标无好转时，可视为维生素B_6无反应型。

（2）低蛋氨酸-高胱氨酸饮食：对部分同型半胱氨酸血症Ⅰ型患者有效，需限制天然蛋白质，补充无蛋氨酸的特殊医学用途配方奶粉。对于同型半胱氨酸血症Ⅱ型、Ⅲ型患者，无须限制蛋白质，应正常饮食。

（3）甜菜碱：用于非维生素B_6反应型同型半胱氨酸血症Ⅰ型患者的治疗，每日2～9 g，分次服用。有助于改善同型半胱氨酸血症Ⅱ型、Ⅲ型患者的临床症状。

治疗过程中应定期监测生长速率、神经精神及骨骼情况，血和尿的氨基酸，血浆蛋氨酸浓度维持在20～100 μmol/L；血和尿中的总同型半胱氨酸浓度应维持在正常范围。

2.肝移植

对于饮食及药物治疗控制不良的同型半胱氨酸血症Ⅰ型患者，可考虑肝移植。

【预后】

患者的预后取决于病因、合并症、治疗早晚及方法。新生儿筛查是发现同型半胱氨酸血症Ⅰ型、Ⅲ型的重要措施，如果在发病后开始治疗，患儿可能遗留不可逆性脑损害。如能在症状前开始治疗，部分患儿可以获得正常发育。同型半胱氨酸血症Ⅱ型患者转归差异较大，早发型多在婴幼儿时期发生癫痫、脑积水，预后不良，晚发型患者中合并痉挛性瘫痪的患者预后不良，合并心血管疾病的患者预后较好。

（张会婷　杨艳玲）

【参考文献】

[1] 李东晓,张尧,张宏武,等.高同型半胱氨酸血症的诊断、治疗与预防专家共识.罕少疾病杂志,2022,29(6):1-4.

[2] 顾学范,韩连书,余永国.中国新生儿遗传代谢病筛查现状及展望.罕见病研究,2022,1(1):13-19.

[3] Li DX, Li XY, Dong H. Eight novel mutations of CBS gene in nine Chinese patients with classical homocystinuria. World J Pediatr, 2018, 14(2): 197–203.

[4] 王峤,刘靖,刘玉鹏,等.亚甲基四氢叶酸还原酶缺陷导致学童精神分裂症.中国当代儿科杂志,2014,16(1):62-66.

[5] 董慧,陈哲晖,马雪,等.亚甲基四氢叶酸还原酶缺乏症致脑积水患儿2例临床及MTHFR基因变异分析.临床儿科杂志,2023,41(2):108-112.

[6] Yuan Y, Yu X, Niu F, et al. Genetic polymorphism of methylenetetrahydrofolate reductase as a potential risk factor for congenital heart disease: a meta-analysis in Chinese pediatric population. Medicine(Baltimore), 2017, 96(23): 7057.

[7] 贺蒻萱,董慧,张宏武,等.甲基丙二酸血症合并同型半胱氨酸尿症导致脑积水76例诊断和治疗分析.中华儿科杂志,2021,59(6):459-465.

[8] 孙佳鹏,肖慧捷,丁洁,等.高同型半胱氨酸血症与儿童慢性肾脏病的关系.中华实用儿科临床杂志,2017,32(11):852-855.

[9] 刘怡,刘玉鹏,张尧,等.中国1003例甲基丙二酸血症的复杂临床表型、基因型及防治情况分析.中华儿科杂志,2018,56(6):414-420.

第十二节　甲基丙二酸血症

【概述】

甲基丙二酸血症（methylmalonic acidemia）又称甲基丙二酸尿症（methylmalonic aciduria），是我国最常见的有机酸代谢病，是一组可治可防的罕见病，我国782万新生儿筛查研究结果显示甲基丙二酸血症检出率为1/15 213[1]，全国发病率不详，北方高于南方，山东、山西、河南、青海等地发病率较高。已知15种基因缺陷导致的遗传性甲基丙二酸血症，还有维生素B_{12}、叶酸缺乏导致的非遗传性甲基丙二酸血症。患者个体差异显著，可在新生儿期到老年期发病，可表现为急性或慢性病程，导致神经、精神、血液、心血管、肾、眼、骨骼等多系统疾病，致残致死率很高，临床识别困难，需要依赖生化代谢、基因诊断。如能早期诊断，根据病型及个体情况进行饮食干预、钴胺素、左卡尼汀或肝移植治疗，绝大多数患者可以获得正常生活质量[2]。

【病因和发病机制】

根据酶缺陷的类型，甲基丙二酸血症主要分为甲基丙二酰辅酶A变位酶（methylmalonyl coenzyme A mutase，MCM）缺陷及其辅酶维生素B_{12}（钴胺素，cobalamin，cbl）代谢障碍两大类，迄今共发现15种基因变异导致的亚型（表7-12-1）。其中，仅cblX为X连锁遗传病，其余14种亚型均为常染色体隐性遗传病[3-5]。

根据患者血液总同型半胱氨酸增高与否，分为单纯型甲基丙二酸血症及合并型甲基丙二酸血症，单纯型甲基丙二酸血症患者血总同型半胱氨酸正常，合并型甲基丙二酸血症患者血总同型半胱氨酸明显升高，我国约70%的甲基丙二酸血症患者为合并型甲基丙二酸血症，30%为单纯型甲基丙二酸血症[6]。

单纯型甲基丙二酸血症的主要病因是甲基丙二

表 7-12-1 甲基丙二酸血症的病因、基因缺陷与生化表型

蛋白缺陷类型	基因缺陷	遗传方式	生化表型
甲基丙二酰辅酶 A 变位酶	MMUT	常染色体隐性遗传	单纯型单纯型甲基丙二酸血症
甲基丙二酰辅酶 A 异构酶	MCEE	常染色体隐性遗传	单纯型单纯型甲基丙二酸血症
线粒体内钴胺素代谢障碍			
cblA	MMAA	常染色体隐性遗传	单纯型单纯型甲基丙二酸血症
cblB	MMAB	常染色体隐性遗传	单纯型单纯型甲基丙二酸血症
cblD- 变异型 2（cblH）	MMADHC	常染色体隐性遗传	单纯型单纯型甲基丙二酸血症
胞质和溶酶体钴胺素代谢异常			
cblC	MMACHC	常染色体隐性遗传	甲基丙二酸血症合并同型半胱氨酸血症
	PRDX1	常染色体隐性遗传	甲基丙二酸血症合并同型半胱氨酸血症
cblX	HCFC1	X 连锁遗传	甲基丙二酸血症合并同型半胱氨酸血症
	THAP11	常染色体隐性遗传	甲基丙二酸血症合并同型半胱氨酸血症
	ZNF143	常染色体隐性遗传	甲基丙二酸血症合并同型半胱氨酸血症
cblD	MMADHC	常染色体隐性遗传	甲基丙二酸血症合并同型半胱氨酸血症
cblF	LMBRD1	常染色体隐性遗传	甲基丙二酸血症合并同型半胱氨酸血症
cblJ	ABCD4	常染色体隐性遗传	甲基丙二酸血症合并同型半胱氨酸血症
线粒体 DNA 耗竭综合征			
琥珀酰辅酶 A 连接酶	SUCLG1	常染色体隐性遗传	单纯型甲基丙二酸血症
	SUCLA2	常染色体隐性遗传	单纯型甲基丙二酸血症

酰辅酶 A 变位酶缺陷，编码甲基丙二酰辅酶 A 变位酶基因为 MMUT，MMUT 变异导致甲基丙二酰辅酶 A 变位酶功能完全缺乏（mut0 型）或部分缺乏（mut- 型）。MCEE 基因变异导致甲基丙二酰辅酶 A 异构酶缺陷，还有 cblA 型（MMAA 基因缺陷）、cblB 型（MMAB 基因缺陷）及 cblH 型（MMADHC 基因缺陷），均表现为腺苷钴胺素转运和合成障碍，生化表型为单纯型甲基丙二酸血症[7]。

合并型甲基丙二酸血症是由于胞质和溶酶体钴胺素代谢异常引起的腺苷钴胺素和甲基钴胺素（MeCbl）合成缺陷，如 cblC、cblD、cblF、cblJ、cblX。cblC 是钴胺素代谢障碍中最常见的类型，其编码基因 MMACHC 位于 1p34.1，c.609G > A 和 c.658_660del 是我国最常见的变异。

cblX 为 X 连锁遗传病，HCFC1 基因编码染色质相关的转录调节因子，位于 Xq28。患者生化表型可为甲基丙二酸血症合并同型半胱氨酸血症。

此外，SUCLG1、SUCLA2 基因缺陷导致线粒体 DNA 耗竭综合征，生化异常虽然为轻度甲基丙二酸血症，但临床症状严重，表现为线粒体脑肌病及多脏器损害[8]。

【临床表现】

甲基丙二酸血症患者个体差异较大，发病越早病情越重。由于甲基丙二酰辅酶 A、甲基丙二酸、3-羟基丙酸、同型半胱氨酸等毒性代谢物蓄积，造成一系列神经系统损害，严重时引起酮症酸中毒、低血糖、高血氨、高甘氨酸血症等生化异常。1 岁内为早发型，重症患儿可于新生儿期发病，起病急骤，死亡率极高。1 岁后发病的患者为晚发型。儿童期起病的患儿初发症状多为喂养困难、厌食、发育迟缓、惊厥、肌张力低下，常因发热、饥饿、高蛋白饮食、感染等诱发代谢性酸中毒急性发作，出现呕吐、呼吸困难、意识障碍、多脏器损害，若不能及时诊断、合理治疗，死亡率很高，存活者常遗留癫痫、智力障碍等严重神经系统损害。近年来随着高危筛查的普及，发现了一些青春期到成年发病的患者，表现为精神行为异常、智力运动倒退、高血压、肺动脉高压、肾损害等疾病[9]。

【辅助检查】

1. 新生儿筛查

典型患儿血丙酰肉碱增高和（或）丙酰肉碱/游离肉碱、丙酰肉碱/乙酰肉碱比值增高，cblC 患儿常有蛋氨酸缺乏。需通过尿有机酸分析、血总同型半胱氨酸测定、基因分析进一步分析病因。

2. 尿有机酸分析

患者尿甲基丙二酸、3-羟基丙酸、甲基枸橼酸等有机酸显著增高。

3. 血氨基酸、游离肉碱、酰基肉碱谱分析

患者丙酰肉碱多显著增高（> 5 μmol/L），游离肉碱降低，丙酰肉碱/游离肉碱及丙酰肉碱/乙酰肉碱比值增高。甲基丙二酸血症合并同型半胱氨酸血症 cblC 型患者蛋氨酸常明显下降。

4. 血清或血浆、尿总同型半胱氨酸测定

单纯型甲基丙二酸血症患者血清或血浆总同型半胱氨酸浓度正常，甲基丙二酸血症合并同型半胱氨酸血症患者血及尿总同型半胱氨酸浓度常显著增高。

5. 血维生素 B_{12}、叶酸测定，维生素 B_{12} 负荷试验

遗传性甲基丙二酸血症患者血液维生素 B_{12}、叶酸多正常，而营养不良导致的继发性甲基丙二酸血症患者血液维生素 B_{12}、叶酸多降低。根据维生素 B_{12} 治疗是否有效，临床分为维生素 B_{12} 有效型和 B_{12} 无效型，每天肌内注射维生素 B_{12}（羟钴胺、腺苷钴胺、甲钴胺）1 mg，连续 3～7 d，如果临床症状好转、生化指标改善则为维生素 B_{12} 有效型。甲基丙二酸血症合并同型半胱氨酸血症患者中除 cblX 外均为维生素 B_{12} 有效型。

6. 影像学检查

脑 CT 及 MRI 可见以苍白球损害为主的对称性基底节损害，白质发育落后或变性，随病情进展出现弥漫性脑萎缩；典型患者可见弥漫性幕上白质水肿和髓鞘化不良，严重患者发生脑积水。

7. 基因诊断

可采用 Sanger 测序或高通量测序，对甲基丙二酸血症相关致病基因进行分析。

【诊断和鉴别诊断】

甲基丙二酸血症患者缺乏特异性症状与体征，临床诊断困难，需要通过生化代谢及基因分析才能确诊。

1. 临床诊断

对新生儿筛查阳性或临床可疑的患者，立即进行血氨基酸及酰基肉碱谱、总同型半胱氨酸和尿有机酸分析，并检测血糖、血氨、电解质、血气，评估脑、心血管、肝肾等脏器功能。甲基丙二酸血症患者血丙酰肉碱、丙酰肉碱/游离肉碱及丙酰肉碱/乙酰肉碱比值增高，蛋氨酸降低或正常，尿甲基丙二酸、3-羟基丙酸、甲基枸橼酸等有机酸显著增高，血同型半胱氨酸升高或正常。

2. 生化分型

单纯型甲基丙二酸血症患者血、尿总同型半胱氨酸浓度正常，甲基丙二酸血症合并同型半胱氨酸血症患者血、尿总同型半胱氨酸浓度常显著增高[10]。

3. 基因诊断

根据患者基因分析结果判断基因型及变异类型。

4. 母亲及婴儿血液维生素 B_{12}、叶酸测定

对于母乳喂养的婴儿，需注意母亲营养状况及其血液维生素 B_{12}、叶酸、总同型半胱氨酸水平，以鉴别母源性营养不良导致的婴儿继发性甲基丙二酸血症。

【治疗】

1. 急性期治疗

以维生素 B_{12}（羟钴胺、腺苷钴胺、甲钴胺或氰钴胺，每日 1～10 mg）、左卡尼汀（每日 50～200 mg/kg）及静脉补液为主，纠正酸中毒、能量支持、对症治疗，必要时进行血液透析或血浆置换。同时，保证高热量供给以减少机体蛋白分解。鉴于重症患儿或代谢性酸中毒急性发作期死亡率极高，临床高度怀疑时，可在确诊前即开始治疗，如限制蛋白质摄入、静脉补液保证高热量供给、注射大剂量维生素 B_{12} 及左卡尼汀。对于合并高氨血症（血氨 > 100 μmol/L）的患者，需静脉滴注或口服精氨酸或精氨酸谷氨酸 100～500 mg/kg、门冬氨酸鸟氨酸。卡谷氨酸（每日 100～250 mg/kg，分次口服）对于单纯型甲基丙二酸血症继发性高氨血症和代谢性酸中毒有显著的疗效。有助于控制急性酸中毒发作，有效改善远期预后。

2. 长期治疗

根据疾病分型进行针对性饮食和药物治疗。

对于单纯型甲基丙二酸血症维生素 B_{12} 有效型患者，维生素 B_{12} 需长期维持，每周一次或数次肌内注射 1～10 mg，使血液游离肉碱、丙酰肉碱及尿甲基

丙二酸浓度维持在理想范围，同时每日口服左卡尼汀 30～100 mg/kg。

对于维生素 B_{12} 无效型单纯型甲基丙二酸尿症，以饮食治疗为主，限制天然蛋白质，补充去除异亮氨酸、缬氨酸、甲硫氨酸、苏氨酸的特殊配方奶粉。左卡尼汀常用剂量为 30～100 mg/(kg·d)。卡谷氨酸 10～100 mg/(kg·d) 有助于防治高氨血症和代谢性酸中毒。如果饮食及药物效果不好，可以考虑肝移植。

甲基丙二酸血症合并同型半胱氨酸血症的患者以维生素 B_{12}、叶酸、左卡尼汀、甜菜碱支持治疗为主，正常饮食，不需要限制蛋白质，需口服甜菜碱 2～9 g/d，保证蛋氨酸等营养支持，根据病情对症治疗。同时，需注意维生素 D、不饱和脂肪酸等整体营养支持。

【预后】

甲基丙二酸血症患者的预后取决于疾病类型、发现早晚和长期治疗三方面。单纯型甲基丙二酸血症维生素 B_{12} 有效型患者预后较好，其中 cblA、cblD 预后最好。维生素 B_{12} 无效型患者预后较差，死亡率、残障率很高。甲基丙二酸血症合并同型半胱氨酸血症早发型预后较差，早期诊断及晚发型患者预后较好。新生儿筛查是早期发现甲基丙二酸血症的重要措施，如果在发病后开始治疗，患儿可能遗留不可逆性脑损害。如能在症状前开始治疗，绝大多数患者可以获得正常发育，与同龄人一样就学就业、结婚生育。随着新生儿筛查的普及，早期诊断率显著提高，患儿预后明显改善[11]。

（陈哲晖　杨艳玲）

【参考文献】

[1] 顾学范, 韩连书, 余永国. 中国新生儿遗传代谢病筛查现状及展望. 罕见病研究, 2022, 1（1）: 13-19.

[2] 中国妇幼保健协会出生缺陷防治与分子遗传分会, 中国优生科学协会早产与早产儿管理分会, 中华预防医学会残疾预防与控制专业委员会, 等. 甲基丙二酸血症合并同型半胱氨酸血症 cblC 型所致脑积水诊疗与预防专家共识. 中华新生儿科杂志（中英文）, 2022, 37（6）: 481-487.

[3] 中华预防医学会出生缺陷预防与控制专业委员会新生儿筛查学组, 中华医学会儿科学分会临床营养学组, 中华医学会儿科学分会内分泌遗传代谢学组, 等. 单纯型甲基丙二酸尿症饮食治疗与营养管理专家共识. 中国实用儿科杂志, 2018, 33（7）: 481-486.

[4] 刘玉鹏, 张尧, 宋金青, 等. 中国 1003 例甲基丙二酸血症的复杂临床表型、基因型及防治情况分析. 中华儿科杂志, 2018, 56（6）: 414-420.

[5] He R, Zhang H, Kang L, et al. Analysis of 70 patients with hydrocephalus due to cobalamin C deficiency. Neurology, 2020, 95（23）: e3129-e3137.

[6] He R, Mo R, Shen M, et al. Variable phenotypes and outcomes associated with the MMACHC c.609G > A homologous mutation: long term follow-up in a large cohort of cases. Orphanet J Rare Dis, 2020, 15（1）: 200.

[7] Chen Z, Dong H, Liu Y, et al. Late-onset cblC deficiency around puberty: a retrospective study of the clinical characteristics, diagnosis, and treatment. Orphanet J Rare Dis, 2022, 17（1）: 330.

[8] Kang L, Liu Y, Shen M, et al. A study on a cohort of 301 Chinese patients with isolated methylmalonic acidemia. J Inherit Metab Dis, 2020, 43（3）: 409-423.

[9] 白薇, 齐建光, 齐艳华, 等. 甲基丙二酸尿症并同型半胱氨酸血症患儿心血管系统受累情况、血浆硫化氢水平及基因分析. 中华实用儿科临床杂志, 2020, 35（9）: 681-685.

[10] Liu Y, Chen Z, Kang L, et al. Comparing amniotic fluid mass spectrometry assays and amniocyte gene analyses for the prenatal diagnosis of methylmalonic aciduria. PLoS One, 2022, 17（3）: e0265766.

[11] Liu Y, Wang Q, Li X, et al. First Chinese case of successful pregnancy with combined methylmalonic aciduria and homocystinuria, cblC type. Brain Dev, 2015, 37（3）: 286-291.

第十三节　异戊酸血症

【概述】

异戊酸血症（isovaleric acidemia）又称为异戊酸尿症（isovaleric aciduria），于 1966 年由 Tanaka 等首次报道，是少数可治疗的致死性有机酸尿症之一，也是新生儿筛查的重点疾病，为常染色体隐性遗传病。我国 782 万新生儿筛查研究结果显示异戊酸血症检出率为 1/195 492[1]，全国发病情况不详。

异戊酸血症的病因为异戊酰辅酶 A 脱氢酶（isovaleryl-CoA dehydrogenase，IVD）缺陷，IVD 是线粒体的一种四聚体黄素蛋白酶，在亮氨酸代谢过程中发挥关键作用。编码异戊酰辅酶 A 脱氢酶的 IVD 基因位于染色体 15q15.1，IVD 基因变异导致异戊酰辅酶 A 脱氢酶功能缺陷，异戊酰辅酶 A 向 3-甲基巴豆酰辅酶 A 的转化障碍，异戊酸及其代谢旁路有机酸代谢产物蓄积，导致自身中毒，引起一系列损害[2-3]。

【临床表现】

临床可见两种不同的类型，约半数异戊酸血症患者于新生儿期发病，病情严重，早期死亡率很高。半数患者为慢性间歇性发作。

新生儿期发病的患儿在出生时多无明显异常，出生数小时到数天出现拒奶、呕吐、脱水、倦怠和嗜睡，伴低体温、震颤、惊厥。患儿尿液、汗液常有"汗脚"样气味。一般检验可见代谢性酸中毒、高氨血症、酮症、高乳酸血症、低血糖、低钙血症等。严重患者疾病进展迅速，呼吸循环衰竭，甚至死亡。一些患者伴腹泻、贫血、血小板减少、中性粒细胞减少和全血细胞减少，部分患者伴脱发、高血糖等。输注葡萄糖、左卡尼汀、限制蛋白质摄入可缓解急性期症状。

慢性间歇型患者常在 1 岁内发病，常见诱因为发热、腹泻、高蛋白饮食、预防接种。患者反复呕吐、嗜睡、昏迷，发作时伴有酮症、酸中毒及"汗脚"样体臭。多数慢性间歇型患者智力运动发育正常，部分患者有轻度到重度智力障碍。许多患者厌食高蛋白食物。

【辅助检查】

1. 常规检验

急性期患者常有酮症、代谢性酸中毒、低血糖、高血氨、肝肾功能损害，一些患者合并低钙血症、贫血、血小板减少、中性粒细胞减少和全血细胞减少。

2. 尿有机酸分析

3-羟基异戊酸、异戊酰甘氨酸及其代谢产物显著增高[4]。

3. 血游离肉碱及酰基肉碱谱分析

异戊酰肉碱浓度显著增高（$> 0.5\ \mu mol/L$），游离肉碱降低。异戊酰肉碱/游离肉碱比值增高（> 0.01）[5]。

4. 酶学分析

皮肤成纤维细胞及外周血白细胞异戊酰辅酶 A 脱氢酶活性下降。

5. 基因诊断

IVD 基因双等位基因致病性变异。

【诊断】

1. 新生儿筛查

典型患者血液异戊酰肉碱增高和（或）异戊酰肉碱/游离肉碱比值增高，通过尿有机酸分析、基因分析进一步明确诊断。

2. 临床诊断

对于临床可疑的患儿需进行常规检查、血气、血氨、血氨基酸及酰基肉碱谱、尿有机酸分析，血异戊酰肉碱和尿异戊酰甘氨酸浓度显著增高即可诊断[6-7]。

3. 基因检测

采用 Sanger 或高通量测序，检测 IVD 基因。

【治疗】

1. 急性期治疗

限制天然蛋白质，静脉输注含葡萄糖 10%～15% 的电解质溶液，左卡尼汀 100～500 mg/(kg·d)，小剂量胰岛素，保证热量以减少内源性蛋白质分解代谢，必要时应用碳酸氢钠纠正代谢性酸中毒。严重代谢紊乱的患者需要进行血液透析或血浆置换。卡谷氨酸（每日 100～250 mg/kg，分次口服）对于异戊酸血症继发性高氨血症和代谢性酸中毒有显著的疗效。有助于控制急性酸中毒发作，有效改善远期预后。

2. 缓解期治疗

限制天然蛋白质饮食，根据年龄调整亮氨酸需要量，必要时补充不含亮氨酸的特殊配方奶粉，注意补充其他营养素。左卡尼汀 30～200 mg/(kg·d)，需终身维持；补充甘氨酸 100～500 mg/(kg·d)，有助于改善代谢状况。卡谷氨酸 10～100 mg/(kg·d)，有助于防治高氨血症和代谢性酸中毒。如果饮食及药物效果不好，可以考虑肝移植。

【预后】

预后取决于疾病类型、发现早晚和长期治疗三方面。新生儿筛查是早期发现异戊酸血症的重要措施，如果在发生脑病后开始治疗，患儿可能遗留不可逆性脑损害。如能在症状前开始治疗，绝大多数患者可以获得正常发育，与同龄人一样就学就业、结婚生育[8-10]。

（马　雪　杨艳玲）

【参考文献】

[1] 顾学范，韩连书，余永国. 中国新生儿遗传代谢病筛查现状及展望. 罕见病研究，2022，1（1）：13-19.

[2] Tanaka K, Budd MA, Efron ML, et al. Isovaleric acidemia: a new genetic defect of leucine metabolism. Proc Natl Acad Sci U S A, 1966, 56(1): 236-242.

[3] Villani GR, Gallo G, Scolamiero E, et al. "Classical organic acidurias": diagnosis and pathogenesis. Clin Exp Med, 2017, 17(3): 305-323.

[4] 罗小平，王慕逖，魏虹，等. 尿滤纸片法气相色谱—质谱分析技术在遗传性代谢病高危筛查诊断中的应用. 中华儿科杂志，2003，41（4）：245-248.

[5] Dionisi-Vici C, Deodato F, Roschinger W, et al. 'Classical' organic acidurias, propionic aciduria, methylmalonic aciduria and isovaleric aciduria: long-term outcome and effects of expanded newborn screening using tandem mass spectrometry. J Inherit Metab Dis, 2006, 29(2-3): 383-389.

[6] 李溪远，华瑛，丁圆，等. 新生儿期发病的经典型异戊酸血症四例分析. 中华围产医学杂志，2015，18（3）：188-194.

[7] 邱文娟，顾学范，叶军，等. 异戊酸血症一例临床及异戊酰辅酶A脱氢酶基因变异研究. 中华儿科杂志，2008，7：526-530.

[8] Pinto A, Daly A, Evans S, et al. Dietary practices in isovaleric acidemia: A European survey. Mol Genet Metab Rep, 2017, 12: 16-22.

[9] Grünert SC, Wendel U, Lindner M, et al. Clinical and neurocognitive outcome in symptomatic isovaleric acidemia. Orphanet J Rare Dis, 2012, 7: 9.

[10] 李溪远，华瑛，丁圆，等. 3例非典型异戊酸尿症患儿临床及基因型研究. 临床儿科杂志，2014（12）：1107-1111.

第十四节　戊二酸血症 I 型

【概述】

戊二酸血症 I 型（glutaric acidemia type I）又称戊二酸尿症 I 型（glutaric aciduria type I），是有机酸代谢病中较常见的病种，为常染色体隐性遗传病。我国782万新生儿筛查检出率为1/200 504，为罕见病[1-2]。

戊二酸血症 I 型的病因为戊二酰辅酶A脱氢酶（glutaryl-CoA dehydrogenase，GCDH）缺乏，GCDH位于线粒体基质，参与赖氨酸、羟赖氨酸与色氨酸等氨基酸分解代谢，在线粒体内将戊二酰辅酶A转化成巴豆酰辅酶A。编码戊二酰辅酶A脱氢酶的GCDH基因位于染色体19p13.2，GCDH基因变异导致戊二酰辅酶A脱氢酶活性缺陷，赖氨酸、羟赖氨酸和色氨酸代谢障碍，戊二酰辅酶A过度堆积，患者体内戊二酸、3-羟基戊二酸浓度显著升高，引起以脑损害为主的多脏器损害。

【临床表现】

绝大多数戊二酸血症 I 型患儿出生时正常，常于出生后不久出现大头畸形，婴儿早期发育无明显异常，常在婴幼儿期发病，出现肌张力低下、头部运动失控、惊厥、肢体扭转、角弓反张、表情怪异、伸舌、肌肉强直等异常，呈慢性进展。常在感染、高蛋白饮食、疲劳或预防接种等应激刺激后发病或加重，出现酮症、呕吐、惊厥、昏迷等表现。神经系统损害的主要表现为锥体外系症状，肌张力不全。患者多在10岁内死于脑病、Reye综合征样发作或合并症。晚发型患者在儿童期至成年发病，表现为运动迟缓、肌张力异常和进行性运动障碍，智能发育基本正常。少数患者无明显神经系统异常表现[3-7]。

【辅助检查】

1. 常规检验

急性发作期可有代谢性酸中毒、贫血、低血糖、酮症、高氨血症等。

2. 血氨基酸、游离肉碱、酰基肉碱谱分析

戊二酰肉碱增高（>0.5 μmol/L），游离肉碱降低，但是游离肉碱显著降低的患者戊二酰肉碱可能在正常范围，出现假阴性。

3. 有机酸分析

尿、血清、脑脊液中戊二酸、3-羟基戊二酸等有机酸显著增高[8]。

4.影像学检查

脑CT扫描结果多为异常，在神经系统症状出现数天内可见侧脑室扩大和皮质沟增宽，额、顶叶脑白质密度降低。MRI常见皮质萎缩、侧脑室扩大，苍白球、尾状核和豆状核对称性损害，尾状核和豆状核缩小。额颞部脑萎缩、双侧侧裂池明显扩大为戊二酸血症Ⅰ型特征性表现。

5.酶学分析

皮肤成纤维细胞及外周血白细胞中戊二酰辅酶A脱氢酶活性下降。

6.基因检测

GCDH双等位基因致病变异。

【诊断】

根据临床症状、血游离肉碱及酰基肉碱谱、尿有机酸谱及GCDH基因检测，可确诊。脑MRI及脑电图等检查有助于评估患者神经病变及功能，营养发育评估有助于指导综合治疗。

【治疗】

1.饮食治疗

限制天然蛋白质，减少赖氨酸、色氨酸的摄入，为保证营养，须补充去除赖氨酸、色氨酸的特殊配方奶粉。如果患者疾病控制良好，6岁以后可以逐渐恢复普通饮食，继续左卡尼汀等药物治疗。需注意维生素、不饱和脂肪酸等营养支持，对症治疗，保证患者生长发育及整体生活质量。

2.左卡尼汀

50~200 mg/（kg·d），急性期静脉滴注或肌内注射，稳定后口服，终身维持。

3.对症治疗

对于肌张力不全患者，可给予对症治疗药物。对于急性期伴发感染的患者，应静脉补充液体、左卡尼汀、葡萄糖、碳酸氢盐和精氨酸，纠正酸中毒，保证热量，以防止或减轻脑纹状体损伤。

【预后】

如能在症状前开始治疗，多数患者预后相对良好。在治疗前已合并严重脑损害的患儿预后不良。新生儿筛查是早期发现戊二酸血症Ⅰ型的重要措施，如果在发病后开始治疗，患儿可能遗留不可逆性脑损害。如能在症状前开始治疗，绝大多数患者可以获得正常发育，与同龄人一样就学就业、结婚生育。

（王峤 杨艳玲）

【参考文献】

[1] 中国医师协会儿科分会内分泌遗传代谢学组，中华预防医学会出生缺陷预防与控制专业委员会新生儿筛查学组，中华医学会儿科学分会出生缺陷预防和控制专业委员会，等. 戊二酸血症1型诊治专家共识. 中华医学遗传学杂志，2021，38（1）：1-6.

[2] 顾学范，韩连书，余永国. 中国新生儿遗传代谢病筛查现状及展望. 罕见病研究，2022，1（1）：13-19.

[3] 乔平云，陈哲晖，董慧，等. 表型各异的戊二酸血症1型两兄弟及其母亲一家系分析. 中国临床案例成果数据库，2021，03（01）：E179-E179.

[4] Hasegawa Y, Yamada K, Kobayashi H, et al. Diversity in the incidence and spectrum of organic acidemias, fatty acid oxidation disorders, and amino acid disorders in Asian countries: Selective screening vs. expanded newborn screening. Mol Genet Metab Rep. 2018, 16: 5-10.

[5] 丰利芳，陈晓红，李东晓，等. 婴儿手足口病后肢体扭转伴发育倒退1月. 中国当代儿科杂志，2016，18（5）：426-430.

[6] Wang Q, Li X, Ding Y, et al. Clinical and mutational spectra of 23 Chinese patients with glutaric aciduria type 1. Brain Dev. 2014; 36（9）: 813-822.

[7] Villani GR, Gallo G, Scolamiero E, et al. "Classical organic acidurias": diagnosis and pathogenesis. Clin Exp Med, 2017, 17: 305-323.

[8] 罗小平，王慕逖，魏虹，等. 尿滤纸片法气相色谱—质谱分析技术在遗传性代谢病高危筛查诊断中的应用. 中华儿科杂志，2003，41（4）：245-248.

第十五节 生物素酶缺乏症及多种羧化酶缺乏症

【概述】

生物素代谢障碍是一组可防可治的遗传代谢病，导致多种羧化酶功能缺陷（multiple carboxylase deficiency），遗传性疾病包括生物素酶缺乏症及全羧化酶合成酶缺乏症，两种疾病临床表现、生化代谢异常类似，分别为 BTD 及 HLCS 基因变异所致，均为常染色体隐性遗传病。我国 782 万新生儿筛查研究结果显示生物素酶缺乏症的检出率为 1/3 909 831，全羧化酶合成酶缺乏症检出率为 1/710 878[1]，为罕见病。

生物素又称为维生素 B_8、维生素 H，是一种水溶性的含硫维生素，大部分从食物中摄取，少数在机体肠道中的细菌体内合成。但是，食物中的生物素为蛋白结合状态，需在肠道中经过生物素酶的作用生成游离的生物素才能发挥作用。生物素是线粒体丙酰辅酶 A 羧化酶、丙酮酸羧化酶、乙酰辅酶 A 羧化酶和甲基巴豆酰辅酶 A 羧化酶的辅酶，作为羧化、脱羧和脱氢反应酶系的辅助因子参与碳水化合物、蛋白质和脂肪三大营养物质的代谢。因此，生物素缺乏或代谢障碍导致四种相关羧化酶活性下降，线粒体能量合成障碍，引起代谢性酸中毒、有机酸尿症及一系列神经与皮肤系统损害，严重时致死[2]。

患者体内生物素缺乏或需求增加，多种有机酸降解障碍，导致顽固性湿疹、脱发、癫痫、瘫痪、代谢紊乱、脱髓鞘疾病等多种异常，多在婴幼儿期发病，一些轻症患者在儿童期到成年发病，需要依赖血液氨基酸、尿液有机酸及基因分析诊断。本病是罕见病中少数治疗成本低廉的疾病，如能早期诊断，补充生物素及左卡尼汀，可获得良好的疗效，绝大多数患者可以获得正常生活。

【病因和发病机制】

在先天的原因中，生物素酶（biotinidase）缺乏症引起生物素吸收与利用障碍，患者体内生物素水平显著下降；全羧化酶合成酶（holocarboxylase synthetase，HLCS）缺乏症患者体内生物素水平正常，但是对生物素需求显著提高，导致生物素相对缺乏。某些依赖特殊饮食治疗的遗传代谢病，如苯丙酮尿症、丙酸血症患者，如果配方中没有添加生物素，可能出现生物素缺乏。

在后天原因中，一些慢性胃肠疾病（如短肠综合征、肠道外营养）导致生物素吸收障碍。一些不当的饮食与生活习惯也会引起生物素缺乏，例如，生蛋清中的抗生物素蛋白可与生物素结合而妨碍生物素吸收，长期食用生蛋清可使生物素利用率降低；雌激素、酒精抑制生物素的吸收；过量使用抗生素、防腐剂导致肠道细菌合成生物素能力下降；长时间服用抗癫痫药物（如丙戊酸、苯妥英、扑米酮）及镇静剂会消耗生物素。生物素对热稳定，但易被酸、碱、氧化剂和紫外线破坏，不当的食品加工过程会造成生物素流失。此外，母亲有慢性胃肠疾病或长期营养障碍时可能导致胎儿生物素储备不足。

【临床表现】

生物素酶缺乏症以皮肤、黏膜和神经系统损害为主。在普通人群中，长期缺乏生物素导致毛发、指（趾）甲、皮肤的损害，例如湿疹、脱发、皮肤干燥、脱皮、口角炎、口腔溃疡、舌炎、结膜炎、角膜炎、会阴炎、银屑病，一些患者食欲减退、抑郁，严重时四肢无力、瘫痪、共济失调、癫痫发作、脱髓鞘病变、视神经萎缩、视力听力下降。生物素缺乏亦可引起细胞免疫和体液免疫功能下降，患者常合并念珠菌、细菌感染[3-7]。

【辅助检查】

1. 一般检测

对于临床可疑的患儿应进行常规化验及血糖、氨、电解质测定和血气分析。

2. 血清生物素检测

生物素缺乏及生物素酶缺乏症患者血清、尿液生物素水平降低。全羧化酶合成酶缺乏症患者血清生物素正常。

3. 生物素酶活性测定

生物素酶缺乏症患者血清、白细胞或皮肤成纤维细胞生物素酶活性降低。

4. 血液游离肉碱及酯酰肉碱谱分析

患者血液羟基异戊酰肉碱浓度轻至中度增高（> 0.8 μmol/L），一些患者丙酰肉碱增高，游离肉碱不同程度下降。

5. 尿液有机酸分析

严重患者尿液乳酸、丙酮酸、3-羟基丙酸、丙酰甘氨酸、甲基枸橼酸、3-羟基异戊酸、甲基巴豆酰甘氨酸、巴豆酰甘氨酸排泄增加。但是，稳定期患者可无明显有机酸尿症。

6. 基因分析

编码生物素酶的 BTD 及全羧化酶合成酶的 HCLS 基因纯合或复合杂合突变有确诊价值。

【诊断和鉴别诊断】

根据临床症状、血游离肉碱及酰基肉碱谱、尿有机酸谱、血液生物素酶活性及基因检测，可获得确诊。脑、脊髓磁共振成像及脑电图等检查有助于评估患者神经病变及功能，营养评估有助于指导综合治疗。

【治疗】

1. 生物素补充

补充生物素 5～40 mg/d，根据病因及病情选择剂量。

2. 一般治疗

控制原发病，对症治疗，正常饮食，注意维生素、不饱和脂肪酸等营养支持，保证患者生长发育及整体生活质量。

3. 左卡尼汀

对于合并继发性肉碱缺乏症的患者，应给予左卡尼汀支持治疗。

【预后】

生物素酶缺乏症及多种羧化酶缺乏症患者生物素补充治疗疗效良好，如能在出现症状前开始饮食治疗，绝大多数患儿可以获得正常发育，与同龄人一样就学就业、结婚生育。如果在发病后开始治疗，患儿可能遗留不可逆性脑损害。

（陈哲晖　杨艳玲）

【参考文献】

[1] 顾学范，韩连书，余永国. 中国新生儿遗传代谢病筛查现状及展望. 罕见病研究，2022，1（1）：13-19.

[2] Hasegawa Y，Yamada K，Kobayashi H，et al. Diversity in the incidence and spectrum of organic acidemias, fatty acid oxidation disorders, and amino acid disorders in Asian countries: Selective screening vs. expanded newborn screening. Mol Genet Metab Rep，2018，16：5-10.

[3] 武元，杨小凡，李秋玉，等. 误诊为视神经脊髓炎的生物素酶缺乏症1例. 中国临床案例成果数据库，2022，4（1）：E01902-E01902.

[4] 郑宏，卢婷婷，陆相朋，等. 全羧化酶合成酶缺乏症1例临床及基因分析. 临床儿科杂志，2017，35（8）：605-608.

[5] Yang Y，Li C，Qi Z，Xiao J，et al. Spinal cord demyelination associated with biotinidase deficiency in 3 Chinese patients. J Child Neurol，2007，22（2）：156-160.

[6] 杨艳玲，山口清次，田上泰子，等. 生物素酶缺乏症的诊断与治疗六例分析. 中华儿科杂志，2003，41（4）：249-251.

[7] 李朝阳，杨艳玲，方俊敏，等. 以脊髓损害起病的生物素酶缺乏症1例分析. 中国康复医学杂志，2003，18（4）：244-245.

第十六节　多种酰基辅酶 A 脱氢酶缺乏症

【概述】

多种酰基辅酶 A 脱氢酶（multiple acyl-CoA dehydrogenase，MAD）缺乏症又称戊二酸尿症 Ⅱ 型（glutaric aciduria type Ⅱ），是一种罕见病，为常染色体隐性遗传代谢病。我国782万新生儿筛查研究结果中检出率仅为1/651 639[1]，由于技术的限制只能检出部分患儿，部分患儿可能漏诊，推测实际发病率更高[2-4]。

线粒体脂肪酸β氧化过程中，由黄素蛋白酰基辅酶 A 脱氢酶、二甲基甘氨酸脱氢酶和肌氨酸脱氢酶等多种脱氢酶脱氢产生电子，经电子转运黄素蛋白（ETF）转运至位于线粒体内膜的黄素蛋白-泛醌氧化还原酶（ETFDH），再由 ETFDH 所结合的泛醌运至呼吸链复合体Ⅲ，产生 ATP 为机体供能，因此 ETF 及 ETFDH 是脂肪酸β-氧化电子传递过程中关键的转运体。而 ETF 的 α 亚基、β 亚基及 ETFDH 分别由 ETFA、ETFB 和 ETFDH 基因编码，其中任何一个基因缺陷都可导致线粒体呼吸链脱氢酶脱氢产生的电子不能下传，引起脂肪酸、氨基酸及胆固醇等多种物质代谢障碍。

多种酰基辅酶 A 脱氢酶缺乏导致短链、中链、长链、极长链脂肪酸代谢障碍，主要病理改变为肝细胞、肾小管上皮细胞和心肌细胞脂肪变性，由于线粒体能量生成障碍，一些患者发生脑基底节损害、脑水肿、脑萎缩等病变[5-6]。

【临床表现】

根据临床特点，多种酰基辅酶 A 脱氢酶缺乏症分为3型，即新生儿期发病伴先天畸形、新生儿期发病不伴先天畸形、迟发型。前两型为严重多种酰基辅酶A脱氢酶缺陷，后者有轻度多种酰基辅酶A脱氢酶缺乏或乙基丙二酸-己二酸尿症[7-9]。

新生儿期发病伴先天畸形型的患儿多为早产儿，于生后数小时至48h发病，常有肌张力低下、惊厥、肝大、严重低血糖、代谢性酸中毒，多于新生儿期死亡，典型患儿有"汗脚"样体臭。部分患儿可触及肿大的肾，或有畸形及发育异常（高前额、低耳位、眼距过宽、下面部发育不良、腹部肌肉发育缺陷、外生殖器异常等）。

新生儿期发病、无先天畸形的患儿常在生后数小时或数天发病，常见急性或慢性脑病、惊厥、智力运动障碍，与新生儿期发病伴先天畸形的患儿症状类似，但不存在先天畸形。部分获得及时诊断和治疗的患儿可存活较长时间，伴有严重心肌病者常在数月内死亡。

迟发型患者临床表现多变，可于婴儿期到成年发病，常累及骨骼肌、心脏、肝脏、脑等多器官，主要表现为间歇发作性呕吐、低血糖、酸中毒、肌无力、肌痛（以躯干及四肢近端骨骼肌为主）、横纹肌溶解等，部分患者伴心脏增大、心肌病、肝大、肝损害和脂肪肝等器官损伤，甚至出现脑白质病变、周围神经损害或精神行为异常。

【辅助检查】

1. 新生儿筛查或高危筛查

血液氨基酸、游离肉碱及酰基肉碱谱检测，典型患者血氨基酸谱正常，游离肉碱水平正常或降低，短、中和长链酰基肉碱（C4-C18）不同程度增高。

2. 尿有机酸分析

可有多种谱型，包括挥发性短链有机酸、戊二酸、乙基丙二酸、3-羟基异戊酸、2-羟基戊二酸、5-羟基己酸、己二酸、辛二酸、癸二酸、十二烷酸、异戊酰甘氨酸和2-甲基丁酰甘氨酸增高。部分患者，尤其是迟发型的患者，仅在急性期尿有机酸增高。

3. 常规检验及检查

急性期可见严重代谢性酸中毒，轻至中度高氨血症，严重非酮症性或低酮症性低血糖，血清肝酶、肌酶增高，凝血功能异常。腹部超声可见肝大及脂肪肝，一些患者合并肾囊肿。超声心动图检查部分患者心脏扩大，合并肥厚型心肌病。部分患者颅脑MRI可见脑室旁白质脱髓鞘性病变。

4. 酶学分析

患者皮肤成纤维细胞、肌肉组织中ETF或ETF-辅酶Q氧化还原酶活性降低，可以辅助诊断。

5. 基因检查

ETFDH、ETFA和ETFB基因双等位基因致病性变异。

【诊断】

1. 新生儿筛查及诊断

足跟血或静脉血氨基酸、游离肉碱及酰基肉碱谱分析，典型患者多种酰基肉碱增高，游离肉碱降低，根据病情进行生化、尿有机酸分析、影像学及遗传学检查，协助确诊。

2. 高危筛查及诊断

对急性发作期及其他临床症状疑似多种酰基辅酶A脱氢酶缺乏症的患者，如脂肪肝、心肌病、肌病患者，应及时进行血氨基酸、游离肉碱及酰基肉碱谱检测、常规生化、尿有机酸检查、影像学及基因检查。

【治疗】

1. 早发型

早发型患者多为维生素B_2无反应型，需终身低脂饮食，以苯扎贝特、左卡尼汀、辅酶Q10及3-羟基丁酸钠等治疗为主，一些患儿预后不良。部分患者口服苯扎贝特有效。为保证患者生长发育及整体生活质量，需注意维生素、不饱和脂肪酸等营养支持。

2. 迟发型

迟发型患者多为维生素B_2有效型，需口服维生素B_2（100～300 mg/d），低脂饮食，并予左卡尼汀、苯扎贝特、不饱和脂肪酸及对症支持治疗，预后较好。

3. 急症处理

应以能量支持及对症治疗为主，限制高脂肪食物，给予高碳水化合物饮食，补充左卡尼汀，静脉输注葡萄糖，根据病情予补液、纠正酸中毒、保肝等对症治疗。需预防感染、外伤等应激条件下引发的急性代谢紊乱。

【预后】

患者的预后和疾病分型及诊疗时间相关，一般迟发型患者疗效较好。新生儿筛查是早期诊断多种酰基辅酶A脱氢酶缺乏症的关键，如能在无症状期或疾病早期开始治疗，维生素B_2反应型患者预后较好。

（陆 妹 杨艳玲）

【参考文献】

[1] 顾学范，韩连书，余永国.中国新生儿遗传代谢病筛查现状及展望.罕见病研究，2022，1（1）：13-19.

[2] 杨艳玲.重视导致危重症及猝死的潜在遗传代谢病及内分泌疾病.中国实用儿科杂志，2019，34（7）：542-547.

[3] 陆妹，杨艳玲.线粒体脂肪酸氧化代谢病与猝死.中国实用儿科杂志，2019，34（7）：551-555.

[4] 韩连书.重视脂肪酸氧化代谢病的筛查与诊治.中国实用儿科杂志，2019，34（1）：6-10.

[5] Tein I. Disorders of fatty acid oxidation. Handb Clin Neurol，2013，113：1675-1688.

[6] Aldubayan SH, Rodan LH, Berry GT, et al. Acute Illness Protocol for Fatty Acid Oxidation and Carnitine Disorders. Pediatr Emerg Care，2017，33（4）：296-301.

[7] Brandão SR, Ferreira R, Rocha H. Exploring the contribution of mitochondrial dynamics to multiple acyl-CoA dehydrogenase deficiency-related phenotype. Arch Physiol Biochem，2021，127（3）：210-216.

[8] Yamamoto T, Mishima H, Mizukami H, et al. Metabolic autopsy with next generation sequencing in sudden unexpected death in infancy：Postmortem diagnosis of fatty acid oxidation disorders. Mol Genet Metab Rep，2015，5：26-32.

[9] Derks TG, van Spronsen FJ, Rake JP. et al. Safe and unsafe duration of fasting for children with MCAD deficiency. Eur J Pediat，2007，166（1）：5-11.

第十七节　中链酰基辅酶A脱氢酶缺乏症

【概述】

中链酰基辅酶A脱氢酶（medium-chain acyl-CoA dehydrogenase）缺乏症是先天性线粒体脂肪酸氧化缺陷中最常见的一种类型，是常染色体隐性遗传病，由于中链脂肪酸β氧化障碍，导致能量生成不足。中链酰基辅酶A脱氢酶缺乏症为罕见病，我国782万新生儿筛查研究结果中检出率仅为1/150 378，欧洲北部、澳大利亚和美国的患病率为1/14 600，日本的发病率为1/（80 000～110 000）[1-5]。

中链酰基辅酶A脱氢酶是特异性催化中链脂肪酸β氧化的第一步。患者中链酰基辅酶A脱氢酶活性下降，线粒体内中链（C8～C12）酰基辅酶A及其中间产物积聚，抑制丙酮酸脱氢酶和α-酮戊二酸脱氢酶活性，丙酮酸转变成乙酰辅酶A进入三羧酸循环减少，供能障碍；患者在空腹情况下不能产生足够的酮体，易出现低血糖，耗能器官易出现损害；血浆脂肪酸随空腹时间延长而增高，游离脂肪酸结合生成甘油三酯，导致脂肪肝、心肌脂肪变性，心脏受累严重者可发生严重的室性心律失常，导致猝死[1]。

【临床表现】

中链酰基辅酶A脱氢酶缺乏症患者临床表现复杂多样，从无症状到瑞氏综合征样表现、急慢性脑病、肝病、猝死均有报道。急性发作时，常表现为低酮症性低血糖、呕吐、肌无力，一些患者抽搐、肝大、高氨血症、嗜睡、昏迷，严重者猝死。部分患者表现为室性心动过速、肺出血等症状，也有以黄疸为首发症状的患者。约20%的患者死于第1次代谢紊乱发作，20%合并严重脑损伤。患者急性发作前常有应激诱因，如疲劳、饥饿、疫苗接种、感染、外伤等高能量消耗的状态[6-8]。

【辅助检查】

1. **新生儿筛查与高危筛查**

血液氨基酸、游离肉碱及酰基肉碱谱定量检测，辛酰肉碱（C8）浓度显著增高，己酰肉碱（C6）、癸酰肉碱（C10）、C8/C8：1（辛烯酰肉碱）及C8/C10比值增高。

2. **常规检验及检查**

急性发作期可有低酮症性低血糖、代谢性酸中毒、转氨酶增高、高氨血症、肌酶增高、高尿酸血症等；腹部超声常见脂肪肝，病理检查可见脂肪累积性心肌病及肌肉病。

3. **酶学分析**

皮肤成纤维细胞、外周血淋巴细胞及骨骼肌细胞中链酰基辅酶A脱氢酶活性降低。

4. 基因检查

ACADM 基因双等位基因致病性变异。

【诊断】

1. 新生儿筛查及诊断

采取足跟血或静脉血,分析氨基酸、游离肉碱及酰基肉碱谱,并根据病情进行生化、尿液有机酸、影像学及遗传学检查,争取早期确诊。

2. 高危筛查及诊断

对低血糖、发作性代谢紊乱、肝病、心肌病、肌病等脏器损害的患者,及时进行血液氨基酸、游离肉碱及酰基肉碱谱分析、生化、影像学及遗传学检查,及早确诊。

【治疗】

1. 急症处理

应以能量支持及对症治疗为主,限制高脂肪食物,给予高碳水化合物饮食,静脉点滴或口服葡萄糖及左卡尼汀,根据病情予补液、纠正代谢性酸中毒、保肝、降血氨、缓解低血糖等治疗。

2. 长期治疗

避免长时间饥饿及疲劳,避免高碳水化合物饮食,限制高脂肪食物,监测血糖,对婴幼儿患儿应定时喂养;补充左卡尼汀,将血液游离肉碱水平维持在 20～60 μmol/L,预防肉碱缺乏症,保证充足的脂肪酸氧化。

【预后】

通过新生儿筛查可在疾病早期或无症状期发现患儿,早期治疗,绝大多数患者预后良好,健康成长,可有效降低致死率及致残率。需预防感染、外伤等应激条件下引发急性发作,避免脏器损害。

(陆 妹 李溪远)

【参考文献】

[1] 杨艳玲. 重视导致危重症及猝死的潜在遗传代谢病及内分泌疾病. 中国实用儿科杂志, 2019, 34(7): 542-547.

[2] 童凡, 蒋萍萍, 杨茹莱, 等. 中链酰基辅酶 A 脱氢酶缺乏症新生儿筛查及随访研究. 中国当代儿科杂志, 2019, 21(1): 52-57.

[3] 顾学范, 韩连书, 余永国. 中国新生儿遗传代谢病筛查现状及展望. 罕见病研究, 2022, 1(1): 13-19.

[4] 陆妹, 杨艳玲. 线粒体脂肪酸氧化代谢病与猝死. 中国实用儿科杂志, 2019, 34(7): 551-555.

[5] 韩连书. 重视脂肪酸氧化代谢病的筛查与诊治. 中国实用儿科杂志, 2019, 34(1): 6-10.

[6] Yamamoto T, Mishima H, Mizukami H, et al. Metabolic autopsy with next generation sequencing in sudden unexpected death in infancy: Postmortem diagnosis of fatty acid oxidation disorders. Mol Genet Metab Rep, 2015, 5: 26-32.

[7] Mazzini M, Tadros T, Siwik D, et al. Primary carnitine deficiency and sudden death: in vivo evidence of myocardial lipid peroxidation and sulfonylation of sarcoendoplasmic reticulum calcium ATPase 2. Cardiology, 2011, 120(1): 52-58.

[8] Wiles JR, Leslie N, Knilans TK, et al. Prolonged QTc interval in association with medium-chain acyl-coenzyme A dehydrogenase deficiency. Pediatrics, 2014, 133(6): e1781-1786.

第十八节　极长链酰基辅酶 A 脱氢酶缺乏症

【概述】

极长链酰基辅酶 A 脱氢酶(very long-chain acyl-CoA dehydrogenase, VLCAD)缺乏症是可防可治的遗传代谢病,为常染色体隐性遗传病。我国 782 万新生儿筛查研究结果显示极长链酰基辅酶 A 脱氢酶缺乏症检出率为 1/252 247[1-2],全国发病率不详。患者线粒体极长链脂肪酸 β 氧化障碍,引起急性或慢性代谢紊乱,能量生成不足,毒性脂肪酸代谢产物蓄积,导致心肌、骨骼肌、肝、脑等多器官损伤,致残或致死。患者临床表现缺乏特异性,识别困难,需要依赖血液肉碱谱分析及基因诊断。如能早期诊断,进行饮食及营养干预,绝大多数患者可以获得正常生活。

极长链酰基辅酶 A 脱氢酶是催化线粒体内膜 12～18 个碳的线粒体脂肪酸 β 氧化过程第一步的关键酶,催化长链酰基辅酶 A 产生烯酰基辅酶 A,与其他酶共同完成长链脂肪酸β氧化过程，最终产生乙酰辅酶A。极长链酰基辅酶A脱氢酶缺乏时，乙酰辅酶A水平降低，无法参与三羧酸循环进行氧化磷酸化供能，也不能在肝形成酮体供能。同时，毒性长链酰基肉碱在患者体内积蓄，损伤肝、心肌及骨骼肌。

【临床表现】

根据临床特点，极长链酰基辅酶A脱氢酶缺乏症可分为3种亚型：①心肌病型，病情最重，病死率极高，患儿多于新生儿期出现心肌病、心律失常、低酮症性低血糖、脑病、新生儿猝死等；②肝病型，于婴儿晚期或幼儿期起病，以低酮症性低血糖为主，可伴有肝功能异常，一些患者表现为肝性脑病，类似瑞氏综合征。少数患者心脏受累。③肌病型，多于青少年或成人期起病，表现为运动不耐受、肌痛、横纹肌溶解、肌红蛋白尿等。急性发作的常见诱因为饥饿、发热、疲劳、药物、饮酒及高脂肪食物摄入[3-4]。

【辅助检查】

1. 新生儿筛查或高危筛查

检测足跟血或静脉血氨基酸、游离肉碱及酰基肉碱谱，多种长链酰基肉碱水平增高，如肉豆蔻烯酰肉碱（C14：1）、C14、C14：2、C16、C18、C14：1/C10等，其中以C14：1升高最为明显，游离肉碱水平不同程度降低[5]。

2. 常规检验及检查

常见肝功能异常、高脂血症、血清肌酸激酶、肌酸激酶同工酶增高，一些患者急性期出现肌红蛋白尿，常见低酮症性低血糖、代谢性酸中毒等。腹部超声可见肝大、脂肪肝，超声心动图常见肥厚性心肌病样改变[6]。

3. 酶学分析

对患者成纤维细胞、外周血淋巴细胞、骨髓细胞或组织进行极长链酰基辅酶A脱氢酶活性测定。

4. 基因检查

ACADVL基因双等位基因致病性变异。

【诊断】

1. 新生儿筛查及诊断

通过血液氨基酸、游离肉碱及酰基肉碱谱分析，早期发现患者，并根据病情进行常规生化检查、尿有机酸分析、影像学及遗传学检查以确诊。

2. 高危筛查及诊断

对发作性急性代谢紊乱及其他临床症状疑似脂肪酸代谢病的患者，应尽早进行血氨基酸、游离肉碱及酰基肉碱谱分析、生化、影像学及遗传学检查。

【鉴别诊断】

应与先天性肌病、线粒体肌病、多发性肌炎等疾病相鉴别。另外，长时间禁食后健康人体也会出现血液C14：1和C14：2酰基肉碱升高，这是对脂肪分解的一种生理反应，应加以鉴别。

【治疗】

1. 长期治疗

规律饮食，对婴幼儿应缩短喂奶间隔，避免长时间空腹，避免高碳水化合物饮食，限制高脂肪食物，禁酒，补充中链甘油三酯，监测血糖、血脂、心肌酶谱及肝功能；补充小剂量左卡尼汀，将血液游离肉碱浓度维持在正常范围（20～60 μmol/L），保证脂肪酸氧化效率。禁止大剂量左卡尼汀，以免产生大量毒性长链酰基肉碱；苯扎贝特能提高患者细胞的脂肪酸氧化能力，减少毒性长链酰基肉碱的生成。

2. 急症处理

应以能量支持及对症治疗为主，限制高脂肪食物，高碳水化合物饮食，静脉输注葡萄糖，并根据病情予补液、纠正酸中毒、保肝、解痉、降血氨、缓解低血糖等治疗。

【预后】

通过新生儿筛查可在疾病早期或无症状期发现患者，并开始治疗，显著降低本病的致死率及致残率。肌肉型及肝脏型的患者早期治疗预后良好，部分心肌型患者预后不良。需避免感染、外伤、暴饮暴食、药物等应激刺激，以免引发疾病急性发作[7]。

（陆　妹　李溪远）

【参考文献】

［1］中华医学会医学遗传学分会生化与代谢学组，中国妇幼保健协会儿童疾病与保健分会遗传代谢学组. 极长链酰基辅酶A脱氢酶缺乏症筛诊治专家共识. 浙江大学学报（医学版），2022，51（1）：122-128.

［2］顾学范，韩连书，余永国. 中国新生儿遗传代谢病筛查现状及展望. 罕见病研究，2022，1（1）：13-19.

［3］Li X, Ma R, Liu Y, et al. One potential hotspot ACADVL

mutation in Chinese patients with very-long-chain acyl-coenzyme A dehydrogenase deficiency. Clin Chim Acta, 2020, 503: 218-222.
［4］Li X, Ding Y, Ma Y, et al. Very long-chain acyl-coenzyme A dehydrogenase deficiency in Chinese patients: eight case reports, including one case of prenatal diagnosis. Eur J Med Genet, 2015, 58（3）: 134-139.
［5］吕拥芬, 韩连书. 极长链酰基辅酶A脱氢酶缺乏症. 中国实用儿科杂志, 2019, 34（1）: 25-29.
［6］杨艳玲. 重视导致危重症及猝死的潜在遗传代谢病及内分泌疾病. 中国实用儿科杂志, 2019, 34（7）: 542-547.
［7］陆妹, 杨艳玲. 线粒体脂肪酸氧化代谢病与猝死. 中国实用儿科杂志, 2019, 34（7）: 551-555.

第十九节　戈谢病

【概述】

戈谢病（Gaucher disease）又称葡萄糖神经酰胺贮积病，为常染色体隐性遗传病。戈谢病是较常见的溶酶体贮积症之一，其发病率在不同种族间有很大差异，我国关于戈谢病的研究以Ⅰ型为主，Ⅱ型报道很少，上海交通大学附属新华医院10万新生儿筛查结果显示，戈谢病在中国发病率约为1/80 855[1]。

戈谢病是溶酶体葡萄糖脑苷脂酶（glucocerebrosidase, GBA; 又称为酸性β-葡萄糖苷酶）缺乏所致，葡萄糖脑苷脂酶缺乏导致其底物葡萄糖神经酰胺（也称为葡萄糖脑苷脂）及其脂质代谢产物在巨噬细胞溶酶体内蓄积，肝、脾、骨骼、肺及脑组织病变。GBA基因位于染色体1q22，包含11个外显子，GBA基因下游16kb处存在一个假基因。

【临床表现】

戈谢病受累组织器官广泛，常表现为多脏器受累，临床症状多样，轻重不同，差异显著。常见症状为脾大、肝大、贫血、血小板减少、骨痛、神经系统病变、生长发育落后等，仅凭临床症状诊断困难，需依赖酶学及基因分析才能确诊[2-3]。

根据神经系统是否受累，戈谢病主要分为三型，其他少见的亚型尚有围产期致死型、心血管型等。

Ⅰ型（非神经病变型）：为最常见的亚型，无原发性中枢神经系统损害，各年龄段均可发病。主要脏器表现为肝脾大，尤以脾大显著，可伴脾功能亢进，甚至出现脾梗死、脾破裂等。血液学主要异常为贫血及血小板减少。多数患者有骨骼受累，急性或慢性骨痛，严重者出现骨危象（严重骨痛急性发作，伴发热及白细胞增高、血沉加快）。部分患者可有间质性肺病、肺动脉高压等。此外，还有糖和脂类代谢异常、多发性骨髓瘤等恶性肿瘤发病风险增高、胆石症、免疫系统异常等。

Ⅱ型（急性神经病变型）：除与Ⅰ型相似的肝脾大、贫血、血小板减少等表现外，合并急性神经系统损害，延髓麻痹、动眼障碍、癫痫发作、角弓反张等症状迅速进展，精神运动发育落后，2~4岁前死亡。

Ⅲ型（慢性或亚急性神经病变型）：早期表现与Ⅰ型相似，逐渐出现神经系统异常，病情进展缓慢，寿命可较长。常有动眼神经受累、眼球运动障碍，并有共济失调、角弓反张、癫痫、肌阵挛、发育迟缓。在未出现神经系统症状之前，与Ⅰ型很难区分。

【辅助检查】

1. 常规检验

可有贫血及血小板减少。

2. 骨髓形态学检查

可见充满脂质的巨噬细胞，为特征性"戈谢细胞"，需注意假阳性及假阴性。

3. 外周血白细胞或皮肤成纤维细胞葡萄糖脑苷脂酶活性缺乏

低于正常值的30%以下是诊断戈谢病的金标准。壳三糖酶是一种几丁质酶，是戈谢细胞过表达的一种"替代"型巨噬细胞活化的标志物。与正常人及某些溶酶体病患者相比，戈谢病患者血浆壳三糖酶活性显著升高，是目前戈谢病诸多生物标记物中升高最显著的一种。

4. 基因分析

GBA基因双等位基因致病变异，需注意假基因。

【诊断和鉴别诊断】

参考不明原因的肝脾大、贫血、血小板减少、骨痛、神经系统损害等临床表现，结合骨髓特征性"戈谢细胞"、葡萄糖脑苷脂酶活性缺乏或 *GBA* 基因变异，可确诊。需注意与血液系统肿瘤、尼曼匹克病鉴别[4-7]。

【治疗】

1. 酶替代治疗

补充葡萄糖脑苷脂酶为Ⅰ型戈谢病治疗的主要方法，需终身用药。国内可获得特异性治疗药物。

2. 非特异性治疗

根据患者的临床表现对症治疗。贫血患者可补充维生素 B_{12} 及铁剂，必要时输血以纠正贫血或血小板减少。骨骼病变的处理包括镇痛、理疗、处理骨折、人工关节置换等，并可辅助钙剂及双膦酸盐治疗骨质疏松。

3. 探索性治疗

底物减少疗法、分子伴侣疗法、干细胞移植及基因治疗等尚待研究。

（孙 芳 康路路）

【参考文献】

[1] Kang L，Zhan X，Gu X，et al. Successful newborn screening for Gaucher disease using fluorometric assay in China. J Hum Genet，2017，62（8）：763-768.

[2] 中华医学会儿科学分会内分泌遗传代谢学组，中华医学会儿科学分会血液学组，中华医学会医学遗传学分会，等．中国儿童戈谢病诊治专家共识（2021）．中华儿科杂志，2021，59（12）：1025-1031.

[3] 北京协和医院罕见病多学科协作组．戈谢病多学科诊疗专家共识（2020）．协和医学杂志，2020，11（6）：682-697.

[4] 孙晓燕，薛瑶，王娅萍，等．儿童戈谢病14例临床表型与基因型特征分析．中华儿科杂志，2022，60（6）：527-532.

[5] 陆海燕，王晓欢，程艳丽，等．伊米苷酶替代治疗儿童戈谢病短期疗效分析．中华实用儿科临床杂志，2022，37（2）：134-136.

[6] 孙芳，鲁伟，朱敏，等．*GBA* 基因复合杂合型突变导致罕见戈谢病Ⅱ型患儿1例．中国科学（生命科学），2018，48（10）：1093-1100.

[7] Kang L，Wang Y，Gao X，et al. Genotypes and phenotypes in 20 Chinese patients with type 2 Gaucher disease. Brain Dev，2018，40（10）：876-883.

第二十节　黏多糖贮积症

溶酶体是体内酸性最强的细胞器，含有50余种可降解大分子物质的酶，将黏多糖、鞘脂、糖蛋白、糖原等多种大分子降解为小分子，供机体再利用或排泄出去。如果溶酶体内的某种酶或其激活因子功能缺陷，相关大分子降解障碍，在细胞内外堆积，导致溶酶体贮积症[1]。

溶酶体贮积症是一组疾病，人群中的总体发病率为1/（6 000～7 000），患者可能在任何年龄发病，儿童时期多见。儿童时期较常见的溶酶体病是黏多糖贮积症和鞘脂贮积病。

黏多糖是一种长链复合糖分子，由己糖醛酸、氨基己糖或中性糖组成的二糖单位相连而成，可与蛋白质相连形成蛋白多糖，是结缔组织基质、线粒体、核膜、质膜等的重要组分。黏多糖贮积症为溶酶体内降解氨基葡聚糖的水解酶缺陷所致（表7-20-1）。

仅黏多糖贮积症Ⅱ型为X连锁遗传病，男性半合子发病，母亲多为携带者。其他黏多糖贮积症均为常染色体隐性遗传病。

一、黏多糖贮积症Ⅰ型

【概述】

黏多糖贮积症Ⅰ型（mucopolysaccharidosis type Ⅰ，MPS Ⅰ）为常染色体隐性遗传病，国外报道发病率约为1/100 000，我国尚无确切的发病率研究。黏多糖贮积症Ⅰ型系由于编码 α-L-艾杜糖苷酶（α-L-iduronidase）的 *IDUA* 基因变异所致的疾病，α-L-艾杜糖苷酶缺乏，机体多种组织硫酸皮肤素和硫酸类肝素贮积，骨骼、脑、肝、心脏、眼等多脏器损害[2]。

【临床表现】

根据病情的严重程度分为3个亚型，Hurler综合征最严重，发病早，症状重，伴神经系统损害，常于儿童时期死于心衰及呼吸衰竭；Scheie综合征最轻，一般在3～10岁发病，症状轻，智力正常；中间型为 Hurler-Scheie 综合征[3]。

表 7-20-1　导致黏多糖贮积症的酶缺陷、基因缺陷及遗传方式

疾病	酶缺陷	基因	基因定位	遗传方式
Ⅰ型	α-L-艾杜糖苷酸酶	IDUA	4q16.3	常染色体隐性遗传
Ⅱ型	艾杜糖醛酸-2-硫酸酯酶	IDS	Xq28	X连锁遗传
ⅢA型	乙酰肝素N-硫酸酯酶	SGSH	17g25.3	常染色体隐性遗传
ⅢB型	α-N-乙酰氨基葡萄糖苷酶	NAGLU	17q21.2	常染色体隐性遗传
ⅢC型	乙酰辅酶A：α-氨基葡萄糖乙酰转移酶	HGSNAT	8p11.2-p11.1	常染色体隐性遗传
ⅢD型	N-乙酰氨基葡萄糖6-硫酸酯酶	GNS	12q14.3	常染色体隐性遗传
Ⅳ型	半乳糖胺-6-硫酸酯酶	GALNS	16q24.3	常染色体隐性遗传
ⅣB型	β-半乳糖苷酶	GLB1	3p22.3	常染色体隐性遗传
Ⅵ型	芳基硫酸酯酶B	ARSB	5q14.1	常染色体隐性遗传
Ⅶ型	β-葡萄糖醛酸酶	GUSB	7q11.21	常染色体隐性遗传
Ⅸ型	透明质酸酶	HYAL1	3p21.31	常染色体隐性遗传

患儿出生时一般无明显颜面特征，严重型婴儿期常出现脐疝和腹股沟疝，半岁以后出现脊柱后凸，1岁左右呈现粗陋面容、舟状头颅、角膜浑浊、鼻梁低平、口唇肥大外翻、牙齿小而稀疏、关节僵硬、关节挛缩、腹部膨隆、肝脾增大等，进行性加重。1岁半左右出现智力发育落后、矮小。部分患儿伴视力、听力损害，易患中耳炎和呼吸道感染。

【辅助检查】

1. 尿液黏多糖代谢物分析

甲苯胺蓝试验呈阳性或强阳性，定量分析可以发现黏多糖排出量增加，电泳可见硫酸皮肤素和硫酸类肝素条带。

2. 酶活性测定

外周血白细胞、干血斑或皮肤成纤维细胞α-L-艾杜糖苷酶活性明显降低。

3. 骨骼损害

头颅大，呈长型，X线检查显示多发骨发育不良，颅骨板增厚，蝶鞍底部呈J形；锁骨中1/3增厚，锁骨近端增宽远端变细；肋骨似"飘带样"；胸腰椎椎体发育不良，呈"鸟嘴样"突起；各指骨似"子弹头"样改变。

4. 基因分析

IDUA基因双等位基因致病变异。

【诊断和鉴别诊断】

根据患者的临床表现、α-L-艾杜糖苷酶活性明显降低、特征性影像学检查等即可诊断，基因分析有助于确诊及产前诊断。

黏多糖贮积症Ⅰ型患者骨骼病变与其他黏多糖贮积症等代谢性骨病类似，需要通过酶学、基因等检查鉴别诊断。

【治疗】

1. 造血干细胞移植

对于重型患者，若能在2岁前进行造血干细胞移植，能改变疾病的自然进程，促进身高增长，改善脏器功能，特别是神经功能，但对已经发生的心脏瓣膜病变、角膜病变效果不明显[4]。

2. 酶替代治疗

对于智力正常的轻型患者首选酶替代治疗。重型患者在进行造血干细胞移植的围术期间也应该进行酶替代治疗，安全性好，但价格昂贵[5-6]。

3. 基因治疗

尚处于研究阶段。

4. 对症支持治疗

康复治疗、心瓣膜置换、疝修补术、人工耳蜗、角膜移植等治疗，改善患者的生活质量。

【预后】

早期诊断、早期治疗可改善预后。新生儿筛查是早期诊断的重要方法。

二、黏多糖贮积症Ⅱ型

黏多糖贮积症Ⅱ型（mucopolysaccharidosis type

Ⅱ，MPS Ⅱ）又称 Hunter 综合征，是临床最常见的黏多糖贮积症，为 X 连锁遗传病。不同国家和地区的发病率有差异，白种人发病率约为 1/166 000。亚洲国家黏多糖贮积病 Ⅱ 型发病率较其他型高，约占黏多糖贮积症的 50%，男女均可发病。

黏多糖贮积症 Ⅱ 型是由于艾杜糖醛酸 -2- 硫酸酯酶（iduronate-2-sulfatase，IDS）缺乏所致。*IDS* 基因位于染色体 Xq28，在距离 *IDS* 基因的端粒方向 30 kb 的 *IDS2* 为假基因。*IDS* 基因变异导致艾杜糖醛酸 -2- 硫酸酯酶缺乏，硫酸皮肤素及硫酸类肝素降解障碍，贮积在溶酶体内，损害骨骼、脑、肝、脾等多器官功能。各国患者及基因变异谱不同[7]。

【临床表现】

根据患者是否合并智力损害，黏多糖贮积症 Ⅱ 型分为 2 型，即智力受累的重型（A 型）及智力正常的轻型（B 型），轻型约占 30%。重型患者类似黏多糖贮积病 Ⅰ 型的 Hurler 病，症状包括粗陋面容、关节僵硬、爪形手、肝脾大、身材矮小，一些患者合并呼吸系统损害、复发性腹股沟斜疝、心脏瓣膜病。与黏多糖贮积病 Ⅰ 型不同，Ⅱ 型患者角膜无浑浊，可能合并色素性视网膜炎、听力损害，病情进展稍慢，多动，较常见攻击行为。一些患者出现皮肤结节或者鹅卵石样改变。轻型患者寿命较长，易患呼吸道感染，通气障碍。

【辅助检查】

黏多糖贮积症 Ⅱ 型的诊断不能单独根据临床表现，需根据疾病的严重程度、症状、体征、酶学和基因分析综合判断。

1. 临床特点

随时间演变，患儿在 18 个月至 4 岁常见表现是身材矮小、肝脾大、关节挛缩、面容粗糙、反复耳 /鼻窦感染及脐疝等。

2. 骨骼检查

类似黏多糖贮积病 Ⅰ 型改变，X 线检查发现多发性骨质疏松、骨关节损害。

3. 尿黏多糖定性及定量试验

甲苯胺兰试验阳性，尿中出现大量硫酸皮肤素和硫酸类肝素。

4. 艾杜糖 -2- 硫酸酯酶活性

外周血白细胞、皮肤成纤维细胞艾杜糖 -2- 硫酸酯酶活性明显降低。

5. 基因检测

IDS 基因致病变异。

【诊断和鉴别诊断】

黏多糖贮积症 Ⅱ 型的诊断不能单独根据临床表现，需根据疾病的严重程度、症状、体征、酶学和基因分析综合判断[8]。

黏多糖贮积症 Ⅱ 型患者骨骼病变与其他黏多糖贮积症等代谢性骨病类似，需要通过酶学、基因等检查鉴别诊断。

【治疗】

1. 骨髓移植

一些患儿经过造血干细胞移植治疗后症状及体征改善。

2. 酶替代治疗

是黏多糖贮积症 Ⅱ 型轻型的有效治疗方法。

3. 对症治疗

如心脏瓣膜置换，人工耳蜗等。

【预后】

如果不能早期、正确治疗，预后不良。

三、黏多糖贮积症 Ⅲ 型

黏多糖贮积症 Ⅲ 型（mucopolysaccharidosis type Ⅲ，MPS Ⅲ）又称 Sanfilippo 综合征，是较罕见的黏多糖贮积症，为常染色体隐性遗传病，与其他类型的黏多糖贮积症相似，黏多糖贮积症 Ⅲ 型患者不能完全降解硫酸类肝素，聚集在全身组织，导致神经、骨骼、肝脾等多脏器损害[9]。

黏多糖贮积症 Ⅲ 型的四个亚型病因不同。MPS Ⅲ A 型是由于 *SGSH* 基因变异引起溶酶体乙酰肝素 -N- 硫酸酯酶缺乏；MPS Ⅲ B 型为 *NAGLU* 基因变异引起 N- 乙酰氨基葡萄糖苷酶缺乏；MPS Ⅲ C 型是由于 *HGSNAT* 基因变异导致乙酰 CoA-α- 葡萄糖胺 -N- 乙酰转移酶缺乏；MPS Ⅲ D 型是由于 *GNS* 基因变异引起 N- 乙酰–氨基葡萄糖苷 -6- 硫酸酯酶缺乏。MPS Ⅲ A 型和 MPS Ⅲ B 型相对常见[10-11]。

【临床表现】

患儿出生时一般正常，躯体异常较轻，轻度的骨骼畸形及肝脾大，常在2～3岁左右智力运动倒退、发育迟缓。10岁左右神经症状明显，交流障碍，癫痫发作。与黏多糖贮积症其他类型相比，Ⅲ型患者智力受损严重，睡眠障碍、行为异常明显，骨骼和关节及生长损害较轻，角膜清亮。大部分患者有多毛，无明显的粗陋面容，部分患者肝脾大。

【辅助检查】

1. 尿黏多糖定性及电泳
甲苯胺蓝试验阳性，可检测出较多硫酸类肝素。

2. 外周血白细胞酶、成纤维细胞活性检查
患者相应的酶活性明显降低。

3. X线检查
骨骼损害类似黏多糖贮积症Ⅰ型，骨关节病变较轻。

4. 基因诊断
SGSH、*NAGLU*、*HGSNAT*、*GNS*基因分别导致MPS ⅢA、MPS ⅢB、MPS ⅢC、MPS ⅢD四种亚型，检出双等位基因杂合变异有诊断价值。

【诊断和鉴别诊断】

虽然酶缺陷不同，但四型患者的症状类似，临床上难以区分，需依靠酶和基因分析确诊。黏多糖贮积症Ⅲ型患者面容无明显异常，患者多因精神行为异常、孤独症、智力运动倒退就诊，需要详细鉴别病因。

【治疗和预后】

目前尚无特异性药物治疗方法，对症治疗为主，预后不良，一般能存活到10岁以上。

（马 雪 王怡珍 杨艳玲）

【参考文献】

[1] 张惠文，王瑜，叶军，等.黏多糖贮积症47例的常见酶学分型.中华儿科杂志，2009，47（4）：276-280.

[2] 中华医学会儿科学分会内分泌遗传代谢学组，中国罕见病联盟，中华儿科杂志编辑委员会.黏多糖贮积症Ⅰ型诊疗专家共识（2022）.中华儿科杂志，2023，61（3）：203-208.

[3] Hampe CS, Eisengart JB, Lund TC, et al. Mucopolysaccharidosis Type I: A Review of the Natural History and Molecular Pathology. Cells, 2020, 9(8): 1838.

[4] 中华医学会儿科学分会血液学组.异基因造血干细胞移植治疗黏多糖贮积症儿科专家共识.中国小儿血液与肿瘤杂志，2017，22（5）：227-230.

[5] de Ru MH, Boelens JJ, Das AM, et, al. Enzyme replacement therapy and/or hematopoietic stem cell transplantation at diagnosis in patients with mucopolysaccharidosis type I: results of a European consensus procedure. Orphanet J Rare Dis, 2011, 6: 55.

[6] 邹垚，连冬梅，孙静，等.黏多糖贮积症Ⅰ型患儿酶替代治疗一例.临床药物治疗杂志，2022，20（5）：72-74.

[7] 中华医学会儿科学分会内分泌遗传代谢学组.黏多糖贮积症Ⅱ型临床诊断与治疗专家共识.中华儿科杂志，2021，59（6）：446-451.

[8] Scarpa M, Almássy Z, Beck M, et al. Hunter Syndrome Europena Expert Council. Mucopolysaccharidosis type Ⅱ: European recommendations for the diagnosis and multidisciplinary management of a rare disease. Orphanet J Rare Dis, 2011, 6: 72.

[9] Spahiu L, Behluli E, Peterlin B, et al. Mucopolysaccharidosis Ⅲ: Molecular basis and treatment. Pediatr Endocrinol Diabetes Metab, 2021, 27(3): 201-208.

[10] 张为民，施惠平，孟岩，等.黏多糖贮积症Ⅲ型的鉴别诊断与产前诊断.中华儿科杂志，2008，46（6）：407-410.

[11] 潘丽，苏文，林道彬.一个罕见黏多糖贮积症Ⅲ型家系的诊断及产前诊断.海南医学，2020，31（15）：1941-1944.